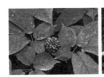

易混淆药用植物图鉴

主编　秦路平　黄宝康　顺庆生

编委　（按姓氏笔画排列）

马文辉　王鲁浙　孙连娜

李宏庆　辛海量　张　宏

张　磊　张巧艳　郑承剑

贾　敏　蒋益萍　韩　婷

上海科学技术出版社

图书在版编目（CIP）数据

易混淆药用植物图鉴/秦路平，黄宝康，顺庆生主编. —上海：上海科学技术出版社，2015.4
ISBN 978-7-5478-2570-9

I.①易… II.①秦… ②黄… ③顺… III.①药用植物—图谱 IV.①R282.71-64

中国版本图书馆CIP数据核字（2015）第045038号

内 容 提 要

本书针对中草药由于同名异物、同物异名，以及多基原的特点，品种混淆时有发生的现象，选择了109组容易混淆的药用植物，以简明扼要的阐述、精美的植物照片，对相关药用植物进行对比鉴别。全书共涉及药用植物301种，刊载彩色药图325幅。

本书可供中药材采集、种植、采购、教学研究人员及医药院校学生学习参考，以便快速甄别药用植物。

易混淆药用植物图鉴

主编　秦路平　黄宝康　顺庆生

上海世纪出版股份有限公司
上海科学技术出版社　出版
（上海钦州南路71号　邮政编码200235）

上海世纪出版股份有限公司发行中心发行
200001　上海福建中路193号　www.ewen.co
苏州望电印刷有限公司印刷
开本 787×1092 1/16　印张 20
字数 280千字
2015年4月第1版　2015年4月第1次印刷
ISBN 978-7-5478-2570-9/R·883
定价：168.00元

前　言

　　我国具有丰富的中药资源，其中大多数为药用植物。由于同名异物、同物异名现象以及多基原药材的存在，药用植物混淆的现象时有发生，如石斛有20多种植物来源，大多是兰科石斛属植物的茎，贯众、大青叶等药材亦分别来源于多种不同种属植物。如菊科黄花蒿 *Artemisia anna* L.含青蒿素，有抗疟作用，而青蒿 *Artemisia apiacea* Hance 则不含青蒿素，无抗疟作用。掌叶、唐古特等正品大黄含泻下成分结合型蒽苷且含量高，而华北、天山等混杂品大黄其结合型蒽苷含量低，不能作泻下药使用。这些易混淆种类由于它们的化学成分和药理作用有很大差异，为了保证药材质量，避免品种混淆，原植物的准确鉴定是一项十分重要的工作。

　　早在20世纪60年代初，我们第二军医大学药学系生药学教研室编著出版了国内第一部药用植物图鉴《中国药用植物图鉴》，图文并茂地介绍了中国常见的药用植物。随后的时间里，教研室也参与了国内陆续出版的系列有关药用植物的彩图专著与教材，如《中国本草图录》《中华人民共和国药典中药彩色图集（1995年版）》《中药资源学》《现代临床中药图志》《中国食用本草》等多部著作。其中郑汉臣教授连续三次担任卫生部规划教材《药用植物学》的主编，这些著作的鲜明特点之一就是附有彩色照片。截至目前国内尚未有专门针对易混淆药用植物的图文并茂的专著。

　　为了给易混淆常见药用植物的鉴定提供借鉴帮助，我们组织编撰了《易混淆药用植物图鉴》，共收载药材109类，涉及药用植物301种，附原植物的彩色照片325张。收录的药用植物涵盖了《中华人民共和国药典》收载的大部分品种的基原植物。本书的彩色照片由顺庆生、秦路平、黄宝康、辛海量、郑汉臣、李宏庆、潘伯荣教授等提供。全书最后由秦路平、黄宝康、顺庆生教授统稿。

　　在本书的编写过程中，得到第二军医大学药学院生药学教研室以及上海科学技术出版社的大力支持，生药教研室研究生为本书查阅了大量文献资料，在此一并致谢。同时也要感谢上海健康职业技术学院的支持与帮助。

　　由于时间、水平有限，加上部分植物收集照片的困难，本书仍存在一些不足之处，欢迎读者批评指正。

编著者

2014年11月

目录

药用根类植物

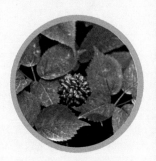

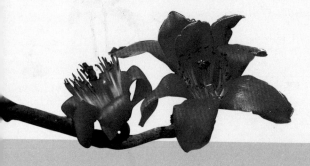

药用根茎类植物

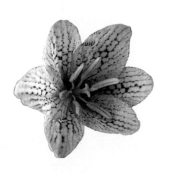

药用藤茎类植物

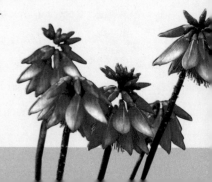

药用皮类植物

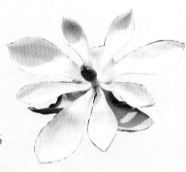

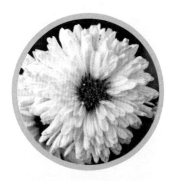

药用叶类植物

药用花类植物

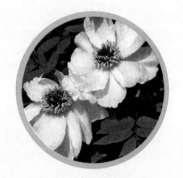

药用果实类植物

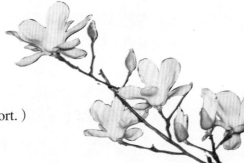

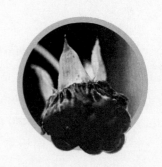

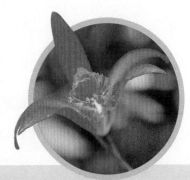

药用种子类植物

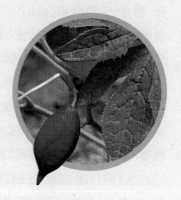

药用全草类植物

药用菌藻类植物

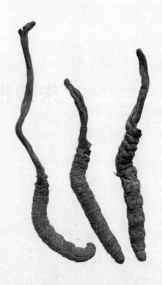

人参与西洋参

　　人参（又名人衔、神草、土精）为2010年版《中华人民共和国药典》所载人参的基原植物。西洋参为（又名西洋人参、洋参、花旗参）2010年版《中华人民共和国药典》所载西洋参的基原植物。两者均作补益参类使用，原植物及药材在实际使用中有混淆现象。

人　参
Panax ginseng C. A. Mey.

【科属】　五加科（Araliaceae）人参属（*Panax*）

【形态】　多年生草本，高达60 cm；主根肥大，肉质，圆柱状，常分歧；须根长，有多数小疣状物；根茎上有茎痕，有时生数条不定根。茎直立，绿色，细圆柱形，光滑无毛。叶轮生于茎端，数目依生长年限而不同，初生时为1枚三出复叶，二年生者为1枚五出掌状复叶，三年生者为2枚五出掌状复叶，四年生者为3枚，以后逐年增多，最后增至6枚；叶具长柄；小叶卵形或倒卵形，先端渐尖，基部楔形，下延，边缘具细锯齿，上面沿叶脉有直立刚毛，下面无毛；小叶柄长达2.6 cm。总花梗由茎端叶柄中央抽出，长7～20 cm，顶生伞形花序，有十余朵或数十朵淡黄绿色的小花，通常在第四年开始开花；花有梗，两性及雄性；萼绿色，6裂；花瓣6，先端尖；雄蕊5；子房下位，2室，花柱2，在两性花中离生，在雄花中合生成中空的筒状。浆果状核果，肾形，成熟时鲜红色，每室含种子1枚。种子白色，扁平圆卵形，一侧平截。花期6—7月，果期7—9月。人参野生者称为野山参，栽培者称园参（图1a、图1b、图1c、图1d）。

　　纯野生参是种子自然脱落或由动物携带掉落，在山区林间自然生长，被放

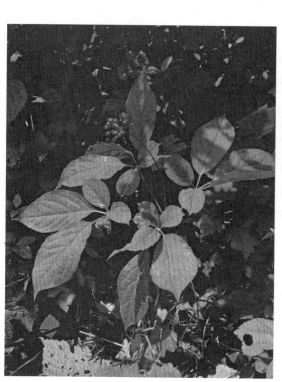

图 1a　野山参

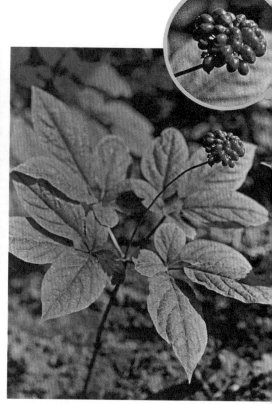

图 1b　园参

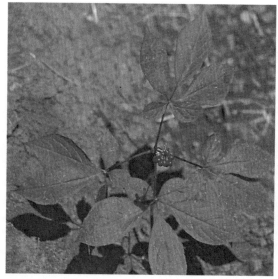

图 1c　五年参

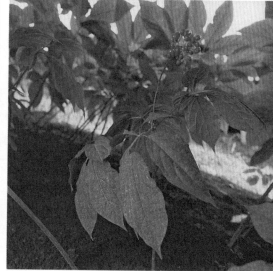

图 1d　九年参

山者发现而挖掘的人参。通常生长的年份越长，野山参的品质越佳，纯野山参的参龄一般在数十年或上百年。由于过度采挖，纯野山参逐年减少，从20世纪80年代开始，已经有仿自然种植者，即将园参或移山参的种子人为播种于山林下，让其自然生长，不除草不施肥，在自然环境中优胜劣汰，产量并不很高，因此亦属野生参的范畴，被称为"林下参""林下山参"或"籽海参"，目前参龄一般在25年以下。

【生境与分布】 生于山坡密林中，分布于我国东北诸省。辽宁和吉林有大量栽培，近年来河北、山西、陕西、甘肃、宁夏、湖北等地也有种植。

【药用部位及应用】 干燥根入药。一般应采生长5年以上的。秋季采挖，特别是野山参，当果实成熟呈鲜红色，挖时尽可能连须根一起挖出，除净泥土晒干。栽培的园参，经清理后晒干叫生晒参。经水烫，浸糖后干燥的称白糖参。蒸熟后晒干或烘干的称红参。功能补气，固脱，生津，安神，益智。用于气短喘促，心悸健忘，口渴多汗，食少无力，一切急、慢性疾病及失血后引起的休克、虚脱。

西 洋 参
Panax quinquefolium L.

【科属】 五加科（Araliaceae）人参属（*Panax*）

【形态】 根肉质，纺锤状。茎圆柱状，具纵条纹。掌状复叶，通常3～4枚轮生茎顶；叶柄压扁状，长5～7 cm；小叶通常5，稀7片，下方2片较小；小叶柄长1～2 cm；上面叶脉有稀疏细刚毛。伞形花序单一顶生，苞片卵形；萼钟状，5齿裂；花冠绿白色，5瓣，长圆形；花丝基部稍扁（图2）。

【生境与分布】 生于凉爽湿润、半阴半阳的林中，现多为人工种植。原产于北美。我国东北及北京、西安、江西等地有栽培。

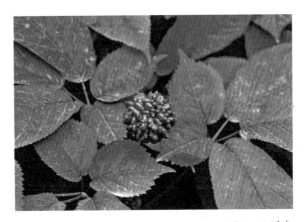

图2 西洋参

【药用部位及应用】　干燥根入药。选取生长 3 ～ 6 年的根，于秋季挖采，除去分枝、须尾，晒干。喷水湿润，撞去外皮，再用硫黄熏之，晒干后，其色白起粉者，称为粉光西洋参。挖起后即连皮晒干或烘干者，为原皮西洋参。功能补气养阴，清热生津。用于气虚阴亏，内热，咳喘痰血，虚热烦倦，消渴，口燥咽干。

川续断与日本续断

　　川续断为 2010 年版《中华人民共和国药典》所载川续断的基原植物，其根入药，具有补肝肾，强筋骨作用。日本续断与川续断为同属植物，形态近似，其根尤其相似，但不入药，采收时尤当注意。

川　续　断

Dipsacus asperoides C. R. Cheng et T. M. Ai

【科属】　川续断科（Dipsacaceae）川续断属（*Dipsacus*）

【形态】　多年生草本，高达 2 m；主根 1 条或在根茎上生出数条，圆柱形，黄褐色，稍肉质；茎中空，具 6 ～ 8 条棱，棱上疏生下弯粗短的硬刺。基生叶稀疏丛生，叶片琴状羽裂，长 15 ～ 25 cm，宽 5 ～ 20 cm，顶端裂片大，卵形，长达 15 cm，宽 9 cm，两侧裂片 3 ～ 4 对，侧裂片一般为倒卵形或匙形，叶面被白色刺毛或乳头状刺毛，背面沿脉密被刺毛；叶柄长可达 25 cm；茎生叶在茎之中下部为羽状深裂，中裂片披针形，长 11 cm，宽 5 cm，先端渐尖，边缘具疏粗锯齿，侧裂片 2 ～ 4 对，披针形或长圆形，基生叶和下部的茎生叶具长柄，向上叶柄渐短，上部叶披针形，不裂或基部 3 裂。头状花序球形，茎 2 ～ 3 cm，总花梗长达 55 cm；总苞片 5 ～ 7 枚，叶状，披针形或线形，被硬毛；小苞片倒卵形，长 0.7 ～ 1.1 cm，被短柔毛，具喙尖；花萼四棱，皿状，长约 0.1 cm，不裂或 4 浅裂至深裂，外面被短毛；花冠淡黄色或白色，花冠管长 0.9 ～ 1.1 cm，基部狭缩成细管，顶端 4 裂，1 裂片稍大，外面被短柔毛；雄蕊 4，着生于花冠管上，明显超出花冠，花丝扁平，花药椭圆形，紫色；子房下位，花柱通常短于雄蕊，柱头短棒状。瘦果长倒卵柱状，包藏于小总苞内，长约0.4 cm，仅顶端外露于小总苞外。花期7—9月，果期9—11月（图3）。

【生境与分布】 生于沟边、草丛、林缘和田野路旁。分布于湖北、湖南、江西、广西、云南、贵州、四川和西藏等地。

【药用部位及应用】 根入药。秋季采挖，除去根和须根，用微火烘至半干，堆置"发汗"至内部变绿色时，再烘干。功能补肝肾，强筋骨，续折伤，止崩漏，安胎。用于肝肾不足，腰膝酸软，风湿痹痛，跌扑损伤，筋伤骨折。盐续断多用于腰膝酸软。

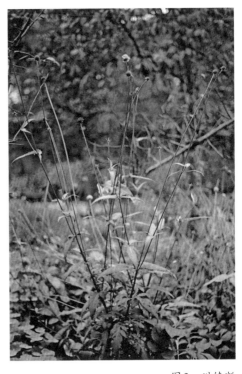

图3 川续断

日 本 续 断

Dipsacus japonicus Miq.

【科属】 川续断科（Dipsacaceae）川续断属（*Dipsacus*）

【形态】 主根长圆锥形，黄褐色。茎中空，向上分支，具4～6棱，棱上具钩次刺。基生叶具长柄，叶片长椭圆形，分裂或不裂；茎生叶片椭圆状卵形至长椭圆形，先端渐尖，基部楔形，常为3～5裂，边缘具粗齿或近全缘，有时全为单叶对生，正面被白色短毛，叶柄和叶被脉上均具疏钩刺和刺毛。头状花序顶生，圆球形；总苞片线形，具白色刺毛；小苞片倒卵形，开花期长达0.9～1.1 cm，顶端喙尖长0.5～0.7 cm，两侧具长刺毛；花萼盘状，4裂，被白色柔毛；花冠管长0.5～0.8 cm，基部细管明显，4裂，裂片不相等，外被白色柔毛；雄蕊4，着生在花冠管上，稍生出花冠外；子房下位，包于囊状小总苞内，小总苞具4棱，长0.5～0.6 cm，被白色短毛，顶端具8齿。瘦果长圆楔形。花期8—9月，果期9—11月。

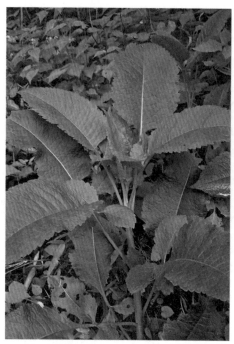 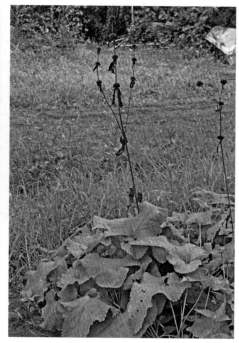

图4a 日本续断   图4b 日本续断

【生境与分布】 生于山坡、路旁和草坡。分布于南北各地。朝鲜、日本也有分布。本种根不能入药（图4a、图4b）。

【药用部位及应用】 不入药。

木香、土木香与川木香

　　木香（又名云木香、广木香）是2010年版《中华人民共和国药典》所载木香的基原植物。土木香为《中华人民共和国药典》所载土木香的基原植物。川木香为《中华人民共和国药典》所载川木香的基原植物。三者都为菊科植物，形态虽有些相似，均有木香之名，但不可混用，采收时宜加以区别。木香小花暗紫色；土木香舌状花黄色；川木香小花红色，为莲座状草本；是三者鉴别特征之一。

木　香

Aucklandia lappa Decne.

【科属】　菊科（Compositae）云木香属（*Aucklandia*）

【形态】　多年生高大草本，高1.5～2 m。主根粗壮，直径5 cm。茎直立，有棱，上部有稀疏的短柔毛，不分枝或上部有分枝。基生叶有长翼柄，翼柄圆齿状浅裂，叶片心形或戟状三角形，长24 cm，顶端急尖，边缘有大锯齿，齿缘有缘毛。下部与中部茎叶有具翼的柄或无柄，叶片卵形或三角状卵形，长30～50 cm，边缘有不规则的大或小锯齿；上部叶渐小，三角形或卵形，无柄或有短翼柄；全部叶上面褐色、深褐色或褐绿色，被稀疏的短糙毛，下面绿色，沿脉有稀疏的短柔毛。头状花序，或3～5个在茎端集成稠密的束生伞房花序。总苞，黑色，初时被蛛丝状毛，后变无毛；总苞片7层，外层长三角形，顶端短针刺状软骨质渐尖，中层披针形或椭圆形，顶端针刺状软骨质渐尖，内层线状长椭圆形，顶端软骨质针刺头短渐尖；全部总苞片直立。小花暗紫色，长1.5 cm。瘦果浅褐色，三棱状，有黑色色斑，顶端截形，具有锯齿的小冠。冠毛1层，浅褐色，羽毛状。果期7月（图5）。

【生境与分布】　原产于克什米尔；在我国四川（峨眉山）、云南（维西、昆明）、广西、贵州（贵阳、独山）有栽培。

【药用部位及应用】　干燥根入药。秋、冬二季采挖，除去泥沙和须根，切段，大的再纵剖成瓣，干燥后撞去粗皮。功能行气止痛，健脾消食。用于胸胁、脘腹胀痛，泻痢后重，食积不消，不思饮食。煨木香实肠止泻。用于泄泻腹痛。

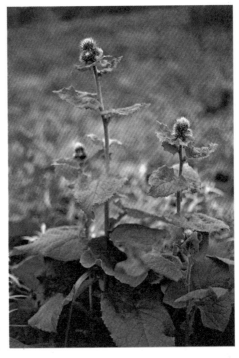

图5　木香

土　木　香

Inula helenium L.

【科属】　菊科（Compositae）旋覆花属（*Inula*）

【形态】　多年生草本。叶片椭圆状披针形，上面被基部疣状的糙毛，下面被黄绿色密茸毛。舌状花黄色。冠毛污白色，有极多数具细齿的毛。瘦果四或五面形，有棱和细沟，无毛（图6）。

【生境与分布】　在我国分布于新疆，其他许多地区常有栽培。广泛分布于欧洲（中部、北部、南部）、亚洲（西部、中部）、西伯利亚西部至蒙古北部和北美洲。

【药用部位及应用】　干燥根入药。霜降后采挖，截断，粗者剖成瓣，晒干。功能健脾和胃，行气止痛，安胎。用于胸胁、脘腹胀痛，呕吐泻痢，胸胁挫伤，岔气作痛，胎动不安。

川　木　香

Vladimiria souliei（Franch.）Ling

【科属】　菊科（Compositae）川木香属（*Vladimiria*）

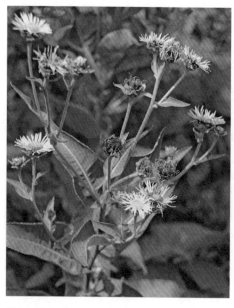

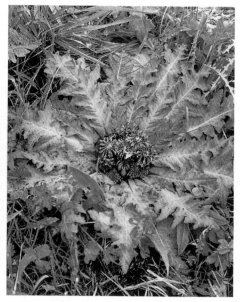

图6　土木香　　　　　　　　　　　图7　川木香

【形态】 多年生无茎或几无茎的莲座状草本。叶基生,两面同色,绿色或下面色淡,两面被稀疏的糙伏毛及黄色小腺点,下面沿脉常有较多的蛛密毛,中脉在叶下面高起,叶柄两面被稠密的蛛丝状绒毛及硬糙毛和黄色腺点。头状花序,小花红色。瘦果圆柱状,稍扁。冠毛黄褐色,多层,等长(图7)。

【生境与分布】 生于海拔3 700 ～ 3 800 m的高山草地及灌丛中。分布于四川西部(康定新都桥、大金)、西藏东部(昌都、盐井、芒康、江达)。

【药用部位及应用】 干燥根入药。秋季采挖,除去须根、泥沙及根头胶状物,切段,晒干。功能行气止痛。用于胸胁、脘腹胀痛,肠鸣腹泻,里急后重。

牛膝与川牛膝

牛膝是2010年版《中华人民共和国药典》所载牛膝的基原植物。川牛膝为2010年版《中华人民共和国药典》所载川牛膝的基原植物。牛膝与川牛膝都为苋科牛膝属植物,为两种药材,不可混用。牛膝茎节部膝状膨大,分枝对生,川牛膝茎多分枝,是其鉴别特征之一。

牛 膝

Achyranthes bidentata Blume.

【科属】 苋科(Amaranthaceae)牛膝属(*Achyranthes*)

【形态】 多年生草本,高70 ～ 120 cm;根圆柱状;茎有棱角,几无毛,节部膝状膨大,有分枝。叶卵形至椭圆形,或椭圆状披针形,长4.5 ～ 12 cm,两面有柔毛;叶柄长0.5 ～ 3 cm。穗状花序腋生和顶生,花后总花梗伸长,花向下折而贴近总花梗;苞片宽卵形,顶端渐尖,小苞片贴生于萼片基部,刺状,基部有卵形小裂片;花被片5,绿色;雄蕊5,基部合生,退化雄蕊顶端平圆,波状。胞果矩圆形,长0.2 ～ 0.25 cm。花期7—9月,果期9—10月(图8)。

【生境与分布】 生于山坡林下。全国皆产。朝鲜、越南、原苏联地区、印度、菲律宾、马来西亚及非洲也有分布。

【药用部位及应用】 根或全草入药。秋冬季采收,挖取根后,去除泥土、杂质,分

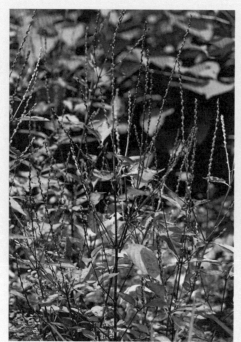

图8 牛膝

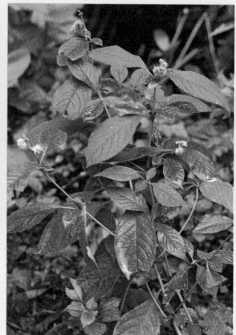

图9 川牛膝

别粗细,晒至六七成干,盖上草席堆闷2～3日,扎成小把晒干。功能活血引瘀,通利关节,补肝肾,强筋骨,逐瘀通经,引血下行。用于腰膝酸痛,筋骨无力,经闭癥瘕,肝阳眩晕。

川 牛 膝
Cyathula officinalis Kuan

【科属】 苋科(Amaranthaceae)川牛膝属(*Cyathula*)

【形态】 多年生草本,高50～100 cm;根圆柱形,根条圆柱状;茎直立,稍四棱形,多分枝,疏生长糙毛。叶片椭圆形或窄椭圆形,少数倒卵形,长3～12 cm,全缘,上贴生长糙毛,下面毛较密;叶柄长0.5～1.5 cm,密生长糙毛。花丛为3～6次二歧聚伞花序,密集成花球团,淡绿色,在枝顶端成穗状排列;在花球团内,两性花在中央,不育花在两侧;苞片光亮,顶端刺芒状或钩状;花被片披针形;雄蕊花丝基部密生节状束毛;退化雄蕊长方形;子房圆筒形或倒卵形,长0.13～0.18 cm,花柱长约0.15 cm。胞果椭圆形或倒卵形,长0.2～

0.3 cm,宽0.1～0.2 cm,淡黄色。种子椭圆形,透镜状,长0.15～0.2 cm,带红色,光亮。花期6—7月,果期8—9月(图9)。

【生境与分布】 生长在海拔1 500 m以上地区。产于四川、云南、贵州。野生或栽培。

【药用部位及应用】 根供药用。秋季采收根部,除去泥土、芦头、须根,扎成小把,烘炕或暴晒至半干,堆积回润后再晒至全干。功能逐瘀通经,补肝肾,强筋骨,利尿通淋,引血下行。用于经闭,痛经,腰膝酸痛,筋骨无力,淋证,水肿,头痛,眩晕,牙痛,口疮,吐血,衄血。

升麻、大三叶升麻与兴安升麻

升麻(又名绿升麻、川升麻)、兴安升麻(又名地芽龙、北升麻)、大三叶升麻(又名关升麻)均是2010年版《中华人民共和国药典》所载升麻的基原植物,属于同科同属植物,因此形态较为相似。虽然均作为升麻入药,但其化学成分、药材形状仍有所差别,因此采收时宜加以区别。

升 麻
Cimicifuga foetida L.

【科属】 毛茛科(Ranunculaceae)升麻属(*Cimicifuga*)

【形态】 多年生草本,高1～2 m。根茎粗壮,坚实,表面黑色。茎直立,上部有分枝,被短柔毛。叶为二至三回三出羽状复叶。复总状花序具分枝3～20,长达45 cm,下部的分枝长达15 cm;花序轴密被灰色或锈色腺毛及短柔毛;苞片钻形,比花梗短;花两性;萼片5,花瓣状,倒卵状圆形,白色或绿白色,长3～4 mm,早落;无花瓣;退化雄蕊宽椭圆形,长约3 mm,先端微凹或2浅裂;雄蕊多数,长4～7 mm;心皮2～5,密被灰色柔毛,无柄或柄极短。蓇葖果,长圆球状,长8～14 mm,宽2.5～5 mm,密被贴伏柔毛,果柄长2～3 mm,喙短。种子椭圆形,褐色,长2.5～3 mm,四周有膜质鳞翅。花期7—9月,果期8—10月(图10)。

【生境与分布】 生于林缘或路旁草丛中。分布于陕西、青海、云南、四川、山西、

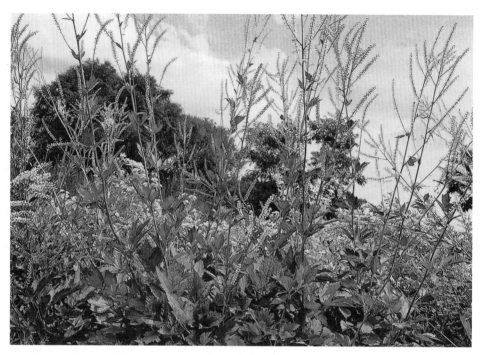

图 10　升麻

湖北等地；蒙古及俄罗斯西伯利亚地区亦有分布。

【药用部位及应用】　根入药。秋季采挖，除去泥沙，晒至须根干时，燎去或除去须根，晒干。除去杂质，略泡，洗净，润透，切厚片，干燥。功能发表透疹，清热解毒，升举阳气。用于风热头痛，齿痛，口疮，咽喉肿痛，麻疹不透，阳毒发斑；脱肛，子宫脱垂。

大三叶升麻
Cimicifuga heracleifolia Kom.

【科属】　毛茛科（Ranunculaceae）升麻属（*Cimicifuga*）

【形态】　多年生草本。茎直立，高 1 ～ 1.5 m。叶为二回三出复叶，茎部叶有长柄；小叶卵形至广卵形，中央 1 片小叶常再 3 浅裂，边缘有粗大锯齿，两面均被柔毛。花序复总状，被灰色柔毛；花两性；花期 7—8 月，果期 8—9 月（图 11）。

【生境与分布】　生于林下灌木丛中。分布于辽宁、吉林、黑龙江。

【药用部位及应用】　同"升麻"。

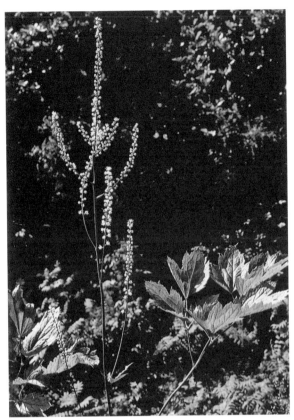

图 11　大三叶升麻　　　　图 12　兴安升麻

兴 安 升 麻

Cimicifuga dahurica（Turcz.）Maxim.

【科属】　毛茛科（Ranunculaceae）升麻属（*Cimicifuga*）

【形态】　多年生草本，高达1 m。根茎粗壮，多弯曲，表面黑色，有许多下陷圆洞状的老茎残迹。茎直立，下部茎生叶为二至三回三出复叶；顶生小叶宽菱形，3深裂，基部微心形或圆形，边缘有不规则锯齿，侧生小叶长椭圆形，稍斜，边缘具不规则锯齿，上面无毛，下面沿脉被疏柔毛；复总状花序，花单性，雌雄异株；种子椭圆形。花期7—8月，果期8—9月（图12）。

【生境与分布】　生于山地林缘、林中或山坡草地。分布于黑龙江、吉林、辽宁、内蒙古、河北、山西、河南、湖北。

【药用部位及应用】　同"升麻"。

巴戟天与虎刺

　　巴戟天（又名大巴戟、巴戟、鸡肠风）是2010年版《中华人民共和国药典》所载巴戟天的基原植物。虎刺与巴戟天同为茜草科植物，外形有些相似，两者的根入药，外形常缢缩成念珠状，故而常有混用者。虎刺的茎节上托叶腋常生一针状刺，为其特征。

巴　戟　天
Morinda officinalis How.

【科属】　茜草科（Rubiaceae）巴戟天属（*Morinda*）

【形态】　藤本；肉质根不定位肠状缢缩，根肉略紫红色，干后紫蓝色；嫩枝被长短不一粗毛，后脱落变粗糙，老枝无毛，具棱，棕色或蓝黑色。叶薄或稍厚，纸质，干后棕色，长圆形、卵状长圆形或倒卵状长圆形，长6～13 cm，宽3～6 cm，顶端急尖或具小短尖，基部纯、圆或楔形，边全缘，有时具稀疏短缘毛，上面初时被稀疏、紧贴长粗毛，后变无毛，中脉线状隆起，多少被刺状硬毛或弯毛，下面无毛或中脉处被疏短粗毛；侧脉每边（4～）5～7条，弯拱向上，在边缘或近边缘处相联接，网脉明显或不明显；叶柄长0.4～1.1 cm，下面密被短粗毛；托叶长0.3～0.5 cm，顶部截平，干膜质，易碎落。花序3～7伞形排列于枝顶；花序梗长0.5～1 cm，被短柔毛，基部常具卵形或线形总苞片1；头状花序具花4～10朵；无花梗；花萼倒圆锥状，下部与邻近花萼合生，顶部具波状齿2～3，外侧一齿特大，三角状披针形，顶尖或钝，其余齿极小；花冠白色，近钟状，稍肉质，长0.6～0.7 cm，冠管长0.3～0.4 cm，顶部收狭而呈壶状，檐部通常3裂，有时4或2裂，裂片卵形或长圆形，顶部向外隆起，向内钩状弯折，外面被疏短毛，内面中部以下至喉部密被髯毛；雄蕊与花冠裂片同数，着生于裂片侧基部，花丝极短，花药背着，长约0.2 cm；花柱外伸，柱头长圆形或花柱内藏，柱头不膨大，2等裂或2不等裂，子房2～4室，每室胚珠1颗，着生于隔膜下部。聚花核果由多花或单花发育而成，熟时红色，扁球形或近球形，直径0.5～1.1 cm；核果具分核

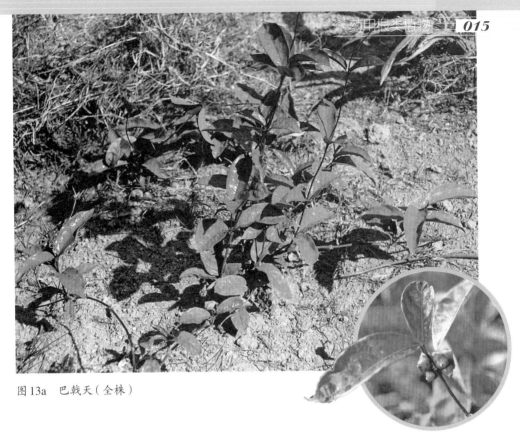

图13a　巴戟天（全株）

图13b　巴戟天（果枝）

2～4；分核三棱形,外侧弯拱,被毛状物,内面具种子1,果柄极短；种子熟时黑色,略呈三棱形,无毛。花期5—7月,果熟期10—11月（图13a、图13b）。

【生境与分布】　生疏林下或林缘。产于福建、广东、海南、广西等地的热带和亚热带地区。生于山地疏、密林下和灌丛中,常攀于灌木或树干上,亦有引作家种者。中南半岛也有分布。

【药用部位及应用】　秋冬季采挖,肉质根的根肉晒干即成药材"巴戟天",为驱风、强壮药。功能补肾阳,强筋骨,祛风湿。用于阳痿遗精、宫冷不孕、月经不调、少腹冷痛、风湿痹痛、筋骨痿软。

虎　刺

Damnacanthus indicus Gaertn.f.

【科属】　茜草科（Rubiaceae）虎刺属（*Damnacanthus*）

【形态】　具刺灌木,高0.3～1 m,具肉质念珠状根；茎下部少分枝,幼嫩枝密被短粗毛，有时具4棱，节上托叶腋常生1针状刺。叶常大小叶对相间，大叶长1～3 cm，宽1～1.5 cm，小叶长可小于0.4 cm，卵形、心形或圆形，顶端锐尖，边全缘，基部常歪斜，钝、圆、截平或心形；中脉上面隆起，下面凸出，侧脉极细，每边3～4条，上面光亮，无毛，下面仅脉处有疏短毛；叶柄短，被短柔毛；托叶生叶柄间，初时呈2～4浅至深裂，后合生成三角形或戟形，易脱落。花两性，1～2朵生于叶腋，2朵者花柄基部常合生，有时在顶部叶腋可6朵排成具短总梗的聚伞花序；花梗长0.1～0.8 cm，基部两侧各具苞片1枚；苞片小，披针形或线形；花萼钟状，长约0.3 cm，绿色或具紫红色斑纹，几无毛，裂片4，宿存；花冠白色，管状漏斗形，长0.9～1 cm，外面无毛，内面自喉部至冠管上部密被毛，檐部4裂，裂片椭圆形，长0.3～0.5 cm；雄蕊4，着生于冠管上部，花丝短，花药紫红色，内藏或稍外露；子房4室，每室具胚珠1颗，花柱外露或有时内藏，顶部3～5裂。核果红色，近球形，直径0.4～0.6 cm，具分核（1～）2～4。花期3—5月，果熟期冬季至次年春季（图14）。

【生境与分布】　多生于阴山坡林下和溪谷两旁灌丛中。分布于浙江、江西、广东、湖南、江苏、广东、广西、云南等地。

【药用部位及应用】　根或全草入药。全年均可采收，切断，晒干。功能祛风利湿，活血消肿。用于痛风，风湿痹痛，痰饮咳嗽，肺痈，水肿，痞块，黄疸，妇女经闭，小儿疳积，荨麻疹，跌打损伤。

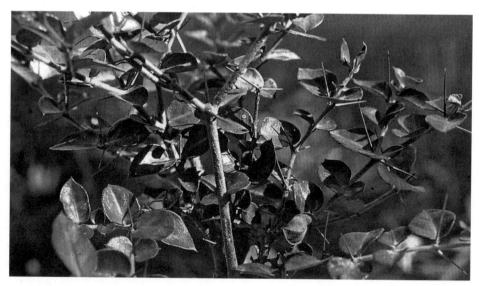

图14　虎刺

甘草、胀果甘草与光果甘草

　　甘草（又名国老、甜草、甜根子）、胀果甘草（又名洋甘草）与光果甘草均是2010年版《中华人民共和国药典》所载甘草的基原植物，都为豆科甘草属植物，皆以干燥根和根茎入药。虽然三者的药用功效基本相同，但其所含化学成分及有效成分的含量各有差异，为确保临床用药准确，或有利于提取有效成分，应分别采收，不可混淆。甘草荚果弯曲呈镰刀状或呈环状；胀果甘草与光果甘草的荚果为长圆形。

甘 草

Glycyrrhiza uralensis Fisch.

【科属】　豆科（Leguminosae）甘草属（*Glycyrrhiza*）

【形态】　多年生草本；根与根状茎粗壮，直径1～3 cm，外皮褐色，里面淡黄色，具甜味。茎直立，多分枝，高30～120 cm，密被鳞片状腺点、刺毛状腺体及白色或褐色的绒毛，叶长5～20 cm；托叶三角状披针形，两面密被白色短柔毛；叶柄密被褐色腺点和短柔毛；小叶卵形、长卵形或近圆形，两面均密被黄褐色腺点及短柔毛。总状花序腋生，具多数花，总花梗短于叶，密生褐色的鳞片状腺点和短柔毛；苞片长圆状披针形，褐色，膜质，外面被黄色腺点和短柔毛；花萼钟状，密被黄色腺点及短柔毛，基部

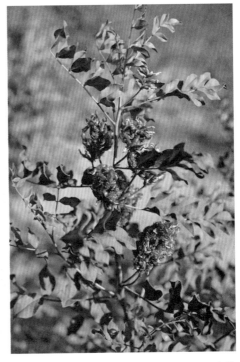

图15　甘草

偏斜并膨大呈囊状,萼齿5,与萼筒近等长,上部2齿大部分连合;花冠紫色、白色或黄色,旗瓣长圆形,顶端微凹,基部具短瓣柄,翼瓣短于旗瓣,龙骨瓣短于翼瓣;子房密被刺毛状腺体。荚果弯曲呈镰刀状或呈环状,密集成球,密生瘤状突起和刺毛状腺体。种子暗绿色,圆形或肾形。花期6—8月,果期7—10月(图15)。

【生境与分布】 常生于干旱沙地、河岸砂质地、山坡草地及盐渍化土壤中。主产于东北、华北、西北及山东。蒙古及俄罗斯西伯利亚地区也有分布。

【药用部位及应用】 干燥根和根茎入药。春秋二季采挖,除去须根,晒干。功能补脾益气,清热解毒,祛痰止咳,缓急止痛,调和诸药。用于脾胃虚弱,倦怠乏力,心悸气短,咳嗽痰多,脘腹、四肢挛急疼痛,痈肿疮毒,缓解药物毒性、烈性。

胀 果 甘 草
Glycyrrhiza inflata Bat.

【科属】 豆科(Leguminosae)甘草属(*Glycyrrhiza*)

【形态】 多年生草本;根与根状茎粗壮,有甜味。茎直立,基部带木质,多分枝,高50～150 cm。羽状复叶。总状花序腋生;苞片长圆状披针形;花萼钟状,密被橙黄色腺点及柔毛;花冠紫色或淡紫色。荚果椭圆形或长圆形,直或微弯,两种子间胀膨或与侧面不同程度下隔,被褐色的腺点和刺毛状腺体,疏被长柔毛。种子,圆形,绿色。花期5—7月,果期6—10月(图16)。

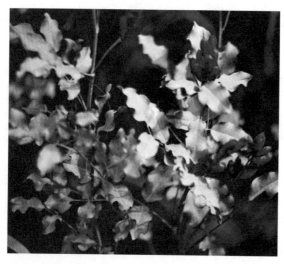

【生境与分布】 常生于河岸阶地、水边、农田边或荒地中。主产于内蒙古、甘肃和新疆。哈萨克斯坦、乌兹别克斯坦、土库曼斯坦、吉尔吉斯斯坦和塔吉克斯坦也有分布。

图16 胀果甘草

【药用部位及应用】 同"甘草"。

光 果 甘 草
Glycyrrhiza glabra L.

【科属】 豆科（Leguminosae）甘草属（*Glycyrrhiza*）

【形态】 多年生草本；根与根状茎粗壮，直径0.5～3 cm，具甜味。茎直立，高0.5～1.5 m，密被淡黄色鳞片状腺点和白色柔毛。羽状复叶。总状花序腋生，具多数密生的花；苞片披针形，膜质；花萼钟状，疏被淡黄色腺点和短柔毛；花冠紫色或淡紫色；子房无毛。荚果长圆形，微作镰形弯曲，有时在种子间微缢缩，无毛或疏被毛，有时被或疏或密的刺毛状腺体。种子暗绿色，光滑，肾形。花期5—6月，果期7—9月（图17）。

【生境与分布】 生于河岸阶地、沟边、田边、路旁，较干旱的盐渍化土壤上亦能生长。主产于东北、华北、西北各地。欧洲地中海区域、哈萨克斯坦、乌兹别克斯坦、土库曼斯坦、吉尔吉斯斯坦、塔吉克斯坦、俄罗斯西伯利亚地区以及蒙古均有分布。

【药用部位及应用】 同"甘草"。

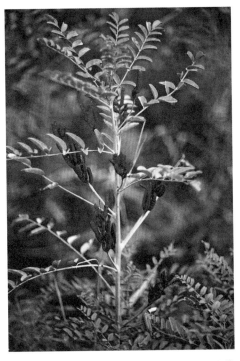

图17 光果甘草

龙胆、条叶龙胆与三花龙胆

　　龙胆（又名龙胆草、草龙胆、胆草）、条叶龙胆与三花龙胆同为2010年版《中华人民共和国药典》所载龙胆的基原植物，以干燥根和根茎入药，皆为龙胆科龙胆属植物。三者虽均属龙胆的基原植物，但所含有效成分不完全一致，功效主治也略有不同，为确保临床和科研的安全有效，三者必须区别采收。

龙　胆

Gentiana scabra Bge.

【科属】　龙胆科（Gentianaceae）龙胆属（*Gentiana*）

【形态】　多年生草本，高30～60 cm。根茎短，簇生多数黄白色、具横纹、绳索状的细长根，根长20 cm以上。茎直立，粗壮，常带紫褐色，粗糙。叶对生，卵形或卵状披针形，长3～7 cm，宽1～2 cm，有3～5条脉，急尖或渐尖，无柄，边缘及叶背主脉粗糙。花簇生茎顶端或叶腋处；苞片披针形，与花萼近等长；花萼钟状，长2.5～3 cm，裂片条状披针形，与萼筒近等长；花冠筒状钟形，蓝紫色，长4～5 cm，5裂，裂片尖卵形，褶状副冠片三角形，稀二齿裂；雄蕊5，花丝基部有宽翅；花柱短，柱头2裂。蒴果长圆形，有柄；种子条形，边缘有翅，表面具细网纹（图18）。

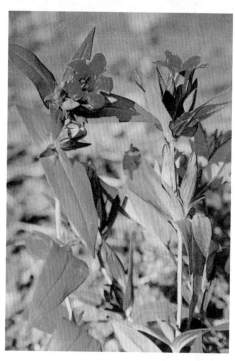

图18　龙胆

【生境与分布】　生于山坡草地、路边、河滩、灌丛中、林缘。分布于内蒙古、黑龙江、吉林、辽宁、陕西、湖北、湖南、浙江、福建等地，俄罗斯、朝鲜、日本也有分布。

【药用部位及应用】　干燥根和根茎入药，名"龙胆"，为药典收载。春、秋二季采挖，洗净，干燥。功能清热燥湿，泻肝胆火。用于湿热黄疸，阴肿阴痒，带下，湿疹瘙痒，肝火目赤，耳鸣耳聋，胁痛口苦，强中，惊风抽搐。

条 叶 龙 胆

Gentiana manshurica Kitag.

【科属】　龙胆科（Gentianaceae）龙胆属（*Gentiana*）

【形态】　多年生草本，高20～30 cm。根数条绳索状。茎直立，不分枝，具棱。

叶对生，茎下部的叶鳞片状，基部连合成鞘，中部的叶较大，披针形或条状披针形，长3～7.5 cm，宽0.7～0.9 cm，边缘反卷，顶端尖，上部的叶条形，长3～3.5 cm，宽约0.3 cm，基部连合。花1或2朵顶生，无梗，蓝紫色，长4～4.5 cm，叶状苞片2；花萼钟状，长约1.5 cm，裂片条状披针形，短于萼筒；花冠钟状，裂片三角形，褶形副冠片短，三角形；雄蕊5；子房具柄，花柱短。蒴果，柄长1 cm；种子条形，两端具翅（图19）。

【生境与分布】　生于海拔100～1 100 m的山坡草地、湿草地、路旁。分布于黑龙江、河南、江苏、浙江、江西、湖南、广东、广西等地；朝鲜也有分布。

【药用部位及应用】　以根及根茎入药。秋季采挖，洗净，切段，晒干。功能清热、泻火、健胃。用于胃炎、消化不良、黄疸等病症。

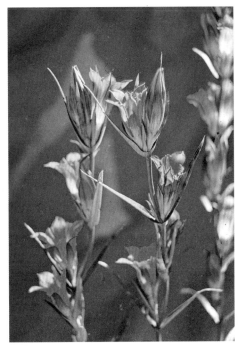

图19　条叶龙胆

三 花 龙 胆
Gentiana triflora Pall.

【科属】　龙胆科（Gentianaceae）龙胆属（*Gentiana*）

【形态】　多年生草本，高35～80 cm，全株光滑。根状茎短，黄白色，生有数条绳索状长根。叶对生，茎下部的叶鳞片状，长1～1.2 cm，基部合生成短鞘，中部和上部的叶披针形，长

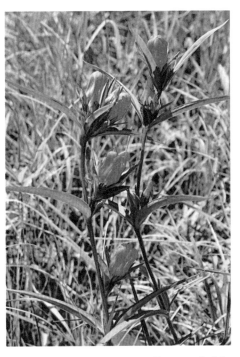

图20　三花龙胆

5～10 cm，宽4～10 mm，锐尖，边缘不反卷。花簇生茎端或叶腋，通常3～5朵，下部被多数叶所包围；花蓝紫色，长3.5～4 cm；花萼筒状钟形，长为花冠的1/2，裂片披针形，不等长，与萼筒近等长或稍长；花冠钟状，裂片卵圆形，钝头，褶形副冠片极短，三角形；雄蕊5，花丝基部变宽。蒴果矩圆形，具柄；种子条形，边缘有翅（图20）。

【生境与分布】 生长于海拔640～950 m的地区，常见于草地、湿草地及林下。分布于吉林、黑龙江、内蒙古等地；朝鲜、俄罗斯、日本也有分布。

【药用部位及应用】 以根及根茎入药。9—10月采收，切断，晒干。功能清热，泻火。用于湿热黄疸，阴肿阴痒，带下，湿疹瘙痒，肝火目赤等症。

细辛基原植物与易混淆品种

　　北细辛（又名金盆草、东北细辛、白细辛）、汉城细辛与华细辛同为2010年版《中华人民共和国药典》所载细辛的基原植物，以干燥根和根茎入药，功效相同，前两种习称"辽细辛"。杜衡亦为马兜铃科细辛属植物，外形与上述植物近似，存在混采现象，其入药部位、功效与细辛略有不同，不可作细辛入药。

北　细　辛
Asarum heterotropoides Fr.var. *mandshuricum*（Maxim.）Kitag.

【科属】 马兜铃科（Aristolochiaceae）细辛属（*Asarum*）

【形态】 多年生草本。叶卵状心形或近肾形，长4～9 cm，宽5～13 cm，上面脉被毛，芽苞叶近圆形。花紫褐色；花梗长3～5 cm；花被筒壶状或半球形，喉部稍缢缩，内壁具纵皱褶，花被片三角状卵形，长约7 mm，基部反折，贴于花被筒；花丝较花药短，药隔不伸出；子房半下位或近上位，花柱6，顶端2裂，柱头侧生。果半球状，径约1.2 cm。花期5月（图21）。

【生境与分布】 生于海拔500～900 m的山坡下、山沟阴湿地。产于黑龙江、吉林、辽宁及河南等地。

【药用部位及应用】 干燥根和根茎入药。夏季果熟期或初秋采挖,除净地上部分和泥沙,阴干。功能祛风散寒,祛风止痛,通窍,温肺化饮。用于风寒感冒,头痛,牙痛,鼻塞流涕,鼻衄,鼻渊,风湿痹痛,痰饮喘咳。

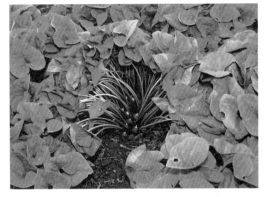

图21 北细辛

华 细 辛
Asarum sieboldii Miq.

【科属】 马兜铃科(Aristolochiaceae)细辛属(*Asarum*)

【形态】 多年生草本。叶心形或卵状心形,先端渐尖或尖,上面疏被短毛,脉上较密,下面仅脉被毛;叶柄长8 ～ 18 cm,无毛,芽苞叶肾圆形,边缘疏被柔毛。花紫黑色;花被筒钟状,径

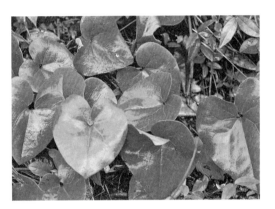

图22 华细辛

1 ～ 1.5 cm,内壁具疏离纵皱褶,花被片三角状卵形,长约7 mm,直伸或近平展;花丝与花药近等长或稍长,药隔短锥形,子房半下位或近上位,花柱6,较短,顶端2裂,柱头侧生。果近球形,褐黄色。花期4—5月(图22)。

【生境与分布】 生于海拔1 200 ～ 2 100 m的林下阴湿腐殖土中。产于陕西南部、河南西部、山东东部、安徽、浙江、江西、湖北、湖南及四川。

【药用部位及应用】 同"北细辛"。

汉 城 细 辛
Asarum sieboldii Miq. var. *seoulense* Nakai

【科属】 马兜铃科(Aristolochiaceae)细辛属(*Asarum*)

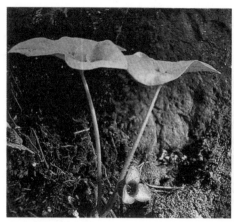

图23 汉城细辛   图24 杜衡

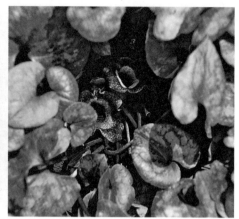

【形态】 叶下面密被短毛,叶柄疏被毛。其他形态同华细辛(图23)。

【生境与分布】 生于海拔500～1 200 m的林下及沟边。产于吉林东部及辽宁东南部;朝鲜也有分布。

【药用部位及应用】 同"北细辛"。

杜　衡

Asarum forbesii Maxim.

【科属】 马兜铃科(Aristolochiaceae)细辛属(*Asarum*)

【形态】 多年生草本。叶宽心形或肾状心形,长3～8 cm,先端钝或圆,上面中脉两侧具白斑,脉上及边缘被短毛;芽苞叶肾状心形或倒卵形,边缘具睫毛。花暗紫色,花梗长1～2 cm,花被筒钟状,内壁具格状网眼喉部不缢缩,径4～6 mm,膜环宽不及1 mm,花被片直伸,卵形,长5～7 mm,基部无乳突皱褶及垫状斑块;药隔稍伸出;子房半下位,花柱离生,顶端2浅裂,柱头卵形,侧生。花期4—5月(图24)。

【生境与分布】 生于海拔800 m以下林下、沟边阴湿地。产于江苏南部、安徽、浙江、江西、湖北、湖南及河南南部。

【药用部位及应用】 根茎及根或全草入药。功能散风逐寒,消痰行水,活血,平喘,定痛。用于风寒感冒,痰饮喘咳,水肿,风湿,跌打损伤,头疼,龋齿痛,痧气腹痛。

白芷与杭白芷

　　白芷（又名祁白芷、禹白芷）与杭白芷（又名川白芷）同为2010年版《中华人民共和国药典》所载白芷的基原植物，皆为伞形科当归属植物，均以干燥根入药。虽然两者的药用功效基本相同，但其所含化学成分及有效成分的含量、药理作用略有差异，为确保临床用药准确，或有利于提取有效成分，应分别采收，不可混淆。白芷主要栽培于北方地区，杭白芷主要栽培于南方地区，但野生者在有些混合分布地区有混淆现象。白芷植株高达2.5 m，杭白芷植株则较矮小。

白　　芷

Angelica dahurica（Fisch.ex Hoffm.）Benth. et Hook.f.

【科属】　伞形科（Apiaceae）当归属（*Angelica*）

【形态】　多年生高大草本，高1～2.5 m。根圆柱形，外表皮黄褐色至褐色，有浓烈气味。茎基部通常带紫色，中空，有纵长沟纹。基生叶一回羽状分裂，有长柄，叶柄下部有管状抱茎边缘膜质的叶鞘；茎上部叶二至三回羽状分裂；花序下方的叶简化成无叶的、显著膨大的囊状叶鞘，外面无毛。复伞形花序顶生或侧生，花序梗、伞辐和花柄均有短糙毛；总苞片通常缺或有1～2，成长卵形膨大的鞘；小总苞片5～10以上，线状披针形，膜质，花白色；无萼齿；花瓣倒卵形，顶端内曲成凹头状。果实长圆形至卵

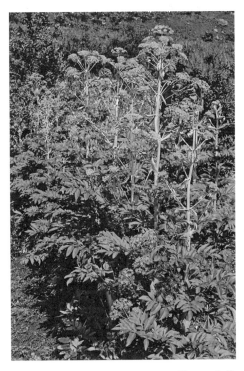

图25　白芷

圆形,黄棕色,有时带紫色,无毛,背棱扁,厚而钝圆,近海绵质,远较棱槽为宽,侧棱翅状,较果体狭;棱槽中有油管1,合生面油管2。花期7—8月,果期8—9月(图25)。

【生境与分布】　常生长于林下、林缘、溪旁、灌丛及山谷草地。分布于河北、黑龙江、吉林、辽宁、陕西、台湾。栽培于四川、河北、河南、湖北、湖南、安徽、山西等地。日本、朝鲜、俄罗斯也有分布。

【药用部位及应用】　干燥根入药。夏、秋季间叶黄时采挖,除去须根和泥沙,晒干或低温干燥。功能解表散寒,祛风止痛,宣通鼻窍,燥湿止带,消肿排脓。用于感冒头痛,眉棱骨痛,鼻塞流涕,鼻衄,鼻渊,牙痛,带下,疮疡肿痛。

杭　白　芷

Angelica dahurica（Fisch. ex Hoffm.）Benth.et Hook.f. var.
formosana（Boiss.）Shan et Yuan

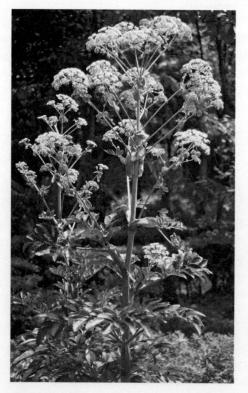

【科属】　伞形科（Apiaceae）当归属（*Angelica*）

【形态】　本种与白芷的植物形态基本一致,但植株高1～1.5 m。茎及叶鞘多为黄绿色。根长圆锥形,上部近方形,表面灰棕色,有多数较大的皮孔样横向突起,略排列成数纵行,质硬较重,断面白色,粉性大(图26)。

【生境与分布】　栽培于四川、浙江、湖南、湖北、江西、江苏、安徽及南方一些地区,为著名常用中药,主产四川、浙江,销全国并出口。各地栽培的川白芷或杭白芷的种子多引自四川或杭州。

【药用部位及应用】　同"白芷"。

图26　杭白芷

白蔹与蛇葡萄

　　白蔹（又名鹅抱蛋、猫儿卵、五爪藤）是2010年版《中华人民共和国药典》所载白蔹的基原植物；蛇葡萄则是地区性使用的中草药。白蔹与蛇葡萄均为葡萄科蛇葡萄属植物，外形较为近似，但两种是不同的药物，不可混用。白蔹的卷须不分枝或卷须顶端有短的分叉，蛇葡萄卷须2叉分枝，是其鉴别要点之一。

白　蔹
Ampelopsis japonica（Thunb.）Makino

【科属】　葡萄科（Vitaceae）蛇葡萄属（*Ampelopsis*）

【形态】　木质藤本。小枝圆柱形，有纵棱纹，无毛。卷须不分枝或卷须顶端有短的分叉，相隔3节以上间断与叶对生。叶为掌状3～5小叶。聚伞花序通常集生于花序梗顶端，通常与叶对生；花序梗常呈卷须状卷曲，无毛；萼碟形，边缘呈波状浅裂，无毛；花瓣5，卵圆形，无毛；雄蕊5，花药卵圆形。果实球形有种子1～3颗；种子倒卵形。花期5—6月，果期7—9月（图27）。

【生境与分布】　生于山坡地边、灌丛或草地。主产于辽宁、吉林、河北、山西、陕西、江苏、浙江、江西、河南、湖北、湖南、广东、广西、四川等地；日本也有分布。

【药用部位及应用】　干燥块根入药。春、秋二季采挖，除去细根，晒干。功能清热解毒，消痈散结。用于痈疽发背，疔疮，瘰疬，水火烫伤。

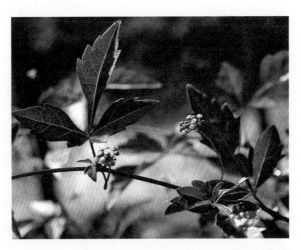

图27　白蔹

蛇 葡 萄
Ampelopsis brevipedunculata（Maxim.）Trautv.

【科属】 葡萄科（Vitaceae）蛇葡萄属（*Ampelopsis*）

【形态】 木质藤本，枝条粗壮，嫩枝具柔毛。卷须2叉分枝，每隔2节间断与叶对生。叶3～5小叶或混生有单叶。聚伞花序与叶对生，花序梗被柔毛；萼片5，几成截形；花瓣5。雄蕊5；雌蕊1，子房2室。浆果近球形或肾形，由深绿色变蓝黑色。花期6—7月，果期9—10月（图28）。

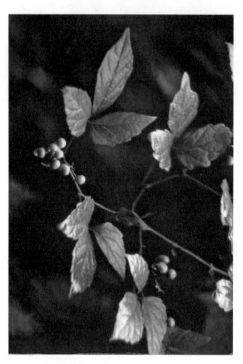

图28 蛇葡萄

【生境与分布】 生于灌丛中或山坡上。分布于辽宁、河北、山西、山东、江苏、浙江、江西、福建、广东、广西等地。

【药用部位及应用】 根及茎入药。春秋季采，去木心，切段晒干或鲜用。功能清热解毒，消肿祛湿，清热解毒，祛风活络，止痛，止血。用于风湿性关节炎，呕吐，腹泻，溃疡病；外用治跌打损伤，肿痛，疮疡肿毒，外伤出血，烧烫伤。

芍药、川赤芍与牡丹

　　芍药与川赤芍是2010年版《中华人民共和国药典》所载赤芍的基原植物。牡丹是2010年版《中华人民共和国药典》所载牡丹皮的基原植物。芍药、川赤芍与牡丹为同科同属植物，外形较为相近，尤其是花朵硕大，色彩多变而鲜艳，初看不易区分。但芍药、川赤芍为多年生草本，牡丹为落叶灌木，可资区别。

芍 药
Paeonia lactiflora Pall.

【科属】 毛茛科（Ranunculaceae）芍药属（*Paeonia*）

【形态】 多年生草本。根粗壮,分枝黑褐色。茎高40～70 cm,无毛。下部茎生叶为二回三出复叶,上部茎生叶为三出复叶;小叶狭卵形,椭圆形或披针形,顶端渐尖,基部楔形或偏斜,边缘具白色骨质细齿,两面无毛,背面沿叶脉疏生短柔毛。花数朵,生茎顶和叶腋,有时仅顶端一朵开放,而近顶端叶腋处有发育不好的花芽,直径8～11.5 cm;苞片4～5,披针形,大小不等;萼片4,宽卵形或近圆形,长1～1.5 cm;花瓣9～13,倒卵形,长3.5～6 cm,白色或粉红色;花丝长0.7～1.2 cm,黄色;花盘浅杯状,包裹心皮基部,顶端裂片钝圆;心皮4～5(～2),无毛。蓇葖长2.5～3 cm,顶端具喙。花期5—6月,果期8月(图29)。

【生境与分布】 在东北生长于海拔480～700 m的山坡草地及林下,在其他各地生长于海拔1 000～2 300 m的山坡草地。分布于东北、华北、陕西及甘肃南部;朝鲜、日本、蒙古及西伯利亚地区亦有。在我国四川、贵州、安徽、山东、浙江等省及各城市公园也有栽培,栽培者花瓣各色。

【药用部位及应用】 干燥根入药。春、秋二季采挖,除去根茎、须根及泥沙,晒干。功能清热凉血,散瘀止痛。用于热入营血,温毒发斑,吐血衄血,目赤肿痛,肝郁胁痛,经闭痛经,癥瘕腹痛,跌扑损伤,痈肿疮疡。

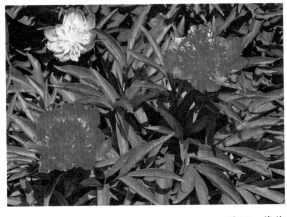

图29 芍药

川 赤 芍
Paeonia veitchii Lynch

【科属】 毛茛科（Ranunculaceae）芍药属（*Paeonia*）

【形态】 多年生草本。根圆柱形,直径1.5～2 cm。茎高30～80 cm,少有1 m

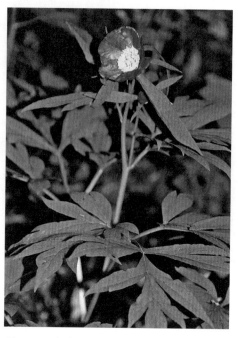

图 30 川赤芍

以上,无毛。叶为二回三出复叶,叶片轮廓宽卵形,长 7.5 ～ 20 cm;小叶成羽状分裂,裂片窄披针形至披针形,宽 4 ～ 16 mm,顶端渐尖,全缘,表面深绿色,沿叶脉疏生短柔毛,背面淡绿色,无毛;叶柄长 3 ～ 9 cm。花 2 ～ 4 朵,生茎顶端及叶腋,有时仅顶端一朵开放,而叶腋有发育不好的花芽,直径 4.2 ～ 10 cm;苞片 2 ～ 3,分裂或不裂,披针形,大小不等;萼片 4,宽卵形,长 1.7 cm,宽 1 ～ 1.4 cm;花瓣 6 ～ 9,倒卵形,长 3 ～ 4 cm,宽 1.5 ～ 3 cm,紫红色或粉红色;花丝长 5 ～ 10 mm;花盘肉质,仅包裹心皮基部;心皮 2 ～ 3(～ 5),密生黄色绒毛。蓇葖长 1 ～ 2 cm,密生黄色绒毛。花期 5—6 月,果期 7 月(图 30)。

【生境与分布】 在四川生海拔 2 550 ～ 3 700 m 的山坡林下草丛中及路旁,在其他地区生海拔 1 800 ～ 2 800 m 的山坡疏林中。分布于西藏东部、四川西部、青海东部、甘肃及陕西南部。

【药用部位及应用】 同"芍药"。

牡　丹

Paeonia suffcuticosa Andr.

【科属】 毛茛科(Ranunculaceae)芍药属(*Paeonia*)

【形态】 落叶灌木。根粗大。茎直立,粗壮,高达 2 m。叶互生,纸质,通常为二回三出复叶,或二回羽状复叶。花两性,单生枝顶;花瓣 5,或为重瓣,玫瑰色、红紫色、粉红色至白色,通常变异很大,倒卵形,顶端呈不规则的波状;雄蕊长 1 ～ 1.7 cm,花丝紫红色、粉红色;花盘革质,紫红色,完全包住心皮;心皮密生柔毛(图 31)。

【生境与分布】 分布于安徽、河南。目前全国栽培甚广,并早已引种国外。在

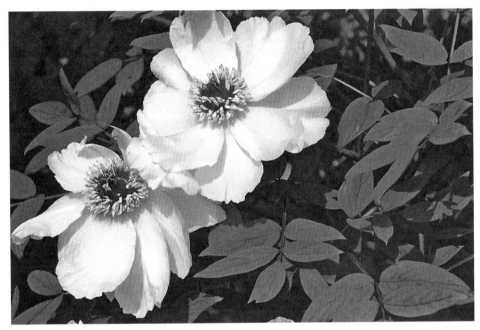

图 31　牡丹

栽培类型中,主要根据花的颜色,可分成上百个品种。牡丹*Paeonia suffcuticosa* Andr.是观赏栽培的组成部分。作为药用的牡丹皮,一般认为目前以凤丹 *Paeonia ostii* T.Hong et J.X.Zhang为主要来源。

【药用部位及应用】 以根皮入药,称"丹皮"。9～10月挖取根,趁鲜抽去木心, 晒干。功能清热凉血,活血化瘀。用于热入营血,温毒发斑,吐血衄血,夜热早 凉,无汗骨蒸,经闭痛经,跌扑伤痛,痈肿疮毒。

朱砂根与紫金牛

　　朱砂根(又名大罗伞、红铜盘、珍珠伞)是2010年版《中华人民共和国药典》 所载朱砂根的基原植物。紫金牛(又名平地木、矮脚草、金牛草)是2010年版 《中华人民共和国药典》所载矮地茶的基原植物。朱砂根与紫金牛皆为紫金牛 科紫金牛属植物,外形近似,同时又都有"珍珠伞"之别名,因而很容易混淆。但 二者入药部位、功效主治各不相同,应严加区别。

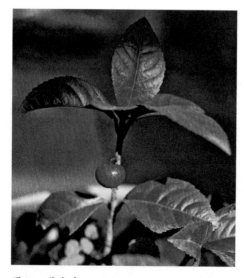

朱 砂 根
Ardisia crenata Sims

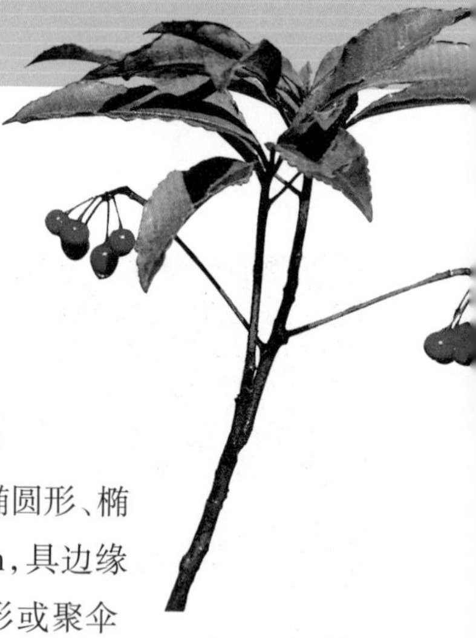

【科属】 紫金牛科（Myrsinaceae）紫金牛属（*Ardisia*）

【形态】 灌木。茎无毛，无分枝。叶革质或坚纸质，椭圆形、椭圆状披针形或倒披针形，长7～15 cm，宽2～14 cm，具边缘腺点，下面绿色，有时有鳞片；叶柄长约1 cm。伞形或聚伞花序，花枝近顶端常具有2～3片叶，或无叶，长4～16 cm。

图32　朱砂根

花梗绿色，长0.7～1 cm；花长4～6 mm，萼片绿色，长约1.5 mm，具腺点。果径6～8 mm，鲜红色，具腺点。花期5—6月，果期10—12月（图32）。

【生境与分布】 生于海拔90～2 499 m的林下阴湿灌丛中。分布于江苏南部、安徽、浙江、台湾、福建、江西、河南、湖北、湖南、广东、香港特区、海南、广西、贵州、云南、西藏东南部、四川及陕西南部。

【药用部位及应用】 干燥根入药。夏、秋二季采挖，洗净，晒干。功能解毒消肿，活血止痛，祛风除湿。用于咽喉肿痛，风湿痹痛，跌打损伤。

紫 金 牛
Ardisia japonica（Thunb.）Blume

图33　紫金牛

【科属】 紫金牛科（Myrsinaceae）紫金牛属（*Ardisia*）

【形态】 小灌木或亚灌木，近蔓生。茎幼时被细微柔毛，后无毛，叶对生或轮生，先端尖，基部楔形，长4～7（12）cm，宽1.5～3（4.5）cm，边缘具细锯齿，齿间或齿尖均无边缘腺点，侧脉5～8对。亚伞形花序，有花3～5朵，花梗常弯曲；萼片卵形，具腺毛。果球形，鲜红色，多少具腺点。花期5—6月，果期11—12月（图33）。

【生境与分布】 生于海拔1 200 m以

下的山间林下或竹林下、阴湿的地方。分布于陕西及长江流域以南各地。

【药用部位及应用】 以干燥全草入药。8—9月采收，洗净，晒干。功能化痰止咳，清利湿热，活血化瘀。用于新久咳嗽，喘满痰多，湿热黄疸，经闭瘀阻，风湿痹痛，跌打损伤。

麦冬、短葶山麦冬与湖北麦冬

麦冬（又名沿阶草、麦门冬）为2010年版《中华人民共和国药典》所载麦冬的基原植物。短葶山麦冬与湖北麦冬为2010年版《中华人民共和国药典》所载山麦冬的基原植物，功效相同。麦冬、短葶山麦冬与湖北麦冬皆为百合科植物，形态比较相似，但药典定为两种药材，采收时应注意鉴别。

麦 冬
Ophiopogon japonicus (L. f.) Ker-Gawl.

【科属】 百合科（Liliaceae）沿阶草属（*Ophiopogon*）

【形态】 根较粗，常膨大成椭圆形、纺锤形的小块根，块根长 1 ～ 1.5 cm，或更长些，宽 0.5 ～ 1 cm。地下匍匐茎细长，直径 0.1 ～ 0.2 cm。茎短。叶基生成密丛，禾叶状，长 10 ～ 50 cm，宽 0.15 ～ 0.35 cm，具 3 ～ 7 条脉。花葶长 6 ～ 27 cm；总状花序轴长 2 ～ 5 cm，具 8 ～ 10 几朵花；花 1 ～ 2 朵生于苞片腋；苞片披针形，最下面的长 0.7 ～ 0.8 cm；花梗长 0.3 ～ 0.4 cm，关节位于中部以上或近中部；花被片 6，披针形，顶端急尖或钝，长约 0.5 cm，白色或淡紫色；雄蕊 6，花丝很短；花药三角状披针形，长 0.25 ～ 0.3 cm，子房半下位，花柱长约 0.4 cm，较粗，宽约 0.1 cm，向上渐狭，顶端钝。种子球形，直径 0.7 ～ 0.8 cm。花期5—8月，果期8—9月（图34）。

【生境与分布】 生于海拔 2 000 m 以下的山坡阴湿处、林下或溪旁。分布于广东、广西、福建、台湾、浙江、江苏、江西、湖南、湖北、四川、云南、贵州、安徽、河南、陕西（南部）和河北（北京以南）；日本、越南、印度也有分布。浙江、四川、广西等地均有栽培。

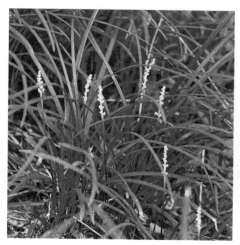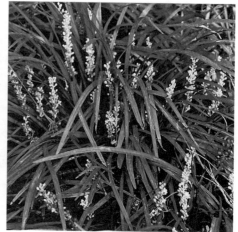

图 34　麦冬　　　　　　　　　　　　图 35　短葶麦冬

【药用部位及应用】　小块根入药。夏季采挖,洗净,反复暴晒,堆置,至七八成干,除去须根,干燥。功能养阴生津,润肺清心。用于肺燥干咳,虚痨咳嗽,津伤口渴,心烦失眠,内热消渴,肠燥便秘,咽白喉。

短葶山麦冬
Liriope muscari（Decne.）Baily

【科属】　百合科（Liliaceae）山麦冬属（*Liriope*）

【形态】　根稍粗,直径0.1 ～ 0.2 cm,有时分枝多,近末端处常膨大成矩圆形、椭圆形或纺锤形的肉质小块根;根状茎短,木质,具地下走茎。叶长25 ～ 60 cm,宽 0.4 ～ 0.8 cm,先端急尖或钝,基部常包以褐色的叶鞘,上面深绿色,背面粉绿色,具5条脉,中脉比较明显,边缘具细锯齿。花葶长25 ～ 65 cm;总状花序长 6 ～ 20 cm,具多数花;花通常3 ～ 5朵簇生于苞片腋内;苞片小,披针形,最下面的长0.4 ～ 0.5 cm;花梗长约0.4 cm,关节位于中部以上或近顶端;花被片矩圆形、矩圆状披针形,先端钝圆,淡紫色或淡蓝色;花丝长约0.2 cm;花药狭矩圆形,长约0.2 cm;子房近球形,花柱长约0.2 cm,稍弯,柱头不明显。种子近球形,直径约0.5 cm。花期5—7月,果期8—10月。常见栽培的观赏植物,根入药（图35）。

【生境与分布】　生于海拔50 ～ 1 400 m的山坡、山谷林下、路旁或湿地。除东北、内蒙古、青海、新疆、西藏外,其他地区广泛分布和栽培。

【药用部位及应用】 干燥块根入药。夏初采挖,洗净,反复暴晒,堆置至七八成干,除去须根,干燥。养阴生津,润肺清心。用于肺燥干咳,阴虚痨嗽,喉痹咽痛,津伤口渴,内热消渴,心烦失眠,肠燥便秘。

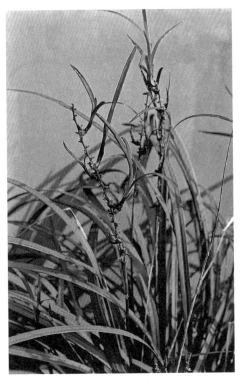

图36 湖北麦冬

湖 北 麦 冬
Liriope spicata (Thunb.) Lour. var. *prolifera* Y.T.Ma

【科属】 百合科(Liliaceae)山麦冬属(*Liriope*)

【形态】 根稍粗,近末端处常膨大成矩圆形,纺锤形小块根;根状茎短,具地下走茎。叶基生,禾叶状,长20 ~ 45 cm,宽0.4 ~ 0.6 cm;先端急尖或钝,具5条脉,边缘具细锯齿。花葶通常长于或近等长于叶,长20 ~ 50 cm;总状花序长6 ~ 10 cm,具多数花,花2 ~ 5朵簇生于苞片腋内;总状花序在花后于苞片腋内长出叶簇或小苗;苞片小,披针形;花梗长约0.4 cm;花被片矩圆状披针形,紫色;花丝长约0.2 cm;花药长约0.2 cm;子房近球形,花柱长约0.2 cm;柱头不明显。种子近球形。花期5—7月,果期8—10月(图36)。

【生境与分布】 生于山坡林下,多为栽培供药用。主产于湖北。

【药用部位及应用】 同"短葶山麦冬"。

芫花叶白前、柳叶白前与徐长卿

芫花叶白前(又名沙消、水竹消、消结草)与柳叶白前(又名水杨柳、水了刁草）同为2010年版《中华人民共和国药典》所载白前的基原植物，徐长卿（又名料刁竹、尖刀儿苗、铜锣草）是2010年版《中华人民共和国药典》所载徐长卿的基原植物。芫花叶白前、柳叶白前与徐长卿都为萝藦科鹅绒藤属植物，外形较为近似。芫花叶白前蓇葖果纺锤形，长6 cm；柳叶白前蓇葖果长披针形，长达9 cm；徐长卿的蓇葖果单生，刺刀形，长6 cm；是为三者的区别之一。

芫花叶白前

Cynanchum glaucescens（Decne.）Hand.-Mazz.

【科属】 萝藦科（Asclepiadceae）鹅绒藤属（*Cynanchum*）

【形态】 直立矮灌木，高50 cm；茎具二列柔毛。叶无毛，长圆形或长圆状披针形，长1～5 cm，宽7～12 mm，顶端钝或急尖，基部楔形或圆形，近无柄；侧脉不明显，3～5对。伞形聚伞花序腋内或腋间生，比叶为短，无毛或具微毛，着花10余朵；花萼5深裂，内面基部有腺体5个，极小；花冠黄色，辐状；副花冠浅杯状，裂片5，肉质，卵形，龙骨状向内，其端部倾倚于花药；花粉块每室1个，下垂；柱头扁平。蓇葖单生，纺锤形，先端渐尖，基部紧窄，长6 cm，直径1 cm；种子扁平，宽约0.5 cm；种毛白色绢质，长2 cm。花期5—11月，果期7—11月（图37）。

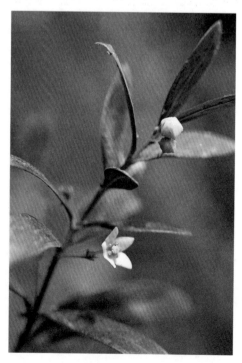

图37　芫花叶白前

【生境与分布】 生长于海拔100～300 m的江边河岸及沙石间，也有在路边丘陵地区者。分布于江苏、浙江、福建、江西、湖南、广东、广西和四川等地。

【药用部位及应用】 根茎和根入药。秋季采挖，洗净，晒干。功能降气，消痰止咳。用于肺气壅实，咳嗽痰多，胸满喘急。

柳 叶 白 前

Cynanchum stauntonii（Decne.）Schltr. ex Lévl.

【科属】 萝藦科（Asclepiadceae）鹅绒藤属（*Cynanchum*）

【形态】 直立半灌木，高约1 m，无毛。须根纤细，节上丛生。叶对生，狭披针形，长6～13 cm，宽3～5 mm，两端渐尖；主脉在叶背隆起，侧脉每边约6条；叶柄长约5 mm。伞形聚伞花序腋生；小苞片甚多；花萼5深裂，腺体不多；花冠紫红色，辐状；副花冠裂片盾状，隆肿，比花药为短；花粉块每室1个，矩圆形，下垂，花药顶端薄膜覆盖着柱头；柱头微凸起。蓇葖果单生，长披针形，长达9 cm，直径0.6 cm。花期5～8月，果期9—10月（图38）。

【生境与分布】 生长于低海拔的山谷、湿地、水旁以至半浸在水中。分布于甘肃、安徽、江苏、浙江、湖南、江西、福建、广东、广西和贵州等地。

【药用部位及应用】 同"芫花叶白前"。

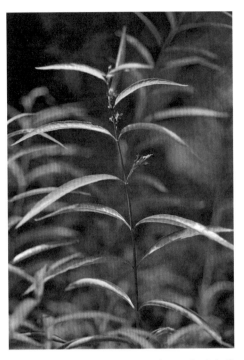

图38 柳叶白前

徐 长 卿

Cynanchum paniculatum（Bunge.）Kitagawa.

【科属】 萝藦科（Asclepiadceae）鹅绒藤属（*Cynanchum*）

【形态】 多年生直立草本，高1 m，茎不分枝，无毛或被微毛。根须状，多至50余条。叶对生，纸质，披针形至条形，长5～13 cm，宽0.5～1.5 cm，两端锐尖，两面无毛或上面具疏柔毛，叶缘有睫毛；侧脉不明显。圆锥状聚伞花序生于顶生的叶腋内，长达7 cm，有花10余朵；花萼内面腺体有或无；花冠黄绿色，近辐状，裂片长达0.4 cm，宽0.3 cm；副花冠裂片5枚，基部增厚，顶端钝；花粉块每室1个，下

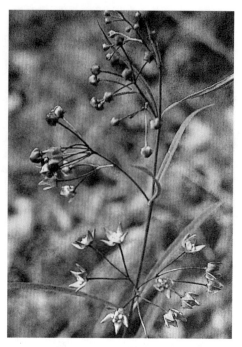

图39　徐长卿

垂；子房椭圆状，柱头五角形，顶端略突起。蓇葖果单生，刺刀形，长6 cm，直径0.6 cm，向端部长渐尖；种子长圆形，长0.3 cm；种毛白色绢质，长1 cm。花期5—7月，果期9—12月（图39）。

【生境与分布】　生长于向阳山坡及草丛中。分布于辽宁、内蒙古、山西、河北、河南、陕西、甘肃、四川、贵州、云南、山东、安徽、江苏、浙江、江西、湖北、湖南、广东和广西等地。

【药用部位及应用】　干燥根和根茎。7～10月采挖根与根茎，洗净晒干。功能祛风，化湿，止痛，止痒。用于风湿痹痛，胃痛胀满，牙痛，腰痛，跌扑伤痛，风疹，湿疹。

羌活与重齿毛当归

　　羌活（又名竹节羌活、裂叶羌活）是2010年版《中华人民共和国药典》所载羌活的基原植物，以干燥根及根茎入药。重齿毛当归（又名重齿当归、川独活）是2010年版《中华人民共和国药典》所载独活的基原植物，以干燥根入药。羌活与重齿毛当归都为伞形科植物，外形近似，因其均有止痛作用，在临床上常配对使用，因此在两者分布交叉区域常发生混采现象。

羌　　活

Notopterygium incisum Ting ex H. T. Chang

【科属】　伞形科（Umbelliferae）羌活属（*Notopterygium*）

【形态】　多年生草本，高60～120 cm。根茎粗壮，伸长呈竹节状。根颈部有枯萎叶鞘。茎直立，圆柱形，中空，有纵直细条纹，带紫色。叶为三出式三回羽状复叶，末回裂片长圆状卵形至披针形，长2～5 cm，宽0.5～2 cm；茎上部叶常简化，无柄，叶鞘膜质，长而抱茎。复伞形花序直径3～13 cm，侧生者常不育；总苞片3～6，早落；伞辐7～18（～39）；小伞形花序直径1～2 cm；小总苞片6～10，线形；花多数，花柄长0.5～1 cm；萼齿卵状三角形；花瓣白色；雄蕊的花丝内弯，花药黄色；花柱2。分生果长圆状；油管明显，每棱槽3，合生面6；胚乳腹面内凹成沟槽。花期7月，果期8—9月（图40）。

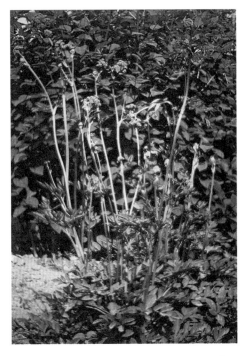

图40　羌活

【生境与分布】　生长于海拔2 000～4 000 m的林缘及灌丛内。分布于陕西、四川、甘肃、青海、西藏。

【药用部位及应用】　干燥根茎及根入药。春、秋二季采挖，除去须根及泥沙，晒干。功能散寒，祛风，除湿，止痛。用于风寒感冒头痛，风湿痹痛，肩背酸痛。

重齿毛当归

Angelica pubescens Maxim.f. *biserrata* Shan et Yuan

【科属】　伞形科（Umbelliferae）当归属（*Angelica*）

【形态】　多年生高大草本。根类圆柱形，棕褐色，长至15 cm，径1～2.5 cm，有特殊香气。茎高1～2 m，中空，常带紫色。叶二回三出式羽状全裂，宽卵形，长20～30（～40）cm，宽15～25 cm。复伞形花序顶生和侧生，花序梗长5～16（～20）cm，密被短糙毛；总苞片1，长钻形，有缘毛，早落；伞辐10～25，长1.5～5 cm，密被短糙毛；伞形花序有花17～28（～36）朵；小总

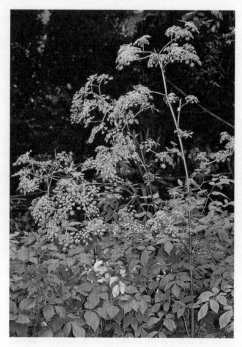

图41 重齿毛当归

苞片5～10。花白色,无萼齿。果实椭圆形,侧翅与果体等宽或略狭,背棱线形,隆起,棱槽间有油管1～3,合生面有油管2～6。花期8—9月,果期9—10月(图41)。

【生境与分布】 生长于阴湿山坡、林下草丛或稀疏灌丛中。分布于重庆(巫山、巫溪)、湖北(恩施、巴东)、江西(庐山)、安徽、浙江(天目山)等地。重庆、湖北、陕西为主要栽培地。

【药用部位及应用】 以根入药。秋冬季采挖,摊晾至无水气后烘干。功能祛风除湿,通痹止痛。用于风湿寒痹,腰膝疼痛等症。

青牛胆与金果榄

青牛胆(又名金楛榄、地苦胆、金线吊葫芦)与金果榄(又名毛柄青牛胆)皆为2010年版《中华人民共和国药典》所载金果榄的基原植物,以干燥块根入药,青牛胆与金果榄为同科同属植物,形态相似,功效相同。但其化学成分及有效成分含量有所差别,应区别采收。

青 牛 胆
Tinospora sagittata(Oliv.)Gagnep.

【科属】 防己科(Menispermaceae)青牛胆属(*Tinospora*)

【形态】 草质藤本,具连珠状块根,膨大部分常为不规则球形,黄色;枝纤细,有条纹,常被柔毛。叶纸质至薄革质,披针状箭形或有时披针状戟形,先端渐尖,基部弯缺常很深,后裂片圆、钝或短尖,常向后伸,有时向内弯以至二裂片重叠,通常仅在脉上被短硬毛,有时上面或两面近无毛;掌状脉5条,连同网脉均在下面凸起。花序腋生,常数个或多个簇生,聚伞花序或分枝成疏花的圆锥状花序,总梗、分枝和花梗均丝状;小苞片2,紧贴花萼;萼片6,阔卵形至倒卵形,或阔椭圆形至椭圆形;花瓣6,肉质,常有爪;雄蕊6,与花瓣近等长或稍长;雌花:萼片与雄花相似;花瓣楔形;退化雄蕊6,常棒状或其中3个稍阔而扁;心皮3,近无毛。核果红色,近球形;果核近半球形。花期4月,果期秋季(图42)。

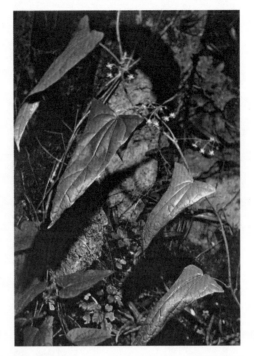

图42 青牛胆

【生境与分布】 常散生于林下、林缘、竹林及草地上。分布于福建北部、广东北部和西部、贵州东部和南部、海南北部、湖北西部、江西东北部、陕西南部、四川和西藏东南部、云南东南部;国外越南北部也有分布。

【药用部位及应用】 干燥块根入药。秋、冬二季采挖,除去须根,洗净,晒干。功能清热解毒,利咽,止痛。用于咽喉肿痛,痈疽疔毒,泄泻,痢疾,脘腹疼痛。

金 果 榄

Tinospora capillipes Gagnep.

【科属】 防己科(Menispermaceae)青牛胆属(*Tinospora*)

【形态】 缠绕藤本。茎粗糙、有槽纹。叶互生,箭状披针形,长7～13 cm,宽3～8 cm,先端渐尖,基部箭形或戟状箭形,两面被短硬毛。花近白色,单性异株,总状花序;萼片6,花瓣6;雄花雄蕊6,较花瓣长;雌花花瓣较小,匙形;退化雄蕊棒状,心皮3～4。核果近球形,红色,内果皮坚硬,背线具不明

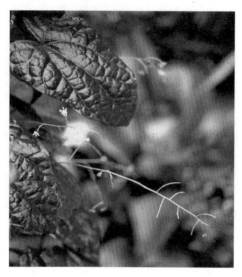

图43　金果榄

显的疣状突起。花期3—5月，果期8—10月（图43）。

【生境与分布】　常散生于林下、林缘、竹林及草地上。分布于湖北西部和西南部、陕西南部（安康）、四川东（部至西南部，西至天全一带）、西藏东南部、贵州东部和南部、湖南（西部、中部和南部）、江西东北部、福建西北部、广东北部和西部、广西东北部和海南北部；越南北部也有分布。

【药用部位及应用】　同"青牛胆"。

明党参与峨参

　　明党参（又名土人参、红党参、山萝卜）为2010年版《中华人民共和国药典》所载明党参的基原植物，以根入药，具润肺化痰，平肝解毒作用。同科植物峨参（又名金山田七、广田七、小叶山水芹）以根和叶入药，亦为滋补强壮剂，形态与明党参相似，容易混淆。

明　党　参
Changium smyrnioides Wolff

【科属】　伞形科（*Umbelliferae*）明党参属（*Changium*）

【形态】　多年生草本。主根纺锤形或长索形，长5～20 cm，表面棕褐色或淡黄色，内部白色。茎直立，高50～100 cm，圆柱形，表面被白色粉末，有分枝，枝疏散而开展，侧枝通常互生，侧枝上的小枝互生或对生。基生叶少数至多数，有长柄，柄长3～15 cm；叶片为三出式的二或三回羽状全裂，一回羽片广卵形、长4～10 cm，柄长2～5 cm，二回羽片卵形或长圆状卵形、长2～4 cm，柄长

1～2 cm，三回羽片卵形或卵圆形，长1～2 cm，基部截形或近楔形，边缘3裂或羽状缺刻，末回裂片长圆状披针形，长2～4 mm，宽1～2 mm；茎上部叶缩小呈鳞片状或鞘状。复伞形花序顶生或侧生；总苞片无或1～3；伞辐4～10，长2.5～10 cm，开展；小总苞片少数，长4～6 mm，顶端渐尖；小伞形花序有花8～20，花蕾时略呈淡紫红色，开放后呈白色，顶生的伞形花序几乎全孕，侧生的伞形花序多数不育；萼齿小，长约0.2 mm；花瓣长圆形或卵状披针形，长1.5～2 mm，宽1～1.2 mm，顶端渐尖而内折；花丝长约3 mm，花药卵圆形，长约1 mm；花柱基隆起，花柱幼时直立，果熟时向外反曲。果实圆卵形至卵状长圆形，长2～3 mm，果棱不明显，胚乳腹面深凹，油管多数。花期4月（图44a、图44b）。

【生境与分布】 生于山野稀疏灌木林下土壤肥厚的地方。分布于江苏、浙江、安徽、江西及湖北等地。

【药用部位及应用】 干燥根入药。4—5月采挖，除去须根，洗净，置沸水中煮至无白心，取出，刮去外皮，漂洗，干燥。功能润肺化痰，养阴和胃，平肝，解毒。用于肺热咳嗽，呕吐反胃，食少口干，目赤眩晕，疔毒疮疡。

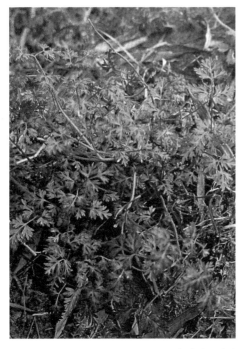

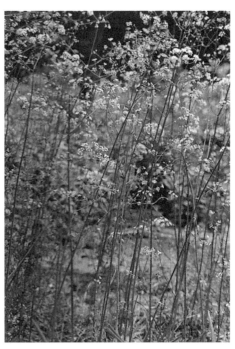

图44a 明党参（野生）　　　　图44b 明党参（种植）

峨　参

Anthriscus sylvestris（L.）Hoffm.

【科属】　伞形科（Umbelliferae）峨参属（*Anthriscus*）

【形态】　二年生或多年生草本。茎较粗壮，高0.6～1.5 m，多分枝，近无毛或下部有细柔毛。基生叶有长柄，柄长5～20 cm，基部有长约4 cm，宽约1 cm的鞘；叶片轮廓呈卵形，二回羽状分裂，长10～30 cm，一回羽片有长柄，卵形至宽卵形，长4～12 cm，宽2～8 cm，有二回羽片3～4对，二回羽片有短柄，轮廓卵状披针形，长2～6 cm，宽1.5～4 cm，羽状全裂或深裂，末回裂片卵形或椭圆状卵形，有粗锯齿，长1～3 cm，宽0.5～1.5 cm。背面疏生柔毛；茎上部叶有短柄或无柄，基部呈鞘状，有时边缘有毛。复伞形花序直径2.5～8 cm，伞辐4～15。不等长；小总苞片5～8，卵形至披针形，顶端尖锐，反折，边缘有睫毛或近无毛；花白色，通常带绿或黄色；花柱较花柱基长2倍。果实长卵形至线状长圆形，长5、10 mm，宽1～1.5 mm，光滑或疏生小瘤点，顶端渐狭成喙状，合生面明显收缩，果柄顶端常有一环白色小刚毛，分生果横剖面近圆形，油管不明显，胚乳有深槽。花果期4—5月（图45）。

【生境与分布】　从低山丘陵到海拔4 500 m的高山，生长在山坡林下或路旁以及山谷溪边石缝中。分布于辽宁、河北、河南、山西、陕西、江苏、安徽、浙江、江西、湖北、四川、云南、内蒙古、甘肃、新疆；欧洲及北美洲也有分布。

【药用部位及应用】　以根和叶入药。春秋季挖取根，剪去须根，刮去外皮，用沸水烫后晒干。功能补中益气，祛瘀生新。用于跌打损伤，腰痛，肺虚咳嗽，咳嗽咯血，脾虚腹胀，四肢无力，老人尿频，水肿。叶鲜用，外用治创伤。

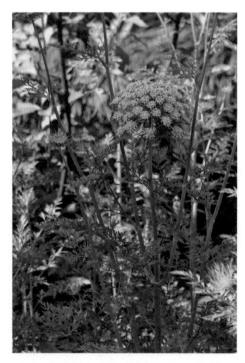

图45　峨参

南沙参基原植物与易混淆品种

　　轮叶沙参（又名白沙参、四叶沙参）和杏叶沙参为2010年版《中华人民共和国药典》所载南沙参的基原植物。珊瑚菜（又名辽沙参、莱阳参）为2010年版《中华人民共和国药典》所载北沙参的基原植物。桔梗（又名荠苨、铃铛花、包袱花）为2010年版《中华人民共和国药典》所载桔梗的基原植物。轮叶沙参、杏叶沙参、桔梗皆为桔梗科植物，外形较为相似，容易混淆。珊瑚菜为伞形科植物，形态与前者并不相似，但因有沙参之名，存在混采现象，故一并予以比较。

轮 叶 沙 参
Adenophora tetraphylla（Thunb.）Fisch.

【科属】　桔梗科（Campanulaceae）沙参属（*Adenophora*）

【形态】　茎高大，可达1.5 m，不分枝，无毛，少有毛。茎生叶3～6枚轮生，无柄或有不明显叶柄，叶片卵圆形至条状披针形，长2～14 cm，边缘有锯齿，两面疏生短柔毛。花序狭圆锥状，花序分枝（聚伞花序）大多轮生，细长或很短，生数

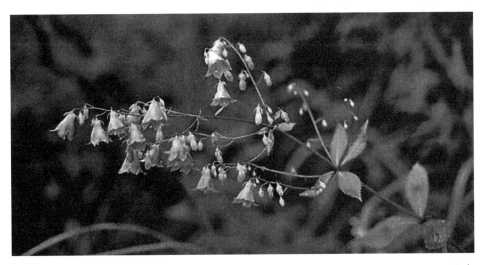

图46　轮叶沙参

朵花或单花。花萼无毛,筒部倒圆锥状,裂片钻状,长1～2.5(～4)mm,全缘;花冠筒状细钟形,口部稍缢缩,蓝色、蓝紫色,长7～11 mm,裂片短;花盘细管状,长2～4 mm;花柱长约20 mm。蒴果球状圆锥形或卵圆状圆锥形,长5～7 mm。种子黄棕色,矩圆状圆锥形,稍扁,有一条棱,并由棱扩展成一条白带,长1 mm。花期7—9月(图46)。

【生境与分布】　生于草地和灌丛中,在南方可至海拔2 000 m的地方。分布于东北各省、内蒙古东部、河北、山西(灵空山)、山东(牟平)、华东各省、广东、广西(南宁)、云南(砚山)、四川(峨边、峨眉山)、贵州(兴仁、安龙、普安、毕节);朝鲜、日本、西伯利亚东部和远东地区的南部、越南北部也有。

【药用部位及应用】　干燥根入药。春、秋二季采挖,除去须根,洗后趁鲜刮去粗皮,洗净,干燥。功能养阴清肺,益胃生津,化痰,益气。用于肺热燥咳,阴虚劳嗽,干咳痰黏,胃阴不足,食少呕吐,气阴不足,烦热口干。

杏 叶 沙 参
Adenophora stricta Miq.

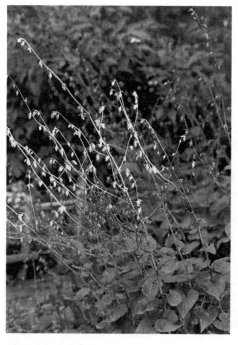

图47　杏叶沙参

【科属】　桔梗科(Campanulaceae)沙参属(*Adenophora*)

【形态】　茎高40～80 cm,不分枝,常被短硬毛或长柔毛,少有无毛者。茎生叶在茎上部的无柄或仅有楔状短柄,叶片椭圆形,基生叶具长柄。花序常不分枝而成假总状花序,或有短分枝而成极狭的圆锥花序,极少具长分枝而为圆锥花序的。花萼常被短柔毛或粒状毛,少完全无毛者。花期7—9月(图47)。

【生境与分布】　生于海拔2 000 m以下的山坡草地和林缘草地。分布于安徽、福建、河南、湖南、江苏、江西、浙江;日本亦有分布。

【药用部位及应用】　同"轮叶沙参"。

珊 瑚 菜

Glehnia littoralis Fr. Schmid ex Miq.

【科属】 伞形科（Umbelliferae）珊瑚菜属（*Glehnia*）

【形态】 多年生草本，高5～25 cm。主根细长，圆柱形，长可达70多cm。基生叶具柄，叶柄长约10 cm，基部宽鞘状；叶片轮廓呈卵形或宽三角状卵形，长5～12 cm，三出式分裂或三出式二回羽状分裂，裂片质厚，卵圆形或椭圆形，长2～5 cm，宽1～3 cm，先端圆钝或渐尖，复伞形花序顶生，总梗长4～10 cm，密生白色或灰褐色绒毛；无总苞；伞辐10～14，不等长；小总苞片8～12枚，线状披针形；花白色；萼齿5，细小；花瓣5，卵状披针形，先端内折；雄蕊5，与花瓣互生，花药带紫褐色；花柱基扁圆锥形，花柱短。双悬果圆球形或椭圆形，果棱木质化，翅状，有棕色毛。花期5—7月，果期6—8月（图48）。

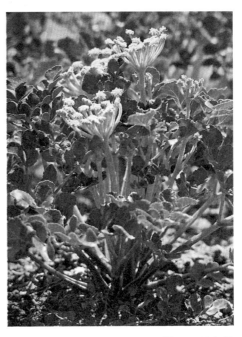

图48 珊瑚菜

【生境与分布】 生长于海边沙滩或栽培于肥沃疏松的沙质土壤。分布于福建、广东、河北、江苏、辽宁、山东、台湾、浙江；国外分布于日本、朝鲜、俄罗斯。

【药用部位及应用】 干燥根入药。9月挖取根，除去须根，用沸水烫后剥去外皮，及时干燥。功能养阴清肺，益胃生津。用于肺热燥咳，劳嗽痰血，胃阴不足，热病津伤，咽干口渴。

桔 梗

Platycodon grandiflorus（Jacquin）A. DC.

【科属】 桔梗科（Campanulaceae）桔梗属（*Platycodon*）

【形态】 茎高20～120 cm，通常无毛，偶密被短毛。叶全部轮生，部分轮生至

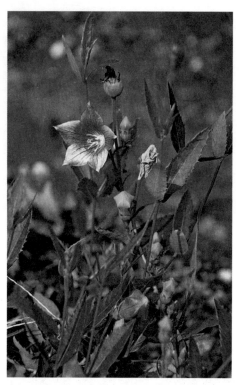

图 49　桔梗

全部互生,无柄;叶片卵形至披针形,长 2～7 cm,宽 0.5～3 cm,边缘有尖锯齿,下面被白粉。花单朵顶生,或数朵集成假总状花序,或有花序分枝而集成圆锥花序;花萼被白粉。蒴果倒卵圆形,熟时 5 瓣裂;种子多数,褐色。花期 7—9 月,果期 8—10 月(图 49)。

【生境与分布】　生于海拔 2 000 m 以下的向阳处草丛、灌丛中,少生于林下。分布于广东、广西、贵州、云南、四川、陕西、辽宁、内蒙古、山东、山西、浙江、安徽、重庆、福建、河北、黑龙江、河南、湖南、江苏、江西、吉林、湖北;国外分布于日本、朝鲜、俄罗斯西伯利亚东南部及远东地区。

【药用部位及应用】　干燥根入药。秋季地上部分枯萎时采挖,洗净,趁鲜刮去外皮,放清水中浸 2～3 小时,捞起晒干。功能宣肺,利咽,祛痰,排脓。用于咳嗽痰多,胸闷不畅,咽痛音哑,肺痈吐脓。

禹州漏芦、祁州漏芦与华东蓝刺头

　　禹州漏芦(又名驴欺口、蓝刺头)与华东蓝刺头为 2010 年版《中华人民共和国药典》所载禹州漏芦的基原植物,祁州漏芦为 2010 年版《中华人民共和国药典》所载漏芦的基原植物,皆为菊科植物,以干燥根入药。禹州漏芦、祁州漏芦过去均作为漏芦入药,外形比较相似,今作为两种不同药材的基原植物,应严格加以区分,不可混采。华东蓝刺头原先只是在部分地区作漏芦使用,现已作为禹州漏芦的基原植物,故一并收入,以资鉴别。

禹 州 漏 芦

Echinops latifolius Tausch

【科属】 菊科（Compositae）蓝刺头属（*Echinops*）

【形态】 多年生草本,高约1 m;茎直立,不分枝或少分枝,上部密生白绵毛,下部疏生蛛丝状毛;叶二回羽状分裂或深裂,上面疏生蛛丝状毛或无毛,下面密生白绵毛,边缘短刺;基生叶有长柄,叶生矩圆状倒卵形,长约20 cm;上部叶渐小,长椭圆形至卵形,长10～20 cm,基部抱茎。复头状花序,集合成圆球形,直径约4 cm;头状花序长近2 cm,外总苞片刚毛状,基部联合;内总苞片外层呈匙形,先端渐尖,边缘有篦状睫毛,内层狭鞭形至矩圆形,先端尖锐,中部以上有睫毛;花冠筒状,裂片5,条形,淡蓝色,

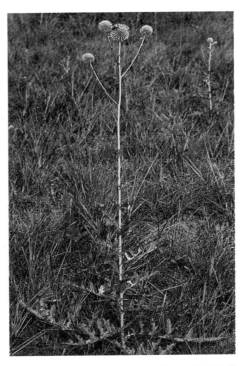

图50　禹州漏芦

筒部白色;雄蕊5,花药聚合;子房倒钟形,被茸毛,柱头2裂。瘦果,圆形,密生黄褐色柔毛;冠毛长约1 mm,下部连合。花期7—9月,果期10月（图50）。

【生境与分布】 生于山坡草丛中及山野向阳处。分布于黑龙江、吉林、辽宁、河北、河南、山西、内蒙古、江苏、湖北等地。

【药用部位及应用】 干燥根入药。秋季采挖,除去残茎及须根,洗净泥土,晒干。功能清热解毒,消痈肿,下乳汁。用于痈疮肿痛,乳痈,乳汁不下,乳房胀痛,血痢,尿血,血痔。

祁 州 漏 芦

Rhaponticum uniflorum（L.）DC.

【科属】 菊科（Compositae）漏芦属（*Rhaponticum*）

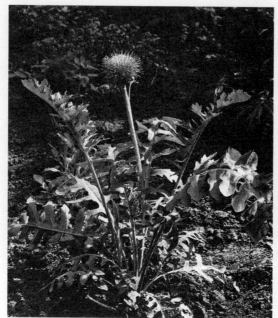

图51　祁州漏芦

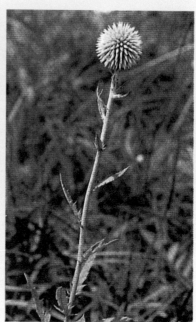

图52　华东蓝刺头

【形态】　主根粗大。茎直立,单一;叶片长椭圆形,羽状全裂呈琴形,裂片常再羽状深裂或浅裂,两面均被蛛丝状毛或粗糙毛茸;中部叶及上部叶较小,有短柄或无柄。头状花序顶生,大形;总苞广钟形,干膜质,先端有扩大成圆形撕裂状的附属体;花全部管状花,淡红紫色(图51)。

【生境与分布】　生于海拔390 ~ 2 700 m的山坡丘陵地、松林下或桦木林下。分布于东北、华北;朝鲜,原苏联地区,蒙古也有分布。

【药用部位及应用】　干燥根入药。秋后采收,洗净泥土,晒干或鲜用。功能清热解毒,消痈,下乳,舒筋通脉。用于乳痈肿痛,痈疽发背,瘰疬疮毒,乳汁不通,湿痹拘挛。

华东蓝刺头

Echinops grijisii Hance

【科属】　菊科(Compositae)蓝刺头属(*Echinops*)

【形态】　茎直立,单生,上部通常有短或长花序分枝,基部通常有棕褐色的残存的纤维状撕裂的叶柄,全部茎枝被密厚的蛛丝状绵毛,下部花期变稀毛;基部叶及下部茎叶有长叶柄,羽状深裂;全部裂片边缘有均匀而细密的刺状缘毛;向上叶渐小；中部茎叶披针形或长椭圆形，与基部及下部茎叶等样分裂，无柄或有较短的柄；全部茎叶两面异色，上面绿色，无毛无腺点，下面白色或灰白色，被密厚的蛛丝状绵毛（图52）。

【生境与分布】 生于海拔120 m以上的山坡草地。分布于辽宁（南部）、山东、河南、安徽、江苏、福建、台湾、广西。为我国特有种。

【药用部位及应用】 同"禹州漏芦"。

秦艽、小秦艽与粗茎秦艽

秦艽（又名大叶秦艽、大叶龙胆、西秦艽）、小秦艽（又名达乌里龙胆、狗尾艽）与粗茎秦艽（又名粗茎龙胆）均为2010年版《中华人民共和国药典》所载秦艽的基原植物，以干燥根入药。三者皆为龙胆科龙胆属植物，生态较为近似，但其药材形状、所含成分的多寡有所不同。为确保临床用药安全有效，必须注意鉴别，避免混采。秦艽叶脉5条；小秦艽叶三出脉；粗茎秦艽叶脉5～7条；是三者的鉴别特征之一。

秦　艽
Gentiana macrophylla Pall.

【科属】 龙胆科（Gentianaceae）龙胆属（*Gentiana*）

【形态】 多年生草本，高20～60 cm，全株光滑无毛，基部为残叶纤维所包围。主根粗大，长圆柱形。基生叶莲座状，茎生叶对生，基部连合；叶片披针形或矩圆状披针形，长10～25 cm，宽2～4 cm，全缘，有5条脉。聚伞花序，簇生于茎端，呈头状或腋生作轮状；花萼膜质，一侧裂开，呈佛焰苞状，萼齿小，一般4或5或缺；花冠筒状钟形，蓝紫色，裂片卵形或椭圆形，褶三角形，啮齿状；雄蕊5，子房无柄，柱头2裂。蒴果长圆形；种子椭圆形，

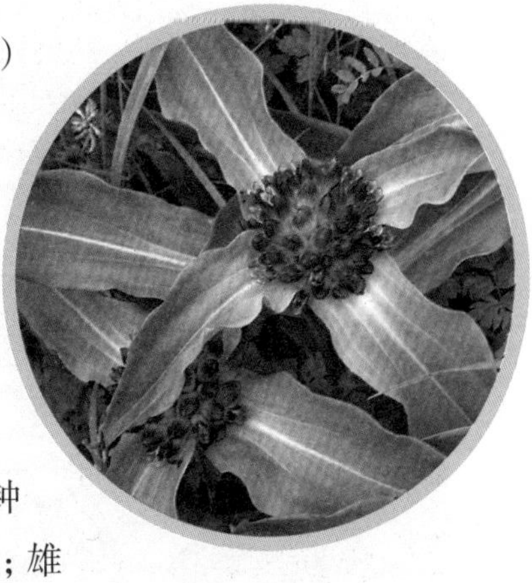

图53　秦艽（张浩摄）

深黄色。花期7—9月,果期8—10月(图53)。

【生境与分布】 生于海拔400～2 400 m的河滩、路边、水沟边、山坡草甸及林缘。分布于黑龙江、内蒙古、河北、山西、陕西、宁夏、甘肃、青海等地;俄罗斯、蒙古也有分布。

【药用部位及应用】 干燥根入药。春、秋二季采挖,除去泥沙,晒干。药材名"秦艽"。功能祛风湿,清湿热,止痹痛,退虚热。用于风湿痹痛,中风半身不遂,筋脉拘挛,骨节酸痛,湿热黄疸,骨蒸潮热,小儿疳积发热。

小 秦 艽

Gentiana dahurica Fisch.

【科属】 龙胆科(Gentianaceae)龙胆属(*Gentiana*)

【科属】 多年生草本,高15～25 cm,基部为残叶纤维所包围。根长圆锥形,黄褐色。茎常斜升。叶对生,披针形,长5～12 cm,宽0.8～1.2 cm,三出脉,茎基部的叶较大,密集成束状。聚伞花序,顶生或腋生,花1～3朵;花萼筒状,稀一侧浅裂,膜质,裂片大小不等,条形;花冠筒状钟形,蓝色,裂片卵形,钝尖,褶三角形,边缘有齿状缺刻;雄蕊5;子房长圆形,花柱短。蒴果长圆形,无柄;种子椭圆形。花期7—8月,果期9—10月(图54)。

【生境与分布】 生于海拔870～4 500 m的田边、路旁、河滩、湖边沙地、水沟边、向阳山坡及干草原等地。分布于内蒙古、河北、山西、陕西、宁夏、甘肃、四川、青海、新疆等地;蒙古、俄罗斯也有分布。

【药用部位及应用】 秋季采挖根部,洗净,搓去黑皮,晒干。药材名小秦艽。余同"秦艽"。

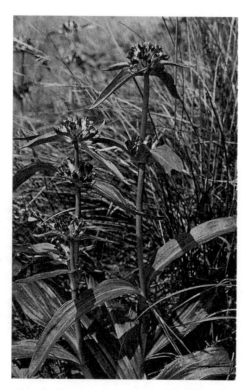

图54 小秦艽

粗 茎 秦 艽

Gentiana crassicaulis Duthie ex Burk.

【科属】 多年生草本,高30～40 cm,基部被枯存的纤维状叶鞘包裹。莲座丛叶卵状椭圆形或狭椭圆形,长12～20 cm,宽4～6.5 cm,先端钝或急尖,基部渐尖,边缘微粗糙,叶脉5～7条,在两面均明显,并在下面突起,叶柄宽,长5～8 cm;茎生叶卵状椭圆形至卵状披针形,长6～16 cm,宽3～5 cm,先端钝至急尖,基部钝,边缘微粗糙,叶脉3～5条,在两面均明显,并在下面突起,叶柄宽,近无柄至长达3 cm,愈向茎上部叶愈大,柄愈短,至最上部叶密集呈苞叶状包被花序。花多数,无花梗,在茎顶簇生呈头状,稀腋生作轮状;花萼筒膜质,一侧开裂呈佛焰苞状,先端截形或圆形,萼齿1～5个,甚小,锥形;花冠筒部黄白色,冠檐蓝紫色或深蓝色,内面有斑点,壶形,裂片卵状三角形,长2.5～3.5 mm,先端钝,全缘,褶偏斜,三角形,长1～1.5 mm,先端钝,边缘有不整齐细齿。花期6—9月,果期9—10月(图55)。

【生境与分布】 生于海拔2 100～4 500 m的山坡草地、山坡路旁、高山草甸、荒地、灌丛中、林下及林缘。分布于西藏、云南、四川、贵州、青海、甘肃等地。

【药用部位及应用】 同"秦艽"。药材名秦艽。

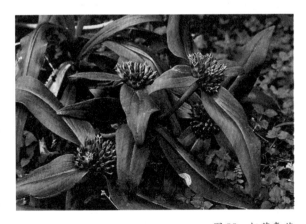

图55 粗茎秦艽

柴胡、狭叶柴胡与大叶柴胡

柴胡和狭叶柴胡为2010年版《中华人民共和国药典》所载柴胡的基原植物。前者习称"北柴胡",后者习称"南柴胡",以根入药。此外,各地有将柴胡属多种植物作为"柴胡"入药者,如竹叶柴胡、线叶柴胡、银州柴胡、小叶黑柴胡等，但同属植物大叶柴胡则有毒，不可入药，必须严加区别。

柴　胡

Bupleurum chinense DC.

【科属】　伞形科（Umbelliferae）柴胡属（*Bupleurum*）

【形态】　多年生草本，高50～85 cm。主根较粗大，棕褐色，质坚硬。茎表面有细纵槽纹，实心，上部多回分枝，微作之字形曲折。叶表面鲜绿色，背面淡绿色，常有白霜，基生叶倒披针形或狭椭圆形，长4～7 cm，宽6～8 mm；茎中部叶倒披针形或广线状披针形，长4～2 cm，宽6～18 mm；茎顶部叶同形，但更小。复伞形花序很多，花序梗细，常水平伸出，形成疏松的圆锥状；总苞片狭披针形；伞辐3～8，长1～3 cm；小总苞片5，披针形；小伞直径4～6 mm，花5～10；花柄长1 mm；花直径1.2～1.8 mm；花瓣鲜黄色；花柱基深黄色。果广椭圆形，棕色，两侧略扁，长约3 mm，宽约2 mm，棱狭翼状，淡棕色，每棱槽油管3，很少4，合生面4条。花期9月，果期10月（图56）。

【生境与分布】　生长于向阳山坡路边、岸旁或草丛中。分布于我国东北、华北、西北、华东和华中各地。

【药用部位及应用】　干燥根药用。春、秋二季采挖，除去茎叶及泥沙，干燥。习称"北柴胡"。功能疏散退热，疏肝解郁，升举阳气。用于感冒发热，寒热往来，胸胁胀痛，月经不调，子宫脱垂，脱肛。

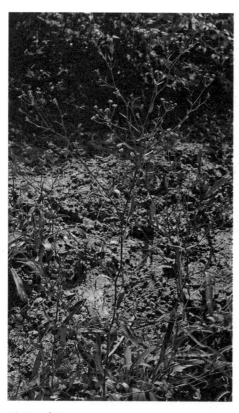

图56　柴胡

狭 叶 柴 胡

Bupleurum scorzonerifolium Willd.

【科属】 伞形科（Umbelliferae）柴胡属（*Bupleurum*）

【形态】 多年生草本,高30～60 cm。主根发达,圆锥形,支根稀少,深红棕色。茎单一或2～3,基部密覆叶柄残余纤维,细圆,有细纵槽纹,茎上部有多回分枝,略呈之字形弯曲,并成圆锥状。叶细线形,基生叶下部略收缩成叶柄,其他均无柄,叶长6～16 cm,宽2～7 mm。伞形花序自叶腋间抽出,花序多,直径1.2～4 cm,形成较疏松的圆锥花序;花瓣黄色;花柱深黄色;子房主棱明显,表面常有白霜。果深褐色,棱浅褐色,粗钝凸出,油管每棱槽中5～6,合生面4～6。花期7—8月,果期8—9月（图57）。

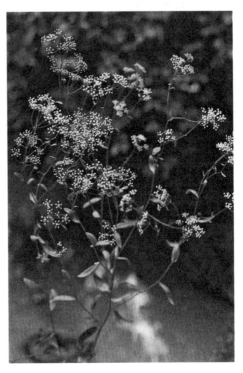

图57 狭叶柴胡

【生境与分布】 生于干燥的草原及向阳山坡上,灌木林边缘,海拔160～2 250 m。广布于我国黑龙江、吉林、辽宁、河北、山东、山西、陕西、江苏、安徽、广西及内蒙古、甘肃等地;苏联西伯利亚东部及西部、蒙古、朝鲜至日本也有分布。

【药用部位及应用】 同“柴胡”。习称“南柴胡”。

大 叶 柴 胡

Bupleurum longiradiatum Turcz.

【科属】 伞形科（Umbelliferae）柴胡属（*Bupleurum*）

【形态】 多年生草本,高达150 cm。根茎长圆柱形,弯曲,长3～9 cm,直

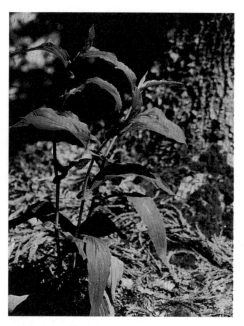

图58　大叶柴胡

径3～8 mm，质坚，黄棕色，密生的环节上多须根。茎分枝6，叶大形，基生叶有长柄；茎中部叶狭卵形至广卵形，基部扩大成心形或呈叶耳抱茎。复伞形花序，伞辐3～9；总苞片不等长；花两性，黄色。双悬果。花期8—9月，果期9—10月（图58）。

【生境与分布】　生于山坡林下或山谷草丛中。分布于黑龙江、吉林、辽宁、内蒙古、安徽、浙江、江西等地；朝鲜、日本、蒙古、原苏联地区也有分布。

【药用部位及应用】　根有毒，不能入药，不可当柴胡用。

狼毒大戟与狼毒

狼毒大戟为2010年版《中华人民共和国药典》所载狼毒的基原植物，为大戟科植物。狼毒（又名瑞香狼毒）为瑞香科植物。狼毒大戟和狼毒不仅植物形态相差较大，功效也不同。但是由于均有狼毒之名，在其分布交叉地区常发生混采现象，影响用药安全，特予以列出，以资鉴别。

狼 毒 大 戟
Euphorbia fischeriana Steud.

【科属】　大戟科（Euphorbiaceae）大戟属（*Euphorbia*）

【形态】　多年生草本，高达40 cm，有白色乳汁。叶互生，于茎下部鳞片状，叶片矩圆形至矩圆状披针形，长3～8 cm，宽1～3 cm，全缘，叶状苞片5，轮生。总状花序多歧聚伞状，通常5伞梗，每伞梗又生出3小伞梗或再抽第三回小伞梗；杯状总苞裂片内面近无毛，外面有柔毛，边缘有睫毛，腺体肾形。蒴果卵球状，密生短柔毛或无毛。花期5—6月，果期6—7月（图59）。

【生境与分布】 生于海拔100～600 m的草原、干燥丘陵坡地、多石砾干山坡及阳坡稀疏的松林下。分布于黑龙江、吉林、辽宁、内蒙古（东部）和山东（烟台、崂山）。

【药用部位及应用】 根入药，有毒。春、秋季挖取，洗净，切片晒干。功能散结，杀虫。外用于淋巴结结核，疮瘘癣类，杀蛆。

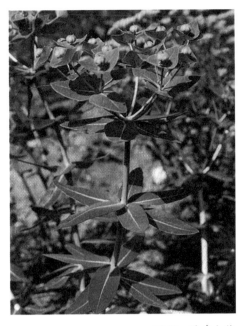

图59 狼毒大戟

狼 毒

Stellera chamaejasme L.

【科属】 瑞香科（Thymelaeaceae）狼毒属（*Stellera*）

【形态】 多年生草本，高达50 cm，根粗大，圆柱形，有绵性纤维；茎丛生。叶通常互生，叶片披针形至椭圆状披针形，长1.4～3 cm，宽3～10 mm。头状花序顶生；花黄色、白色或淡红色，具绿色总苞；花被筒细瘦，顶端5裂。果实圆锥形，为花被管基部所包。花期5—8月（图60）。

【生境与分布】 生于海拔2 600～4 200 m的干燥而向阳的高山草坡、草坪或河滩台地。分布于东北、华北、西南及宁夏、甘肃、青海、西藏等地。

【药用部位及应用】 根入药，有大毒。秋季采挖，洗净，切片，晒干。功能散结，逐水，止痛，杀虫。用于水气肿胀，淋巴结结核；外用治疥、癣，杀蝇、蛆。

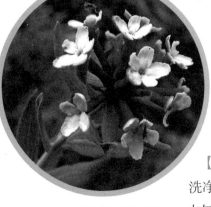

图60 狼毒（倪梁红摄）

粉防己与金线吊乌龟

　　粉防己（又名石蟾蜍、蟾蜍薯、白药子）是2010年版《中华人民共和国药典》所载防己的基原植物，以块根入药。金线吊乌龟（又名山乌龟、金线吊蛤蟆、铁秤砣）以块根入药，药材名"白药子"，是一味常用中药，药典未收。粉防己与金线吊乌龟皆为防己科千金藤属植物，形态较为相似，又均有"白药子"之别名，故存在混淆现象。但这是两种不同的药材，采收时须加以鉴别。粉防己叶掌状脉5条，金线吊乌龟掌状脉7～9条，是其鉴别要点之一。

粉　防　己
Stephania tetrandra S. Moore

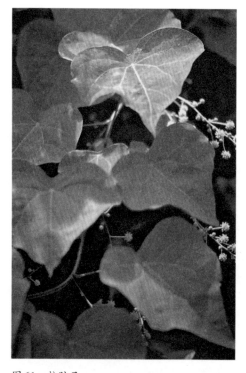

图61　粉防己

【科属】　防己科（Menispermaceae）千金藤属（*Stephania*）

【形态】　多年生缠绕性落叶藤本。块根通常圆柱形，肉质。小枝圆柱形，有纵条纹。叶幼时纸质，老时膜质，互生，宽三角状卵形，长3.5～6.5 cm，宽5～7 cm，顶端钝，具小突尖，基部截形或心形，全缘，下面灰绿色或粉白色，两面有短柔毛，掌状脉5条；叶柄盾状着生，长4～7.5 cm。花单性，雌雄异株；雄花序由许多头状聚伞花序组成，再成总状花序式排列，总花梗长4～10 cm；雄花萼片3～5；花瓣4；雄蕊4；雌花萼片和花瓣与雄花同数；子房上位，花柱3。核果球形，成熟时红色，直径0.5～0.6 cm，背部鸡冠状隆起,两侧各有约15条小横肋状雕纹。花期夏季,果期秋季(图61)。

【生境与分布】 生于山坡、丘陵地带、村边、旷野、路边等处的草丛及灌木林边缘。分布于浙江、安徽南部、江西、福建、台湾、广东和广西。

【药用部位及应用】 块根供药用,名"防己"。9—11月采挖,修去芦梢,洗净,除去粗皮,晒至半干,切段,干燥。功能清热解毒,散瘀止痛,祛风,利尿。用于风湿痹痛,水肿脚气,小便不利,湿疹疮毒。

金线吊乌龟
Stephania cepharantha Hayata

【科属】 防己科(Menispermaceae)千金藤属(*Stephania*)

【形态】 多年生草质落叶无毛藤本,高通常1～2 m或过之。块根团块状或近圆锥状,有时不规则,褐色,生有许多突起的皮孔;小枝紫红色,纤细。叶纸质,三角状扁圆形至近圆形,长通常2～6 cm,宽2.5～6.5 cm,顶端具小凸尖,基部圆或近截平,边全缘或多少浅波状;掌状脉7～9条;叶柄长1.5～7 cm。雌雄花序同形,均为头状花序,具盘状花托,雄花序总梗丝状,常于腋生、具小型叶的小枝上作总状花序式排列,雌花序总梗粗壮,单个腋生,雄花:萼片6,较少8(或偶有4),匙形或近楔形;花瓣3或4,近圆形或阔倒卵形;聚药雄蕊很短;雌花:萼片1,偶有2～3(～5),长约0.08 cm或过之;花瓣2(～4)。核果阔倒卵圆形,长约0.65 cm,成熟时红色;果核背部两侧各有10～12条小横肋状雕纹。花期4—5月,果期6—7月(图62)。

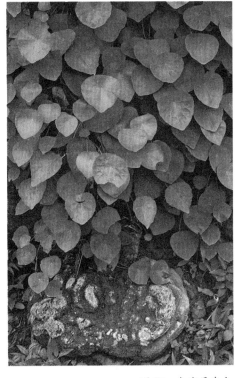

图62 金线吊乌龟

【生境与分布】 生于村边、旷野、林缘等处土层深厚肥沃的地方（块根常入土很深），又见于石灰岩地区的石缝或石砾中（块根浮露地面）。分布于西北至陕西汉中地区，东至浙江、江苏和台湾，西南至四川东部和东南部，贵州东部和南部，南至广西和广东。

【药用部位及应用】 块根（白药子）入药。10—11月采挖，洗净，切片，晒干。功能清热解毒，止痛，散瘀消肿。用于胃痛，肝炎，肠痈，痢疾，跌打损伤，毒蛇咬伤；外用于痄腮，神经性皮炎，疖肿。

野葛与甘葛藤

　　野葛（又名葛、葛藤、鹿藿）为2010年版《中华人民共和国药典》所载葛根的基原植物。甘葛藤（又名葛麻藤）为2010年版《中华人民共和国药典》所载粉葛的基原植物。野葛与甘葛藤为同科同属植物，形态较为相似，功能主治也基本相同，过去常将它们一并作为中药葛根的基原植物，2010年版《中华人民共和国药典》将它们分列为两种药材，在采收时应仔细鉴别，分别采收，不可混淆。野葛的小叶三裂，偶尔全缘；甘葛藤的小叶全缘，有时具2或3裂片；这是两者的鉴别特征之一。

野　葛
Pueraria lobata（Willd.）Ohwi

【科属】 豆科（Leguminosae）葛属（*Pueraria*）

【形态】 粗壮藤本，长可达8 m，全体被黄色长硬毛，茎基部木质，有粗厚的块状根。羽状复叶具3小叶；托叶背着，卵状长圆形，具线条；小托叶线状披针形，与小叶柄等长或较长；小叶三裂，偶尔全缘，顶生小叶宽卵形或斜卵形。总状花序长15～30 cm，苞片线状披针形至线形，早落；小苞片卵形；花萼钟形，被黄褐色柔毛，裂片披针形；花冠长10～12 mm，紫色，旗瓣倒卵形，翼瓣镰状，龙骨瓣镰状长圆形；对旗瓣的1枚雄蕊仅上部离生；子房线形，被毛。荚果长椭圆形，被褐色长硬毛。花期9—10月，果期11—12月（图63）。

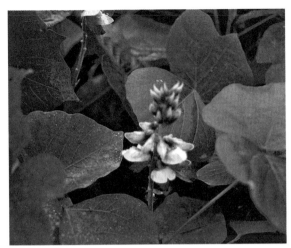
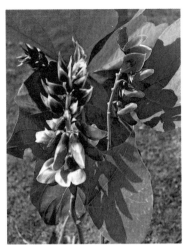

图63　野葛　　　　　　　　　　　图64　甘葛藤

【生境与分布】　生于山地疏或密林中。主产于我国南北各地,除新疆、青海及西藏外,分布几遍全国;东南亚至澳大利亚亦有分布。

【药用部位及应用】　干燥的根入药。秋冬二季采挖,趁鲜切成厚片或小块,干燥。功能解肌退热,生津止渴,透疹,升阳止泻,通经活络,解酒毒。用于外感发热头痛,项背强痛,口渴,消渴,麻疹不透,热痢,泄泻,眩晕头痛,中风偏瘫,胸痹心痛,酒毒伤中。

甘　葛　藤
Pueraria thomsonii Benth.

【科属】　豆科(Leguminosae)葛属(*Pueraria*)

【形态】　藤本。根肥大。茎枝被黄褐色短毛或杂有长硬毛。三出复叶,顶生小叶菱状卵形或宽卵形,侧生的斜卵形,长和宽10～13 cm。先端急尖或具小尖头,基部截平或急尖,全缘,有时具2或3裂片,两面均被黄色粗伏毛;总状花序腋生;花冠长16～18 mm;旗瓣近圆形。花期9月,果期11月(图64)。

【生境与分布】　生于山野灌丛和疏林中,多为栽培。主产于云南、四川、西藏、江西、广西、广东、海南;老挝、泰国、缅甸、不丹、印度和菲律宾也有分布。

【药用部位及应用】　同"野葛"。

商陆与垂序商陆

　　商陆（又名见肿消、山萝卜、牛萝卜）与垂序商陆（又名美洲商陆、美商陆）均为2010年版《中华人民共和国药典》所载商陆的基原植物，以根入药。商陆与垂序商陆皆为商陆科商陆属植物，外形比较相似，虽然都是商陆的基原植物，但两者的化学成分、药理作用、毒性大小均有一些差异，在采收时还须注意鉴别。商陆果穗较粗壮，直立，心皮分离；垂序商陆果序下垂，心皮合生；这是两者的鉴别要点之一。

商　　陆

Phytolacca acinosa Roxb.

【科属】　商陆科（Phytolaccaceae）商陆属（*Phytolacca*）

【形态】　多年生草本，高1～1.5 m。根粗壮肥厚，肉质，圆锥形，外皮淡黄色。茎绿色或带紫红色，多分枝。叶互生，椭圆形或广披针形，长10～25 cm，宽7～15 cm，先端短尖，基部楔形而渐狭成柄，全缘。总状花序顶生或侧生，长10～15 cm，直立，密生多花；花被片5，白色、黄绿色，后常反折；花药淡红色；子房上位，心皮8～10，分离，排成一轮，呈扁球形。果穗较粗壮，直立；浆果紫黑色，多汁。种子肾形或近圆形，扁平，黑色。花期4—7月，果期6—10月（图65）。

【生境与分布】　普遍野生于海拔500～3 400 m的沟谷、山坡林下、林缘路旁。也栽植于房前屋后及园地中，多生于湿润肥沃地，喜生垃圾堆上。我国除东

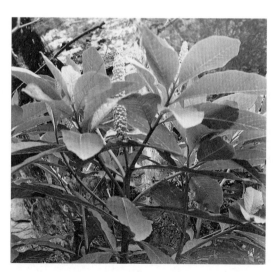

图65　商陆

北、内蒙古、青海、新疆外,其他地区均有分布;朝鲜、日本及印度也有分布。

【药用部位及应用】 干燥根入药。秋季至次春采挖,除去须根及泥沙,切成块或片,晒干或阴干。功能逐水消肿,通利二便,解毒散结。用于水肿胀满,二便不通;外治痈肿疮毒。

垂 序 商 陆
Phytolacca americana L.

【科属】 商陆科(Phytolaccaceae)商陆属(*Phytolacca*)

【形态】 多年生草本,高1～2 m。根粗壮,肥大,倒圆锥形。茎直立,圆柱形,有时带紫红色。叶片椭圆状卵形或卵状披针形,长9～18 cm,宽5～10 cm,顶端急尖,基部楔形;叶柄长1～4 cm。总状花序顶生或侧生,长5～20 cm;花梗长6～8 mm;花白色,微带红晕;花被片5,雄蕊、心皮及花柱通常均为10,心皮合生。果序下垂;浆果扁球形,熟时紫黑色;种子肾圆形,直径约3 mm。花期6—8月,果期8—10月(图66)。

【生境与分布】 生于林下、路边、宅旁阴湿处。原产于北美,引入栽培,遍及我国河北、陕西、山东、江苏、浙江、江西、福建、河南、湖北、广东、四川、云南或逸生(云南逸生甚多)。

【药用部位及应用】 同“商陆”。

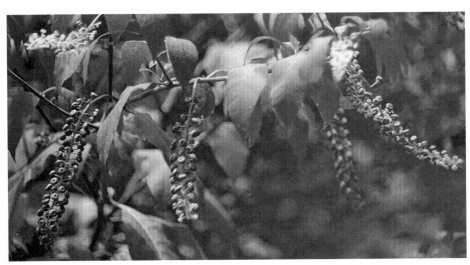

图66　垂序商陆

越南槐、苦豆子与蝙蝠葛

越南槐（又名柔枝槐、广豆根）为2010年版《中华人民共和国药典》所载山豆根的基原植物。苦豆子是一种资源较为丰富的药用植物，其种子入药，称为"苦豆子"，其根入药，称为"苦豆根"，其全草入药，称为"苦豆草"。苦豆子和越南槐为同属植物，形态较为相似，且以根入药皆以"豆根"名之，容易混淆。越南槐枝绿色，无毛，小枝被灰色柔毛或短柔毛，小叶5～9对，革质或近革质；苦豆子枝被白色或淡灰白色长柔毛或贴伏柔毛，小叶7～13对，纸质；是两者的鉴别特征之一。蝙蝠葛（又名北豆根、汉防己、防己藤）是2010年版《中华人民共和国药典》所载北豆根的基原植物，以干燥根茎入药。蝙蝠葛为防己科植物，单叶，叶纸质或近膜质；越南槐和苦豆子为豆科植物，为羽状复叶，毫无相似之处。但因其有"北豆根"之名，有些人易将其与"山豆根、苦豆根"相混，故而一并列出，以资鉴别。

越 南 槐

Sophora tonkinensis Gapnep.

【科属】 豆科（Leguminosae）槐属（*Sophora*）

【形态】 灌木，茎纤细，有时攀援状。根粗壮。枝绿色，无毛，圆柱形，分枝多，小枝被灰色柔毛或短柔毛。羽状复叶长10～15 cm；叶柄长1～2 cm，基部稍膨大；托叶极小或近于消失；小叶5～9对，革质或近革质，对生或近互生，椭圆形、长圆形或卵状长圆形，长1.5～2.5 cm，宽1～1.5 cm，叶轴下部的叶明显渐小，顶生小叶大，长达3～4 cm，宽约2 cm，先端钝，骤尖，基部圆形或微凹成浅心形，上面无毛或散生短柔毛，下面被紧贴的灰褐色柔毛，中脉上面微凹，下面明显隆起；小叶柄长0.1～0.2 cm，稍肿胀。总状花序或基部分枝近圆锥状，顶生；花冠黄色，旗瓣近圆形，先端凹缺，基部圆形或微凹，具短柄；雄蕊10，基部稍连合；子房被丝质柔毛，胚珠4粒，花柱直，无毛，柱头被画笔状绢质疏长毛。荚果串珠状，稍扭曲，长3～5 cm，疏被短柔毛，沿缝线开裂成2瓣，有种子1～3粒；种子卵形，黑色。花期5—7月，果期8—12月（图67）。

【生境与分布】 生于亚热带或温带海拔1 000～2 000 m的石山或石灰岩山地的灌木林中。分布于广西、贵州、云南；越南北部也有分布。

【药用部位及应用】 干燥根和根茎入药。秋季采挖，除去杂质，洗净，干燥。功能清热解毒，消肿利咽。用于火毒蕴结，咽喉肿痛，齿龈肿痛，口舌生疮。

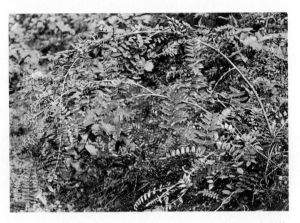

图67 越南槐

苦 豆 子

Sophora alopecuroides L.

【科属】 豆科（Leguminosae）槐属（*Sophora*）

【形态】 草本，或基部木质化成亚灌木状，高约1 m。枝被白色或淡灰白色长柔毛或贴伏柔毛。羽状复叶；叶柄长1～2 cm；托叶着生于小叶柄的侧面，钻状，长约0.5 cm，常早落；小叶7～13对，纸质，披针状长圆形或椭圆状长圆形，基部宽楔形或圆形，上面被疏柔毛，下面毛被较密，中脉上面常凹陷，下面隆起，侧脉不明显。总状花序顶生；花多数，密生；花梗长0.3～0.5 cm；苞片似托叶，脱落；花萼斜钟状，5萼齿明显，不等大，三角状卵形；花冠白色或淡黄色，旗瓣形状多变，通常为长圆状倒披针形，长1.5～2 cm，宽0.3～0.4 cm，先端圆或微缺，或明显呈倒心形，基部渐狭或骤狭成柄，翼瓣常单侧生，稀近双侧生，长约1.6 cm，卵状长圆形，具三角形耳，皱褶明显，龙骨瓣与翼瓣

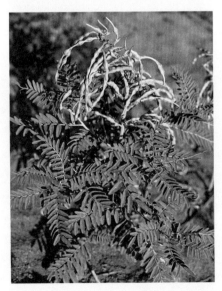

图68 苦豆子

相似，先端明显具突尖，背部明显呈龙骨状盖叠，柄纤细，长约为瓣片的1/2，具1三角形耳，下垂；雄蕊10，花丝不同程度连合，有时近两体雄蕊，连合部分疏被极短毛，子房密被白色近贴伏柔毛，柱头圆点状，被稀少柔毛。荚果串珠状，长8～13 cm，直，具多数种子；种子卵球形，稍扁，褐色或黄褐色。花期5—6月，果期8—10月（图68）。

【生境与分布】　多生于干旱沙漠和草原边缘地带。分布于内蒙古、山西、陕西、宁夏、甘肃、青海、新疆、河南、西藏。

【药用部位及应用】　以全草、根、种子入药。全草6—7月采收，切段晒干。功能清肠燥湿，止痛，杀虫。根于春、秋两季采挖，洗净晒干。功能清热解毒。用于痢疾，湿疹，牙痛，皮肤瘙痒。种子秋季采收，晒干。功能清热燥湿，解毒杀虫。用于急性痢疾，肠炎，带下，胃痛，顽癣，前列腺炎。

蝙 蝠 葛

Menispermum dauricum DC.

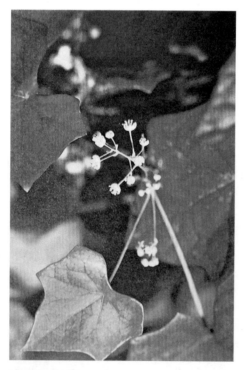

图69　蝙蝠葛

【科属】　防己科（Menispermaceae）蝙蝠葛属（*Menispermum*）

【形态】　草质、落叶藤本，根状茎褐色，垂直生，茎自位于近顶部的侧芽生出，一年生茎纤细，有条纹，无毛。叶纸质或近膜质，轮廓通常为心状扁圆形，长和宽均为3～12 cm，边缘有3～9角或3～9裂，很少近全缘，基部心形至近截平，两面无毛，下面有白粉；掌状脉9～12条，其中向基部伸展的3～5条很纤细，均在背面凸起；叶柄长3～10 cm或稍长，有条纹。圆锥花序单生或有时双生，有细长的总梗，有花数朵至20余朵，花密集成稍疏散，花梗纤细，0.5～1 cm；花两性。雄花：萼片4～8，膜质，绿黄色,倒披针形至倒卵状椭圆形,长0.14～0.35 cm,自外至内渐大;花瓣6～8或多至9～12片,肉质,凹成兜状,有短爪,长0.15～0.25 cm;雄蕊通常12,有时稍多或较少,长0.15～0.3 cm;雌花:退化雄蕊6～12,长约1 cm,雌蕊群具长为0.05～0.1 cm的柄。核果紫黑色;果核宽约1 cm,高约0.8 cm,基部弯缺深约0.3 cm。花期6—7月,果期8—9月(图69)。

【生境与分布】 生于山地灌木丛中或葶援于岩石上。分布于东北、华北和华东;朝鲜、日本、西伯利亚地区也有分布。

【药用部位及应用】 根茎供药用。春、秋二季采挖,除去须根和泥沙,干燥。功能清热解毒,消肿利咽。用于火毒蕴结,咽喉肿痛,齿龈肿痛,热毒泻痢,风湿痹痛。

萱草、小萱草与黄花菜

　　萱草(又名谖草、忘忧草、芦葱)是常用中药萱草根的基原植物,其根入药。黄花菜(又名金针菜、柠檬萱草)的花蕾既是食材,也是药材,有些地区也将其根作为萱草根使用。小萱草是一种观赏植物,尚无药用的报道。萱草、小萱草与黄花菜皆为百合科萱草属植物,植物形态相似,采收时很容易混淆,应注意鉴别。萱草叶宽2～3 cm,花大,直径达10 cm左右;小萱草叶宽6 cm;黄花菜叶宽0.6～2.5 cm,花被管长3～5 cm,是三者的鉴别特征之一。

萱　　草
Hemerocalis fulva L.

【科属】 百合科(Liliaceae)萱草属(*Hemerocalis*)

【形态】 多年生宿根草本。具短根状茎和粗壮的纺锤形肉质根。叶基生、宽线形、对排成两列,宽2～3 cm,长可达50 cm以上,背面有龙骨突起,嫩绿色。花葶细长坚挺,高60～100 cm,花6～10朵,呈顶生聚伞花序。初夏清晨开花,颜色以橘黄色为主,有时可见紫红色,花大,漏斗形,内部颜色较深,直径10 cm左右,花被裂片长圆形,下部合成花被筒,上部开展而反卷,边缘波状,橘红色。花

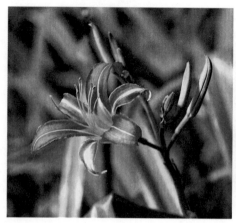

图 70　萱草

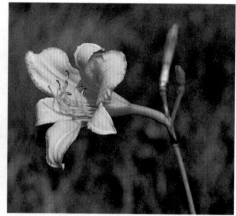

图 71　小萱草

期6—7月。蒴果,背裂,内有亮黑色种子数粒(图70)。

【生境与分布】　适应性强,喜湿润也耐旱,喜阳光又耐半荫。对土壤选择性不强,但以富含腐殖质,排水良好的湿润土壤为宜。全国各地均有栽培,秦岭以南地区有野生品分布。

【药用部位及应用】　以根入药。夏秋采挖,除去残茎、须根,洗净泥土,晒干。功能清热利尿,凉血止血。用于腮腺炎,黄疸,膀胱炎,尿血,小便不利,乳汁缺乏,月经不调,衄血,便血。外用治乳腺炎。

小　萱　草

Hemerocallis dumortieri Morr.

【科属】　百合科(Liliaceae)萱草属(*Hemerocalis*)

【形态】　高30～60 cm。具短的根状茎和肉质、肥大的纺锤状块根。叶基生,条形,下面呈龙骨状突起;叶绿色,长约50 cm,宽6 cm。花葶常比叶短,或近与叶等长,不分枝或具1～2很短的分枝,顶端着花2～6朵,橘黄色,外有褐晕,花蕾时外面呈红色,开放时外轮裂片的背面仍带红色;花被长5～10 cm,下部1.5～2 cm合生成花被筒;有香气。傍晚开花。蒴果近球形。花期6—9月(图71)。

【生境与分布】　适应性强,耐寒又耐半荫,华北可露地越冬。对土壤选择性不强,以富含腐殖质,排水良好的湿润土壤为宜。分布于东北、华北、陕西、甘肃等地。

【药用部位及应用】　花蕾可食用,未见药用报道。

黄 花 菜

Hemerocallis citrina Baroni

【科属】 百合科（Liliaceae）萱草属（*Hemerocalis*）

【形态】 植株一般较高大；根近肉质，中下部常有纺锤状膨大。叶7～20枚，长50～130 cm，宽6～25 mm。花葶长短不一，一般稍长于叶，基部三棱形，上部多少圆柱形，有分枝；苞片披针形，下面的长可达3～10 cm，自下向上渐短，宽3～6 mm；花梗较短，通常长不到1 cm；花多朵，最多可达100朵以上；花被淡黄色，有时在花蕾时顶端带黑紫色；花被管长3～5 cm，花被裂片长（6～）7～12 cm，内三片宽2～3 cm。蒴果钝三棱状椭圆形，长3～5 cm。种子20多个，黑色，有棱，从开花到种子成熟需40～60日。花果期5—9月。本种花淡黄色，花被管长3～5 cm，很容易区别于国产其他种类（图72）。

【生境与分布】 生于海拔2 000 m以下的山坡、山谷、荒地或林缘。原产中国。产于秦岭以南各地（包括甘肃和陕西的南部，不包括云南）以及河北、山西和山东。

【药用部位及应用】 花蕾为著名的"黄花菜"，可供食用，性味甘凉，有止血、消炎、清热、利湿、消食、明目、安神等功效，对吐血、大便带血、小便不通、失眠、乳汁不下等有一定疗效。根同萱草。

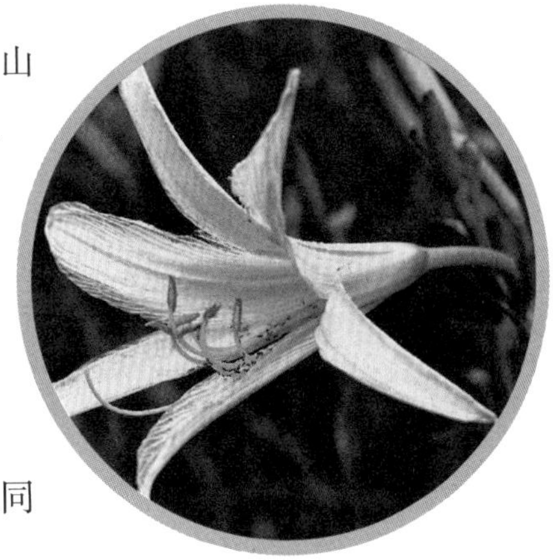

图72 黄花菜

紫菀与佩兰

紫菀（又名青菀、青牛舌头花、紫蒨）为2010年版《中华人民共和国药典》所载紫菀的基原植物，以干燥根及根茎入药。佩兰（又名兰草、香水兰、大泽兰）为2010年版《中华人民共和国药典》所载佩兰的基原植物，以全草入药。紫菀与佩兰均为菊科植物，形态较为相似，容易混淆，但其入药部位、功效主治均不相同，采收时须注意鉴别。紫菀叶全缘或有浅齿；佩兰茎常带紫色，叶边缘有规则或不规则的尖锐锯齿；是它们的鉴别特征之一。

紫　菀
Aster tataricus L. f.

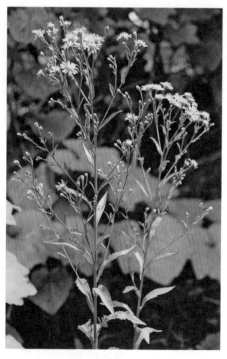

图73　紫菀

【科属】　菊科（Compositae）紫菀属（*Aster*）

【形态】　多年生草本，根状茎斜升。茎直立，高40～50 cm。基部叶在花期枯落，长圆状或椭圆状匙形，下半部渐狭成长柄，连柄长20～50 cm，宽3～13 cm。下部叶匙状长圆形，常较小；中部叶长圆形或长圆披针形，无柄，全缘或有浅齿，上部叶狭小；全部叶厚纸质。头状花序多数，在茎和枝端排列成复伞房状；花序梗长，有线形苞叶。总苞半球形；总苞片3层。舌状花二十余个；管部长3 mm，舌片蓝紫色；花柱附片披针形。瘦果倒卵状长圆形，紫褐色。花期7—9月，果期8—10月（图73）。

【生境与分布】　生于海拔400～2 000 m的低山阴坡湿地、山顶和低山草地及沼泽地。分布于黑龙江、吉林、辽宁、内蒙古东部及南部、山西、河北、河南西部（卢氏）、陕西及甘肃南部（临洮、成县等）；也分布于朝鲜、日本及西伯利亚东部。

【药用部位及应用】　干燥根及根茎入药。春、秋二季采挖，除去有节的根茎（"母根"）和泥沙，编成辫状晒干，或直接晒干。功能润肺下气，消痰止咳。用于痰多喘咳，新久咳嗽，劳嗽咳血。

佩　兰
Eupatorium fortunei Turcz.

【科属】　菊科（Compositae）佩兰属（*Eupatorium*）

【形态】 多年生草本,高达1 m。茎直立,多分枝,常带紫色。下部叶对生,上部叶互生,先端尖或渐尖,基部楔形或渐狭,边缘有规则或不规则的尖锐锯齿,两面近于无毛。花小,全为管状;花白色或带微红色,花冠5裂,裂片狭三角形,淡红色;雄蕊5枚,聚药;子房下位;柱头2裂,伸出花冠外。花期9—10月,果期10—11月(图74)。全株及花揉之有香味,似薰衣草。湖南长沙西汉初年马王堆古墓中曾发现有该种植物保存完好的瘦果及碎叶残片。

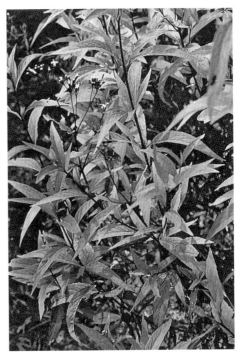

图74 佩兰

【生境与分布】 野生或栽培。野生罕见,栽培者多。分布于山东、江苏、浙江、江西、湖北、湖南、云南、四川、贵州、广西、广东及陕西;日本、朝鲜也有分布。

【药用部位及应用】 以全草入药。夏秋二季分两次割取地上部分,除去杂质,晒干。功能芳香化湿,发表解暑,醒脾开胃。用于湿浊中阻,脘痞呕恶,口臭多涎,暑湿表证,湿温初起,发热倦怠,胸闷不舒。

雷公藤与昆明山海棠

雷公藤(又名断肠草、菜虫药、南蛇根)与昆明山海棠(又名断肠草、大叶黄藤、粉背雷公藤)均为有毒中药,自20世纪发现它们有治疗类风湿关节炎和抗癌作用后,对其研究逐年增多,采集量和使用量也大幅度增加。雷公藤与昆明山海棠为同属植物,植物形态比较相似,主要药理作用相近,都有毒,易发生混淆现象。但两者的入药部位不尽相同,毒性大小不一样,具体功用主治也不完全雷同,因此采收时必须严加鉴别。雷公藤的小枝红褐色,具长圆形的小瘤状突起,叶边缘具细锯齿;昆明山海棠的叶边缘具极浅疏锯齿;是两者的鉴别特征之一。

雷 公 藤

Tripterygium wilfordii Hook. f.

【科属】 卫矛科（Celastraceae）雷公藤属（*Tripterygium*）

【形态】 攀援藤本，高2～3 m，小枝红褐色，有棱角，具长圆形的小瘤状突起和锈褐色绒毛。单叶互生，亚革质；叶柄长约5 mm；叶片椭圆形或宽卵形，长4～9 cm，宽3～6 cm，先端短尖，基部近圆形或宽楔形，边缘具细锯齿，上面光滑，下面淡绿色，主、侧脉在上表面均稍突出，脉上疏生锈褐色柔毛。聚伞状圆锥花序顶生或腋生，长5～7 cm，被锈色毛。花杂性，白绿色，直径达5 mm；萼为5浅裂；花瓣5，椭圆形；雄蕊5，花丝近基部较宽，着生在杯状花盘边缘；花柱短，柱头6浅裂；子房上位，三棱状。蒴果具3片膜质翅，长圆形，长达14 mm，宽约13 mm，翅上有斜生侧脉。种子1，细柱状，黑色。花期5—6月，果期8—9月（图75）。

【生境与分布】 生于背阴多湿稍肥的山坡、山谷、溪边灌木林和次生杂木林中。分布于浙江、江西、安徽、湖南、广东、福建、台湾等地。

【药用部位及应用】 根、叶及花入药。夏、秋季采收。功能祛风，解毒，杀虫，通

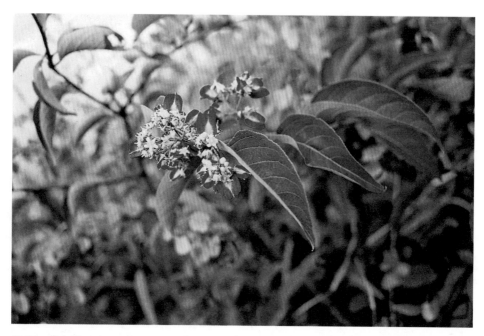

图75 雷公藤

络,消肿。本品有大毒,内服慎用。外用适量,捣烂敷患处,或捣汁搽患处。用于风湿性关节炎,类风湿关节炎,肾小球肾炎,肾病综合征,红斑狼疮,口眼干燥综合征,白塞病,湿疹,麻风病,疥疮,顽癣,杀蛆虫、孑孓,灭钉螺,毒鼠。

昆明山海棠
Tripterygium hypoglaucum（Lévl.）Hutch.

【科属】　卫矛科（Celastraceae）雷公藤属（*Tripterygium*）

【形态】　藤本灌木,高1～4 m,小枝常具4或5棱,密被棕红色毡毛状毛,老枝无毛。叶薄革质,长方卵形、阔椭圆形或窄卵形,长6～1 cm,宽3～7 cm,大小变化较大,先端长渐尖、短渐尖,偶为急尖而钝,基部圆形、平截或微心形,边缘具极浅疏锯齿,稀具密齿,侧脉5～7对,疏离,在近叶缘处结网,三生脉常与侧脉近垂直,小脉网状,叶面绿色,叶背粉白色;叶柄长1～1.5 cm,常被棕红色密生短毛。圆锥聚伞花序顶生,呈蝎尾状多次分枝,花序梗、分枝及小花梗均密被锈色毛;花绿色,直径4～5 mm;子房具三棱,花柱圆柱状,柱头膨大,椭圆状。翅果多为长方形或近圆形,果翅宽大。花期6—7月,夏季7—8月（图76）。

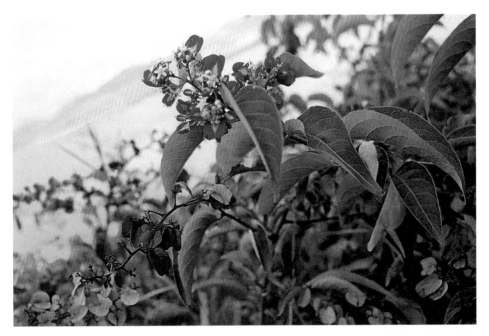

图76　昆明山海棠

【生境与分布】 生长于山地林中。分布于安徽、浙江、湖南、广西、贵州、云南、四川。

【药用部位及应用】 根或根皮入药。9—10月采挖，切片晒干。功能祛风除湿，活血止血，舒筋接骨，解毒杀虫。用于风湿痹痛，半身不遂，疝气痛，痛经，月经过多，产后腹痛，出血不止，急性传染性肝炎，慢性肾炎，红斑狼疮，类风湿关节炎，癌肿，跌打骨折，骨髓炎，骨结核，附睾结核，疮毒，银屑病，神经性皮炎。本品有大毒，内服慎用，须久煎；外用研末敷或鲜品捣敷，或煎水涂。

藁本与辽藁本

　　藁本（又名鬼卿、藁板、西芎）与辽藁本（又名香藁本、北藁本）同为2010年版《中华人民共和国药典》所载藁本的基原植物，以干燥根和根茎入药。藁本与辽藁本均为藁本属植物，形态比较相似，容易混淆。虽然两者都是藁本的基原植物，但两者所含成分不尽相同，其标志性有效成分的含量也不一致，为确保临床用药和科研的安全有效，必须注意区别，分别采收。藁本根茎呈不规则结节状圆柱形，稍扭曲，长3～10 cm；辽藁本较小，根茎呈不规则的团块状或柱状，长1～3 cm；是两者的鉴别特征之一。

藁　　本
Ligusticum sinense Oliv.

【科属】 伞形科（Umbelliferae）藁本属（*Ligusticum*）

【形态】 多年生草本，高达1 m。根茎发达，具膨大的结节。茎直立，圆柱形，中空，具条纹，基生叶具长柄；叶片轮廓宽三角形，二回三出式羽状全裂。复伞形花序顶生或侧生，果时直径6～8 cm；总苞片6～10，线形；伞辐14～30，长达5 cm，四棱形，粗糙；小总苞片10，线形；花白色，花柄粗糙；萼齿不明显；花瓣倒卵形，先端微凹，具内折小尖头；花柱基隆起，花柱长，向下反曲。分生果幼嫩时宽卵形，稍两侧扁压，成熟时长圆状卵形，背腹扁压，背棱突起，侧棱略扩大呈翅状；背棱槽内油管1～3，侧棱槽内油管3，合生面油管4～6；胚乳腹面平直。花期8—9月,果期10月(图77)。

【生境与分布】 生于海拔1 000 ～ 700 m的林下、沟边草丛中。分布于甘肃、贵州、河南、湖北、江西、内蒙古、陕西、四川、云南。

【药用部位及应用】 干燥根茎和根入药。秋季茎叶枯萎或次春出苗时采挖,除去泥沙,晒干或烘干。功能祛风,散寒,除湿,止痛。用于风寒感冒,风湿痹痛。

辽 藁 本
Ligusticum jeholense Nakai et Kitag.

【科属】 伞形科(Umbelliferae)藁本属(*Ligusticum*)

【形态】 多年生草本。根圆锥形,分叉,表面深褐色。叶片轮廓宽卵形,长10 ～ 20 cm,宽8 ～ 16 cm。复伞形花序顶生或侧生;总苞片2,线形,粗糙,边缘狭膜质,早落。伞辐8 ～ 16,长2 ～ 3 cm。双悬果椭圆形,侧棱狭翅状(图78)。

【生境与分布】 生长于海拔1 250 ～ 2 500 m的草甸、林缘、林下或沟边等阴湿处。分布于河北、山西、吉林、辽宁、山东等地。

【药用部位及应用】 同"藁本"。

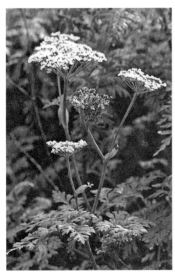

图77 藁本

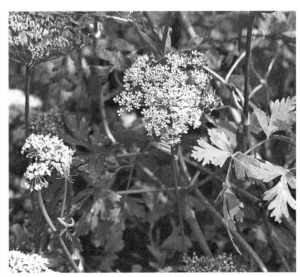

图78 辽藁本

药用根茎类植物

天南星基原植物与掌叶半夏

天南星（又名南星、白南星、蛇包谷）、东北天南星（又名羹匙菜、大头参、天老星）、异叶天南星（狗爪南星、独角莲、虎掌半夏）均是2010年版《中华人民共和国药典》所载天南星的基原植物，均以块茎入药，形态较为相似，功效基本相同，但所含成分不完全相同。掌叶半夏（又名虎掌、独角莲）是一种民间常用草药，与天南星属于同科植物，亦用块茎入药，形态较为相似，别名又与天南星中一些品种混淆，但其功效主治与天南星不同，不是同一种药材，须注意鉴别。

天　南　星
Arisaema erubescens（Wall.）Schott

【科属】　天南星科（Araceae）天南星属（*Arisaema*）

【形态】　多年生草本，高40～90 cm。块茎扁球形，直径2.5～5.5 cm。叶1片基生；叶柄肉质直立，长40～55 cm，基部包有透明膜质长鞘，白绿色或散生紫色斑点；叶片全裂成小叶片状，颇似掌状复叶，裂片7～23片，披针形至长披针形，长13～19 cm，宽1.5～2.5 cm，先端渐尖，至末端呈芒状，基部狭楔形；叶脉羽状，全缘，两面光滑无毛，上面绿色，下面淡绿色。花雌雄异株，成肉穗花序，花序柄长30～70 cm；佛焰苞绿色，偶为紫色，长11～10 cm，先端芒状；花序轴肥厚，先端附属物棍棒状；雄花有多数雄蕊，每2～4枚雄蕊聚成一簇，花药黑紫色，孔裂；雌花密聚，每花由一雌蕊组成，子房卵形，花柱短。浆果红色。花期5—6月，果期8月（图79）。

【生境与分布】　生长于阴坡较阴湿的树林下。分布于河北、河南、广西、陕西、湖

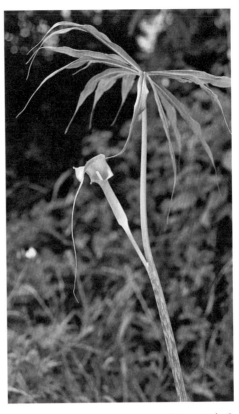

北、四川、贵州、云南、山西等地。

【药用部位及应用】 干燥块茎入药。秋、冬二季茎叶枯萎时采挖，除去须根及外皮，干燥。功能燥湿化痰，祛风止痉，散结消肿。用于顽痰咳嗽，风痰眩晕，中风痰壅，口眼歪斜，半身不遂，癫痫，惊风，破伤风。生用外治痈肿，蛇虫咬伤。

东北天南星
Arisaema amurense Maxim.

【科属】 天南星科（Araceae）天南星属（*Arisaema*）

【形态】 多年生草本。块茎扁球形，直径2～4 cm。叶片1，成鸟趾状全裂，裂片5枚（一年生裂片3枚），全缘或有不规则牙齿。肉穗花序从叶鞘中

图79 天南星

抽出，花序柄长9～24 cm；佛焰苞长8～12 cm，下部筒状，口缘平截，绿色或带紫色；具白色条纹；花序单性，异株，雄花序长约2 cm，花稀疏，无花被但具花梗，花药2～3，球形，雌花序圆锥形，花密集而无花被，子房倒卵形；附属体棒状，具短柄。果序圆锥形，浆果橘红色，椭圆形。花期6—7月，果期8—9月（图80）。

【生境与分布】 生于海拔50～1 200 m的林下和沟旁。分布于北京、河北、内蒙古、宁夏、陕西、山西、黑龙江、吉林、辽宁、山东至河南信阳；朝鲜、日本和

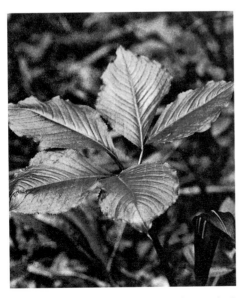

图80 东北天南星

俄罗斯远东地区也有分布。

【药用部位及应用】 同"天南星"。

异叶天南星

Arisaema heterophyllum Bl

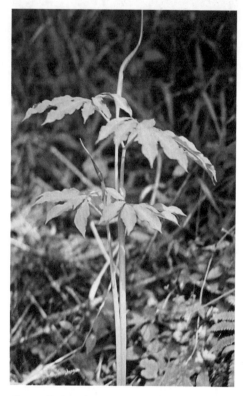

图81 异叶天南星

【科属】 天南星科（Araceae）天南星属（*Arisaema*）

【形态】 多年生宿根草本，高15～30 cm。块茎扁球形，直径2～4 cm。叶常单1，叶片成鸟趾状全裂，长圆形、倒披针形或长圆状倒卵形，先端渐尖，基部楔形，中央裂片最小；花序柄长50～80 cm，从叶鞘中抽出；佛焰苞绿色，下部筒状，花序轴先端附属物鼠尾状，延伸于佛焰苞外甚多。浆果熟时红色。花期4—5月，果期7—9月（图81）。

【生境与分布】 生于海拔2 700 m以下的林下、灌丛或草地。除西北、西藏外，全国大部分地区都有分布；国外日本、朝鲜也有分布。

【药用部位及应用】 同"天南星"。

掌 叶 半 夏

Pinellia pedatisecta Schott

【科属】 天南星科（Araceae）半夏属（*Pinellia*）

【形态】 多年生草本。块茎近球形，径约4 cm。叶柄纤细柔弱，淡绿色；叶片掌状分裂，小叶9～11片；肉穗花序顶生，花序柄与叶柄等长或稍长；佛焰苞淡绿色，披针形，下部筒状，长圆形，先端锐尖，长8～14 cm；花单性，无花被，雌雄同

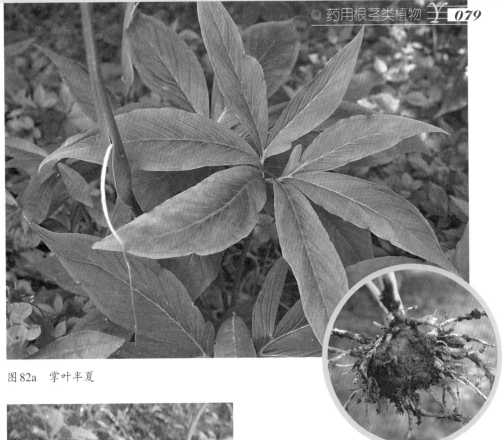

图82a　掌叶半夏

图82c　掌叶半夏块茎

株；花序先端附属物线状，长约9 cm，
稍弯曲；浆果卵圆形，绿色。花期6—
7月（图82a、图82b、图82c）。

【生境与分布】　野生于山坡、田野阴
湿处。分布于河北和长江流域及西南
各地。

【药用部位及应用】　以块茎入药。
6—7月挖取块茎，洗净泥土，除去须
根，放入筐内，浸于水中，搅拌搓去外
皮后，晒干或烘干。功能止呕，化痰，
消肿，止痛。生品有毒，内服慎用；外
用捣敷或研末调敷，用于毒蛇咬伤及
无名肿毒。

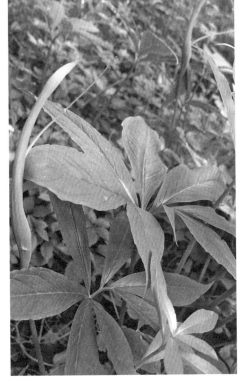

图82b　掌叶半夏

贝母基原植物与浙贝母

　　川贝母（又名卷叶贝母）、暗紫贝母（又名冲贝母、乌花贝母）、甘肃贝母（又名西北贝母）、梭砂贝母（又名雪山贝）是2010年版《中华人民共和国药典》所载贝母的基原植物。浙贝母（又名象贝母）为《中华人民共和国药典》所载浙贝母的基原植物。五者均为百合科贝母属植物，形态并不十分相似，但功效近似，存在混收、混用现象，故略作比较，以供参考。

川　贝　母
Fritillaria cirrhosa D. Don

【科属】　百合科（Liliaceae）贝母属（*Fritillaria*）

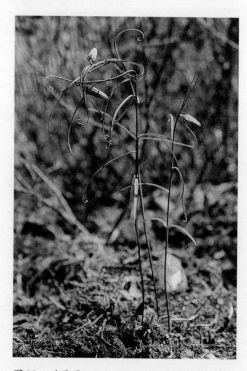

图83　川贝母

【形态】　植株高达60 cm。鳞茎球形或宽卵圆形，径1～2 cm。叶常对生，少数在中、上部兼有散生成3～4枚轮生，线形或线状披针形，长4～12 cm，宽3～5（15）mm，先端卷曲或不卷曲。花单生，稀2～3朵，钟形或窄钟形，黄或黄绿包，具多少不一的紫色斑点及方格纹，有时紫色斑点或方格纹所占面积超过黄绿色面积，花被片呈紫色具黄绿色斑纹，叶状苞片与下部叶合生或不合生，先端卷曲或弯曲；花被片形状多种，长2.8～5.5 cm，蜜腺窝绿色、黄绿色或紫色，长卵形或宽椭圆形，长3～5 mm，离花被片基部4～8 mm；花丝无小乳突或稍具乳突；柱头裂片长3～5 mm。蒴果棱形具窄翅。花期5—7月（图83）。

【生境与分布】 生于海拔3 200～4 600 m的高山灌丛草甸地带或冷杉林中。分布于甘肃南部、青海南部、四川、云南及西藏。

【药用部位及应用】 干燥鳞茎入药。夏、秋二季或积雪融化后采挖，除去须根、粗皮和泥沙，晒干或低温干燥。功能清热润肺，化痰止咳。用于肺热干燥，干咳少痰，阴虚劳咳，痰中带血，瘰疬，乳痈，肺痈。

暗 紫 贝 母
Fritillaria unibracteata Hsiao et K.C.Hsia

【科属】 百合科（Liliaceae）贝母属（*Fritillaria*）

【形态】 植株高达40 cm，鳞茎具2枚鳞片，具6～8 mm，茎生叶最下面2枚常对生，上面互生或兼对生，线形或线状披针形，长3.6～5.5 cm，宽3～5 mm，先端不卷曲，花单生，稀2～5朵，深紫色或内面黄绿色，无紫斑或顶端基V形紫红色带，或具较稀的紫红色斑点（图84）。

【生境与分布】 生于海拔3 200～4 500 m的灌丛草甸中。分布于甘肃西部、青海东南部及四川。

【药用部位及应用】 同"川贝母"。

甘 肃 贝 母
Fritillaria przewalskii Maxim.

【科属】 百合科（Liliaceae）贝母属（*Fritillaria*）

【形态】 植株高达35 cm，鳞茎径0.6～1.3 cm，茎生叶4～7对，最下叶对生，上面互生或兼对生，线形，长3～9 cm，宽3～6 mm，先端不卷曲或稍卷曲，花常1朵，稀2朵，淡黄色，

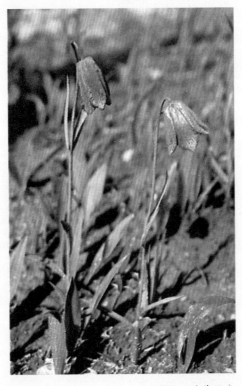

图84 暗紫贝母

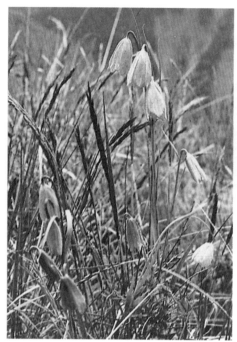

图85 甘肃贝母

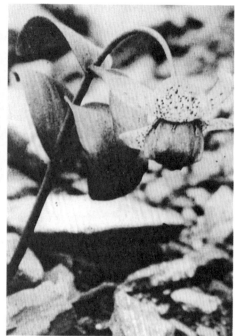

图86 梭砂贝母

具深黑紫色斑或紫色方纹格（图85）。

【生境与分布】 生于海拔2 800 ～ 4 400 m的灌丛中或草地上。分布于甘肃、青海及四川。

【药用部位及应用】 同"川贝母"。

梭 砂 贝 母

Fritillaria delavayi Franch.

【科属】 百合科（Liliaceae）贝母属（*Fritillaria*）

【形态】 植株高达50 cm，鳞茎由2 ～ 3枚鳞片组成，径1 ～ 2 cm，茎生叶3 ～ 5较紧密地生于植株中部或上部，散生或最上面2枚对生，窄卵形或卵状椭圆形，长2 ～ 7 cm，先端不卷曲，花单生，淡黄色，具红褐色斑点或小方格（图86）。

【生境与分布】 生于海拔3 800 ～ 5 600 m的沙石地或流沙石缝中。分布于青海、四川、云南西北部及西藏。

【药用部位及应用】 同"川贝母"。

浙 贝 母

Fritillaria thunbergii Miq.

【科属】 百合科（Liliaceae）贝母属
（*Fritillaria*）

【形态】 多年生草本。植株高达
80 cm，鳞茎扁球形，直径 1.5 ～ 3 cm，
鳞片 2 枚。叶在茎最下面的对生或
散生，渐向上常兼有散生、对生和轮
生者；叶片披针形或线状披针形，
长 7 ～ 11 cm，宽 1.5 ～ 2 cm，先端稍
曲。花 1 ～ 6，淡黄色，有时稍带淡紫
色，顶端的花具 3 ～ 4 枚叶状苞片，内
面具不明显的紫色方格斑纹，基部上
方具蜜腺。蒴果卵圆形，6 棱，长 2 ～
2.2 cm，宽 约 2.5 cm，棱 上 有 宽 为
6 ～ 8 mm 的翅。花期 3—4 月，果期 5
月（图 87a、图 87b）。

【生境与分布】 生于海拔 600 m 以下
的竹林内或稍荫蔽的地方。分布于江
苏南部、浙江、安徽、湖北、湖南、四川
等地。

【药用部位及应用】 干燥鳞茎入药。
初夏植株枯萎时采挖，洗净。大
小分开，大者除去芯芽，习称"大
贝"；小者不去芯芽，习称"珠贝"。
分别撞擦，除去外皮，拌以煅过的
贝壳粉，吸去擦出的浆汁，干燥；或

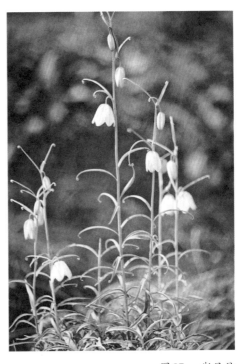

图 87a 浙贝母

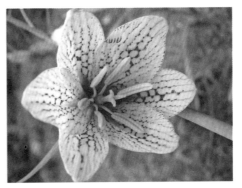

图 87b 浙贝母花

取鳞茎，大小分开，洗净，除去芯芽，趁鲜切成厚片，洗净，干燥，习称"浙
贝片"。功能清热化痰止咳，解毒散结消痈。用于风热咳嗽，痰火咳嗽，肺
痈，乳痈，瘰疬，疮毒。

光叶菝葜与菝葜

　　光叶菝葜（又名刺猪苓、过山龙、毛尾薯）为2010年版《中华人民共和国药典》所载土茯苓的基原植物。菝葜（又名王瓜草、铁菱角、金刚藤）为2010年版《中华人民共和国药典》所载菝葜的基原植物。两者均为百合科菝葜属植物，形态有些相似，有些地区将菝葜当作土茯苓采用，有些地区则两者不加区分进行采挖，在使用中发生了混淆现象。光叶菝葜枝条光滑，无刺；菝葜茎疏生刺；是两者的鉴别特征之一。

光 叶 菝 葜
Smilax glabra Roxb.

【科属】　百合科（Liliaceae）菝葜属（*Smilax*）

【形态】　攀援灌木。根状茎粗厚，块状，常由匍匐茎相连接。茎长1～4 m，枝条光滑，无刺。叶薄革质，狭椭圆状披针形至狭卵状披针形，先端渐尖，下面通常绿色，有时带苍白色，有卷须，脱落点位于近顶端。伞形花序；在总花梗与叶柄之间有一芽；花序托膨大，连同多数宿存的小苞片多少呈莲座状，花绿白色，六棱状球形；雄花外花被片近扁圆形，兜状，背面中央具纵槽；内花被片近圆形，边缘有不规则的齿；雄蕊靠合，与内花被片近等长，花丝极短；雌花外形与雄花相似，但内花被片边缘无齿，具3枚退化雄蕊。浆果，熟时紫黑色，具粉霜。花期7—11月，果期11月至次年4月（图88）。

【生境与分布】　生于海拔1 800 m以下的林中、灌丛下、河岸或山谷中，也见于林缘与疏林中。分布于安徽、福建、甘肃、广东、广西、

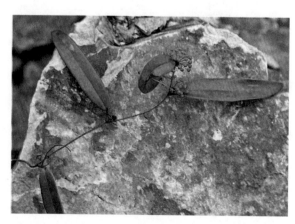

图88　光叶菝葜

贵州、海南、湖北、湖南、江苏、江西、陕西、四川、台湾、西藏、云南、浙江等地；国外分布于印度、缅甸、泰国、越南。

【药用部位及应用】 干燥根茎入药,称土茯苓。夏、秋二季采挖,除去须根,洗净后干燥；或趁鲜切成薄片后干燥。功能解毒,除湿,通利关节。用于梅毒及汞中毒所致的肢体拘挛,筋骨疼痛；湿热淋浊,带下,痈肿,瘰疬,疥癣。且富含淀粉,可用来制糕点或酿酒。

菝葜

Smilax china L.

【科属】 百合科(Liliaceae)菝葜属(*Smilax*)

【形态】 攀援灌木。根状茎粗厚,坚硬,为不规则的块状,粗2～3 cm。茎长1～3 m,少数可达5 m,疏生刺。叶薄革质或坚纸质,干后通常红褐色或近古铜色、圆形、卵形或其他形状,长3～10 cm,宽1.5～6(～10)cm,下面通常淡绿色,较少苍白色；叶柄长5～15 mm,占全长的1/2～2/3,具宽0.5～1 mm(一侧)的鞘,几乎都有卷须,少有例外,脱落点位于靠近卷须处。伞形花序生于叶尚幼嫩的小枝上,具十几朵或更多的花,常呈球形；总花梗长1～2 cm；花序托稍膨大,近球形,较少稍延长,具小苞片；花绿黄色,外花被片长3.5～4.5 mm,宽1.5～2 mm,内花被片稍狭；雄花中花药比花丝稍宽,常弯曲；雌花与雄花大小相似,有6枚退化雄蕊。浆果直径6～15 mm,熟时红色,有粉霜。花期2—5月,果期9 11月(图89)。

【生境与分布】 生于海拔2 000 m以下的林下、灌丛中、路旁、河谷或山坡上。分布于安徽、福建、广东、广西、贵州、河南、湖北、湖南、江苏、江西、辽宁、山东、四川、台湾、云南、浙江等地；缅甸、越南、泰国、菲律宾也有分布。

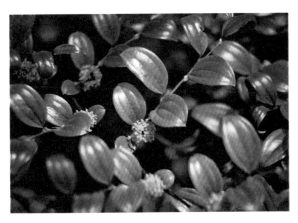

图89 菝葜

【药用部位及应用】 干燥根

茎入药。秋末至次年春季采挖,除去须根,洗净,晒干或趁鲜切片,干燥。功能利湿去浊,祛风除痹,解毒散瘀。用于小便淋浊,带下量多,风湿痹痛,疔疮痈肿。

延胡索与伏生紫堇

延胡索(又名元胡、玄胡索)是2010年版《中华人民共和国药典》所载延胡索的基原植物。伏生紫堇是2010年版《中华人民共和国药典》所载夏天无的基原植物。两者均为罂粟科紫堇属植物,外形甚为接近,延胡索花紫红色,伏生紫堇花近白色至淡粉红色或淡蓝色为其重要的区别点。

延　胡　索
Corydalis yanhusuo W. T. Wang

【科属】　罂粟科(papaveraceae)紫堇属(*Corydalis*)

【形态】　多年生草本,高10～30 cm。块茎圆球形,直径(0.5～)1～2.5 cm,质黄。茎直立,常分枝,基部以上具1鳞片,有时具2鳞片,通常具3或4枚茎生叶,鳞片和下部茎生叶常具腋生块茎。叶二回三出或近三回三出,小叶三裂

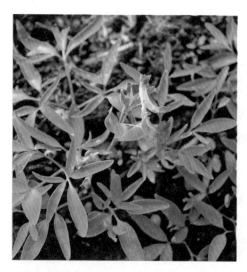

图90　延胡索

或三深裂,具全缘的披针形裂片,裂片长2～2.5 cm,宽0.5～0.8 cm;下部茎生叶常具长柄;叶柄基部具鞘。总状花序疏生5～15花。苞片披针形或狭卵圆形,全缘,有时下部的稍分裂,长约0.8 cm。花梗花期长约1 cm,果期长约2 cm。花紫红色。萼片小,早落。外花瓣宽展,具齿,顶端微凹,具短尖。上花瓣长(1.5～)2～2.2 cm,瓣片与距常上弯;距圆筒形,长1.1～1.3 cm,蜜腺体约贯穿距长的1/2,末端钝。下花瓣具短爪,向

前渐增大成宽展的瓣片。内花瓣0.8～0.9 cm，爪长于瓣片。柱头近圆形，具较长的8乳突。蒴果线形，长2～2.8 cm，具1列种子（图90）。

【生境与分布】 生丘陵草地，有的地区有引种栽培。分布于安徽、江苏、浙江、湖北、河南、陕西等地。药材主产于浙江东阳、磐安、缙云、永康及江苏南通地区。

【药用部位及应用】 块茎为著名的常用中药。选晴天挖取块茎，摊于室内，除去须根和老皮，放入沸水中煮至无白心，捞起晒干。功能行气止痛、活血散瘀、跌打损伤。用于胸痹心痛，脘腹疼痛，腰腿疼痛，疝气痛，痛经，产后瘀滞疼痛，跌打伤痛。

伏 生 紫 堇
Corydalis decumbens（Thunb.）Pers.

【科属】 罂粟科（papaveraceae）紫堇属（*Corydalis*）

【形态】 块茎小，圆形或多少伸长，直径0.4～0.15 cm；新块茎形成于老块茎顶端的分生组织和基生叶腋，向上常抽出多茎。茎柔弱，细长，不分枝，具2或3叶，无鳞片。叶二回三出，小叶片倒卵圆形，全缘或深裂成卵圆形或披针形的裂片。总状花序疏具3～10花。花近白色至淡粉红色或淡蓝色。外花瓣顶端

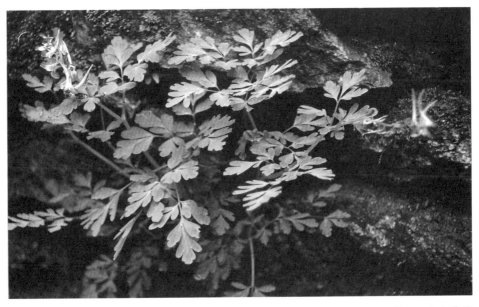

图91 伏生紫堇

下凹,常具狭鸡冠状突起。上花瓣长0.14～0.17 cm,下花瓣宽匙形,通常无基生的小囊。蒴果线形,多少扭曲,具6～14种子。种子具龙骨状突起和泡状小突起(图91)。

【生境与分布】 生于海拔80～300 m的山坡或路边阴湿林下、沟边及田塍上。分布于江苏、安徽、浙江、福建、江西、湖南、湖北、山西、台湾等地。

【药用部位及应用】 干燥块茎入药。4—5月间茎叶变黄时,选晴天挖取块茎,鲜用或晒干。功能活血止痛,舒筋活络,祛风除湿。用于中风偏瘫,头痛,跌扑损伤,风湿痹痛,腰腿疼痛。

杜鹃兰、独蒜兰与云南独蒜兰

　　杜鹃兰(又名算盘七、三七笋、大白及)、独蒜兰(又名一叶兰、冰球子、珠露草)与云南独蒜兰为2010年版《中华人民共和国药典》所载山慈菇的基原植物。三者均为兰科植物,形态有些相似,尤其是独蒜兰与云南独蒜兰为同属植物,更为相似,且都以干燥假鳞茎入药,均具有清热解毒,化痰散结作用,常发生混淆现象。但三者所含成分不一致,药材名称也不一样,杜鹃兰假鳞茎称为"毛慈菇",独蒜兰假鳞茎称为"冰球子",云南独蒜假鳞茎称为"活血珠",采挖时当注意鉴别。

杜　鹃　兰
Cremastra appendiculata (D. Don) Makino

【科属】 兰科(Orchidaceae)杜鹃兰属(*Cremastra*)

【形态】 假鳞茎卵球形或近球形。叶常1枚,窄椭圆形或倒披针状窄椭圆形,长18～34 cm,宽5～8 cm,叶柄长7～17 cm。花葶长达70 cm,花序具5～22花。苞片披针形或卵状被针形;花梗和子房长5～9 mm;花常偏向一侧,多少下垂,不完全开放,有香气,窄钟形,淡紫褐包;萼片倒披针形,中部以下近窄线形,长2～3 cm,侧萼片略斜歪;花瓣倒披针形,长1.8～2.6 cm,上部宽3～3.5 mm,唇瓣与花瓣近等长,线形,3裂,侧裂片近线形,长4～5 mm,中裂片卵形或窄长圆形,长6～8 mm,基部2侧裂片间具肉质突起;蕊柱细,长1.8～2.5 cm,顶端略扩大,腹面有时有窄翅。蒴果近椭圆形,下垂,长2.5～3 cm。花期5—6月,果期9—12月(图92)。

【生境与分布】 生于海拔500～2 900 m的林下湿地或沟边湿地。分布于甘肃南部、陕西南部、山西南部、河南、江苏的南部、安徽南部、浙江两北部、福建、台湾、江西、湖北西部、湖南、广东北部、广西、贵州、云南、四川及西藏东部。

【药用部位及应用】 干燥鳞茎入药。夏秋二季采挖,除去地上部分和泥沙,置沸水锅中蒸煮至透心,干燥。

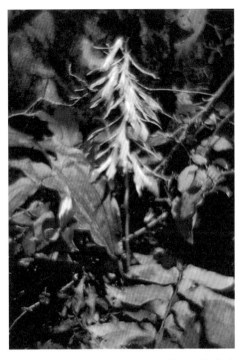

图92　杜鹃兰

清热解毒,化痰散结。用于痈肿疔毒,瘰疬痰核,蛇虫咬伤,癥瘕痞块。

独 蒜 兰

Pleione bulbocodioides（Franch.）Rolfe

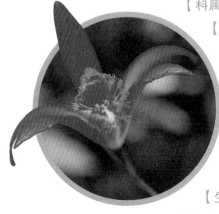

图93　独蒜兰的花

【科属】 兰科(Orchidaceae)独蒜属(*Pleione*)

【形态】 半附生草本。假鳞茎卵形或卵状圆锥形,上端有明显的颈,顶端1叶。叶窄椭圆状披针形或近倒披针形,纸质,长10～25 cm,叶柄长2～6.5 cm。花葶生于无叶假鳞茎基部,长7～20 cm,顶端具1(2)花,花粉红色至淡紫色,唇瓣上有深色斑。蒴果近圆形,长2.7～5 cm。花期4—6月(图93)。

【生境与分布】 生于海拔900～3 600 m的常绿阔叶林下或灌木林缘腐殖质丰富的土壤上或苔藓覆盖的岩

石上。分布于陕西南部、甘肃南部、安徽、湖北、湖南、广东北部、广西北部、四川、贵州、云南西北部和西藏东南部。

【药用部位及应用】　假鳞茎入药。7—10月采挖，洗净，置沸水锅中蒸煮至透心，晾至半干，再晒干。功能清热解毒，消肿散结，化痰止咳。用于治疮疖痈肿，毒蛇咬伤。

云南独蒜兰
Pleione yunnanensis Rolfe

【科属】　兰科（Orchidaceae）独蒜属（*Pleione*）

【形态】　附生或地生草本。假鳞茎卵形、窄卵形或圆锥形，上端有明显长颈，长1.5～3 cm，绿色。顶端具1枚叶，叶披针形或窄椭圆形，纸质，长6.5～25 cm，叶柄长1～6 cm。花葶生于无叶假鳞茎基部，长10～20 cm，顶端具1花，稀2花，淡紫色或粉红色。蒴果纺锤状圆柱形，长2.5～3 cm，有棱。花期4—5月，果期9—10月（图94）。

【生境与分布】　生于海拔1 100～3 500 m的林下和林缘多石地上或苔藓覆盖的岩石上，也见于草坡稍荫蔽的砾石地上。分布于四川西南部（越西、盐源、石棉、西昌、木里）、贵州西部至北部（凯里、印江、雷山、贵阳、梵净山、盘县、安龙、望谟、纳雍）、云南西北部至东南部（贡山、维西、丽江、大理、漾濞、永宁、蒙自、文山）和西藏东南部（察瓦龙）；缅甸北部也有分布。

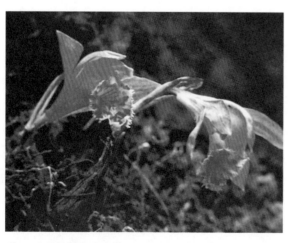

图94　云南独蒜兰的花

【药用部位及应用】　假鳞茎入药。夏、秋季采挖，洗净，水煮后，晾至半干，再晒干。功能清热解毒，消肿散结，舒筋活血。用于痈肿疔毒，淋巴结核，跌打损伤，蛇虫咬伤。

茅苍术与北苍术

茅苍术（又名茅术、南苍术、茅山苍术）与北苍术（又名华苍术）是2010年版《中华人民共和国药典》所载苍术的基原植物，两者同为菊科苍术属植物，以干燥根茎入药，功效基本相同。但两者所含的化学成分、药理作用还是存在差别，为确保临床与科研的准确性，采收时仍当注意区别，分别收储。茅苍术瘦果被棕黄色柔毛，北苍术瘦果密生向上的银白色毛，是两者的鉴别特征之一。

茅 苍 术
Atractylodes lancea（Thunb.）DC.

【科属】 菊科（Compositae）苍术属（*Atractylodes*）

【形态】 多年生草本,高30~70 cm。根状茎粗大,结节状,节上有细须根。茎直立,圆柱形,有纵棱,上部不分枝或稍有分枝。叶互生,厚革质；茎下部叶多为3裂,裂片先端尖,顶端裂片较大,卵形,基部楔形,无柄；中部叶卵状披针形全椭圆形,长约4 cm,宽1～1.5 cm,无柄,叶缘有刺状锯齿,上面深绿,下面稍带白粉状。头状花序顶生,直径约2 cm；总花托无梗,基部有叶状及细羽裂多刺苞片；总苞片6～8层,披针形,膜质,有纤毛；花托平坦,花多数,两性花与单性花多异株；两性花有多数羽毛状长冠毛；花冠管状,白色,有时稍带红紫色,先端5裂,裂片线形；花丝分离；子房下位,长柱形,密被白色柔毛,花柱细长,柱头2裂。

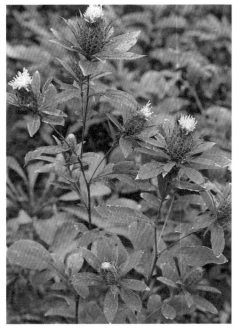

图95 茅苍术

单性花一般为雌花,具5枚线状退化雄蕊,退化雄蕊完全分离,先端略曲卷,其余部分与两性花同。瘦果长圆形,长约5 mm,被棕黄色柔毛。花期8—10月,果期9—10月(图95)。

【生境与分布】　野生于山坡较干燥处,如林下、草地、灌木丛中。分布于江苏、浙江、安徽、江西、湖北、河北、山东等地。目前全国各地广泛栽培。

【药用部位及应用】　干燥根茎入药,名苍术。春、秋二季采挖,除去泥沙,晒干,撞去须根。功能燥湿健脾,祛风散寒,明目。用于湿阻中焦,脘腹胀满,泄泻,水肿,脚气痿躄,风湿痹痛,风寒感冒,夜盲,眼目昏涩。

北 苍 术
Atractylodes chinensis (DC.) Koidz.

【科属】　菊科(Compositae)苍术属(*Atractylodes*)

【形态】　多年生草本,高30～50 cm。根状茎肥大,结节状。叶革质,无柄;茎下部叶匙形,多为3～5羽状深缺刻,先端钝,基部楔形而略抱茎;茎上部叶卵状披针形至椭圆形,3～5羽状浅裂至不裂,叶缘具硬刺齿。头状花序顶生;基部叶状苞片披针形,羽状裂片刺状;总苞片多为5～6层;花冠管状,白色,先端5裂,裂片长卵形;退化雄蕊先端圆,不卷曲。瘦果密生向上的银白色毛。花期7—8月,果期8—10月(图96)。

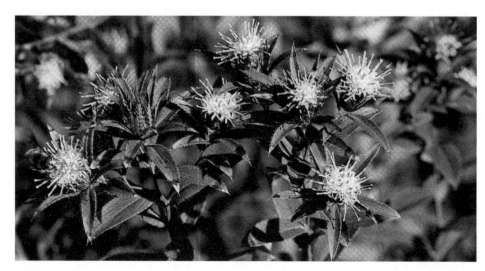

图96　北苍术

【生境与分布】 生长于山坡灌木丛及较干旱处。分布于吉林、辽宁、河北、山东、山西、陕西、内蒙古等地。

【药用部位及应用】 同"茅苍术"。

姜黄、温郁金、广西莪术与蓬莪术

姜黄（又名毛姜黄、黄姜、宝鼎香）为2010年版《中华人民共和国药典》所载姜黄的基原植物，以根茎入药。温郁金（又名温莪术）、广西莪术（又名桂莪术、毛莪术）与蓬莪术（又名广术、文术、蓬莪茂）为2010年版《中华人民共和国药典》所载莪术的基原植物，以根茎入药。姜黄、温郁金、广西莪术与蓬莪术又都为2010年版《中华人民共和国药典》所载郁金的基原植物，以块根入药。四者均为姜科姜黄属植物，形态较为相似，又由于入药部位不同而分属于不同药材，入药部位相同时又为同一种药材，极易混淆。

姜 黄
Curcuma longa L.

【科属】 姜科（Zingiberaceae）姜黄属（*Curcuma*）

【形态】 株高1～1.5 m，根茎很发达，成丛，分枝很多，椭圆形或圆柱状，橙黄色，极香；根粗壮，末端膨大呈块根。叶每株5～7片，长圆形或椭圆形，长30～45（～90）cm，宽15～18 cm，顶端短渐尖，基部渐狭，绿色，两面均无毛；花葶由叶鞘内抽出，总花梗长12～20 cm；穗状花序圆柱状，长12～18 cm，直径4～9 cm；苞片卵形或长圆形，长3～5 cm，淡绿色，顶端钝，上部无花的较狭，顶端尖，开展，白色，边缘染淡红晕；花萼长0.8～1.2 cm，白色，具不等的钝3齿，被微柔毛；花冠淡黄色，管长达3 cm，上部膨大，裂片三角形，长1～1.5 cm，后方的一片稍大，具细尖头；侧生退化雄蕊比唇瓣短，与花丝及唇瓣的基部相连成管状；唇瓣倒卵形，长1.2～2 cm，淡黄色，中部深黄，花药无毛，药室基部具2角状的距；子房被微毛。花期8月（图97）。

【生境与分布】 喜生于温暖向阳的地方。产于台湾、福建、广东、广西、云南、西

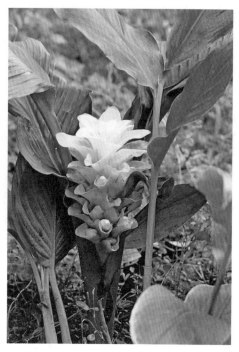

图97 姜黄

藏等地；东亚及东南亚广泛栽培。

【药用部位及应用】 干燥根茎入药，为中药材"姜黄"的商品来源。冬季茎叶枯萎时采挖，除去须根，洗净，煮或蒸至透心，晒干。功能行气破瘀，通经止痛。用于胸胁刺痛、经闭、癥瘕、风湿肩臂疼痛、跌扑肿痛。干燥块根入药，为中药材"黄丝郁金"的商品来源。12月中下旬茎叶逐渐枯萎时，选晴天将地上叶苗割去，挖出地下部分，抖去泥土，摘下块根，撞去须根，蒸或煮至透心，晒干或烘干。功能活血止痛，行气解郁，清心凉血，利胆退黄。用于胸腹胁肋诸痛，妇女痛经，经闭，乳房胀痛，热病神昏，癫狂惊痫，吐血，衄血，血淋，砂淋，黄疸尿赤。又可提取黄色食用染料或调制咖喱粉；所含姜黄素可作分析化学试剂。

温 郁 金

Curcuma wenyujin Y.H.Chen et C. Ling

【科属】 姜科（Zingiberaceae）姜黄属（*Curcuma*）

【形态】 根茎肉质，肥大，椭圆形或长椭圆形，黄色，芳香；根端膨大呈纺锤状块根。叶基生，叶片宽10～20 cm，顶端具细尾尖，基部渐狭，叶面无毛，叶背被短柔毛；叶柄约与叶片等长。花葶单独由根茎抽出，与叶同时发出或先叶而出，顶端常具小尖头，被毛；花葶被疏柔毛，长0.8～1.5 cm，顶端3裂；花冠白色，被毛；唇瓣黄色，倒卵形，长2.5 cm，顶微2裂；子房被长柔毛。花期4—6月（图98）。

【生境与分布】 生于向阳湿润的田园或水沟边上。分布于浙江南部，主产于浙江瑞安。

【药用部位及应用】 干燥根茎入药，为中药材"莪术"的商品来源之一。冬季茎

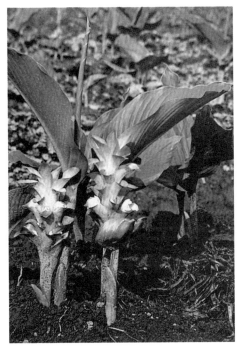

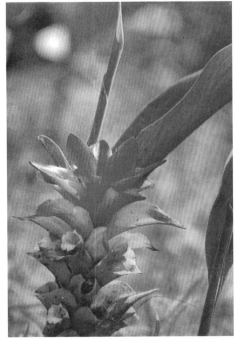

图98 温郁金　　　　　　　　　　　　　图99 广西莪术

叶枯萎时采挖,洗净,蒸或煮至透心,晒干或低温干燥后除去须根及杂质。功能
行气破血,消积止痛。用于癥瘕痞块,瘀血经闭,胸痹心痛,食积胀痛。干燥块根
入药,为中药材"温郁金"的商品来源。冬季茎叶逐渐枯萎时,挖出地下部分,抖
去泥土,摘下块根,撞去须根,蒸或煮至透心,晒干或烘干。功能活血止痛,行气
解郁,清心凉血,利胆退黄。用于胸胁刺痛,胸痹心痛,经闭痛经,乳房胀痛,热病
神昏,癫痫发狂,血热吐衄,黄疸尿赤。

广 西 莪 术

Curcuma kwangsinensis S.G. Lee. et C. F. Liang

【科属】 姜科(Zingiberaceae)姜黄属(*Curcuma*)

【形态】 株高0.5～1.1 m。主根茎卵圆形,侧根茎指状,末端膨大呈肉质纺锤
状块根,断面白色或微黄色。叶4～7,二裂,叶片长椭圆形,两面密被粗柔毛,
中脉两侧有紫晕。穗状花序先叶或与叶同时从根茎抽出。萼筒白色,花冠近漏
斗状,花瓣粉红色。唇瓣淡黄色,近圆形;子房被长柔毛。花期4—9月(图99)。

【生境与分布】 生于向阳、土壤湿润、肥厚的水沟边、林缘、山坡地上。分布于广西、云南等地。

【药用部位及应用】 同"温郁金"。干燥块根入药名"桂郁金"。

蓬 莪 术
Curcuma phaeocaulis Val.

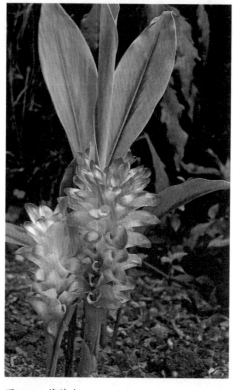

图100 蓬莪术

【科属】 姜科（Zingiberaceae）姜黄属（*Curcuma*）

【形态】 根茎具樟脑般香味，淡黄色或白色；根细长或末端膨大成块根。叶直立，中部常有紫斑，无毛；叶柄较叶片为长。花葶由根茎单独发出，被疏松、细长的鳞片状鞘数枚；穗状花序阔椭圆形；苞片下部的绿色，顶端红色，上部的较长而紫色；花冠管长2～2.5 cm，裂片长圆形，黄色；子房无毛。花期4—6月（图100）。

【生境与分布】 栽培或野生于林荫下。产于我国台湾、福建、江西、广东、广西、四川、云南等地；印度至马来西亚亦有分布。

【药用部位及应用】 同"温郁金"。干燥块根入药，名"绿丝郁金"。

珠子参与三七

　　珠子参（又名珠儿参、土三七、大叶三七）为2010年版《中华人民共和国药典》所载珠子参的基原植物。三七（又名山漆、田七）为2010年版《中华人民共和国药典》所载三七的基原植物。珠子参与三七都为五加科人参属植物，形态比较相似，在有些地区确有将珠子参当三七使用的，但这是两种药材，不可混用。珠子参花柱分离，三七花柱基部合生，是两者的鉴别特征之一。

珠 子 参

Panax japonicus C. A. Mey. var. *major*（Burk.）
C. Y. Wu et K. M. Feng

【科属】 五加科（Araliaceae）人参属（*Panax*）

【形态】 多年生草本，高约80 cm。根茎串珠状，节间通常细长如绳；有时部分结节密生呈竹鞭状。掌状复叶3～5枚轮生茎顶；叶柄长约9 cm；小叶通常5，两侧的较小，小叶柄长5～15 mm，中央小叶片椭圆形或椭圆状卵形，先端长渐尖，基部近圆形或楔形，边缘有细密锯齿，边缘及两面散生刺毛。伞形花序单一，有时其下生1至多个小伞形花序；花小，淡绿色；花萼先端有5尖齿；花瓣5，卵状三角形，先端尖；雄蕊5，花丝短；子房下位，花柱通常2，分离。果为核果状浆果，圆球形，熟时鲜红色。花期7—8月，果期8—10月（图101）。

【生境与分布】 生于海拔1 800～3 500 m的山坡竹林下或杂木林中阴湿处。分布于西南及陕西、甘肃、宁夏、河南、湖北、湖南等地。

【药用部位及应用】 干燥根茎入药。秋季采挖，除去粗皮和须根，干燥；或蒸（煮）透后干燥。功能补肺养阴，祛痰止痛，止血。用于气阴两虚，烦热口渴，虚劳咳嗽，跌扑损伤，关节痹痛，咳血、吐血、衄血，崩漏，外伤出血。

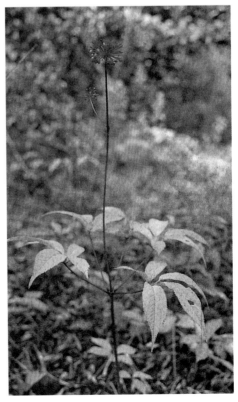

图101 珠子参

三　七

Panax notoginseng (Burk.) F. H. Chen ex C. Chow et al.

【科属】　五加科（Araliaceae）人参属（Panax）

【形态】　多年生草本，高达30～80 cm。根茎短，具有老茎残留痕迹；根粗壮肉质，倒圆锥形或短圆柱形。掌状复叶，轮生茎顶，叶柄细长，无毛。伞形花序单个顶生，有花80～100朵或更多，花小，花瓣5，黄绿色；花柱2枚，基部合生，花盘平坦或微凹。核果浆果状，近于肾形，长6～9 mm；嫩时绿色，熟时红色，1～3颗；球形；种皮白色。花期6—8月，果期8—10月（图102）。

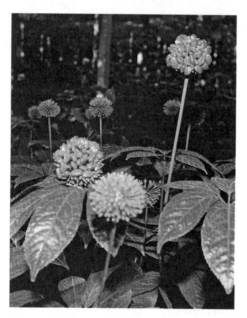

图102　三七

【生境与分布】　种植于海拔400～1 800 m的森林下或山坡上人工荫棚下。分布于云南、福建、广西、江西、浙江；越南亦有分布。

【药用部位及应用】　干燥根茎和根入药。秋季花开前采挖，洗净，分开主根、支根及根茎，干燥。功能止血散瘀、定痛消肿，为跌打损伤特效药。用于咯血，吐血，衄血，便血，崩漏，外伤出血，胸腹刺痛，跌扑肿痛。

射干、鸢尾与蝴蝶花

　　射干（又名交剪草、野萱花、铁扁担）为2010年版《中华人民共和国药典》所载射干的基原植物。鸢尾（又名乌鸢、扁竹兰、铁扁担）、蝴蝶花（又名日本鸢尾、告剪草、铁扁担）则是民间使用的中草药。三者为同科植物，形态较为相似，均以根茎入药，别名又互相重叠，容易发生混淆。

射　干

Belamcanda chinensis(L.) DC.

【科属】　鸢尾科（Iridaceae）射干属（*Belamcanda*）

【形态】　多年生草本。根状茎横走,略呈结节状,外皮鲜黄色。叶2列,嵌迭状排列,宽剑形,扁平,长达60 cm,宽达4 cm。茎直立,高40～120 cm,伞房花序顶生,排成二歧状;苞片膜质,卵圆形。花橘黄色,长2～3 cm,花被片6,基部合生成短筒,外轮的长倒卵形或椭圆形,开展,散生暗红色斑点,内轮的与外轮的相似而稍小;雄蕊3,着生于花被基部;花柱棒状,顶端3浅裂,被短柔毛。蒴果倒卵圆形,长2.5～3.5 cm,室背开裂,果瓣向后弯曲;种子多数,近球形,黑色,有光泽(图103)。

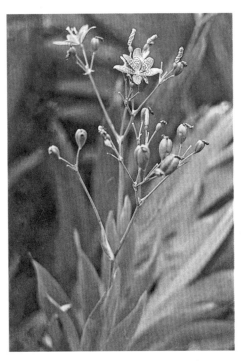

图103　射干

【生境与分布】　多生于林缘、山坡、草地、沟谷及滩地。广布于全国各省区;朝鲜、日本、原苏联地区、越南、印度也有分布。

【药用部位及应用】　干燥根茎入药。春初刚发芽或秋末茎叶枯萎时采挖,除去须根和泥沙,干燥。功能清热解毒,祛痰,利咽。用于热毒痰火郁结,咽喉肿痛,痰涎壅盛,咳嗽气喘。

鸢　尾

Iris tectorum Maxim.

【科属】　鸢尾科（Iridaceae）鸢尾属（*Iris*）

【形态】　根状茎短而粗壮,坚硬。花葶与叶几等长,单一或2分枝,每枝具1～3花,苞片倒卵状椭圆形,长4～7 cm。花蓝紫色,花柱分枝3,花瓣状,雄蕊顶端2裂。蒴果狭矩圆形,具6棱,外皮坚韧,有网纹;种子深棕褐色,具假种皮。花期

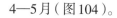

图 104　鸢尾

4—5月（图104）。

【生境与分布】　生于向阳坡地、林缘及水边湿地。产于山西、安徽、江苏、浙江、福建、湖北、湖南、江西、广西、陕西、甘肃、四川、贵州、云南、西藏。

【药用部位及应用】　根状茎入药，名"鸢根"。挖出后，洗净，鲜用或切片晒干。功能消积破瘀，行水，解毒，杀虫。用于关节炎，跌打损伤，食积，痔瘘，咽喉肿痛，蛔虫腹痛等症。全草亦可入药，鲜用。功能清热解毒，祛风活血。用于咽喉肿痛，肝炎，膀胱炎，风湿骨痛，无名肿毒等。

蝴　蝶　花

Iris japonica Thunb.

【科属】　鸢尾科（Iridaceae）鸢尾属（*Iris*）

【形态】　根状茎细弱，入地浅，黄褐色，具多数较短节间。花葶高出于叶，具条棱；花多数，排成顶生、长而稀疏的总状花序；苞片披针形；花淡紫或淡蓝色，直径5～6 cm，外轮3花被裂片倒宽卵形至楔形，顶端稍凹缺，边缘微齿裂，下半部淡黄色，中部具鸡冠状突起，内轮3花被裂片狭倒卵形，顶端2裂，边缘稍有齿裂；花柱分枝3，深紫色，扩大成花瓣状，反卷盖于花药上。蒴果倒卵状圆柱形或倒卵状楔形；种子圆球形，具假种皮。花期3—4月（图105）。

【生境与分布】　生于山坡较荫蔽而湿

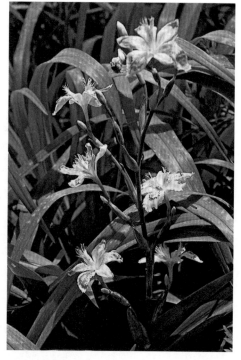

图 105　蝴蝶花

润的草地、疏林下或林缘草地,云贵高原一带常生于海拔3 000 ～ 3 300 m处。产于江苏、安徽、浙江、福建、湖北、湖南、广东、广西、陕西、甘肃、四川、贵州、云南。

【药用部位及应用】　根状茎入药,名"扁竹根"。6—7月采挖,鲜用或切片晒干。功能杀虫通便,消瘀逐水。用于虫积腹痛,热积便秘,牙痛,喉痛,水肿,外伤瘀血等疮肿症。全草亦入药。春、夏季采收,切段,晒干。功能清热解毒,消肿止痛。用于肝炎,胃痛,咽喉肿痛,便血等症。

黄连、三角叶黄连、云连与峨眉野连

　　黄连(又名川连、鸡爪黄连)、三角叶黄连(又名峨眉连、峨眉家连)与云连为2010年版《中华人民共和国药典》所载黄连的基原植物,根茎分别习称"味连""雅连""云连"。同属植物峨眉野连(又名岩连、凤尾连)在有些地区也常作为黄连的代用品。四者均为毛茛科黄连属植物,形态相近,容易混淆。但药性有别,成分有差异,必须注意鉴别;尤其是峨眉野连,已濒临灭绝,属国家二级保护植物,绝对不能乱采和使用。

黄　　连

Coptis chinensis Franch.

【科属】　毛茛科(Ranunculaceae)黄连属(*Coptis*)
【形态】　多年生草本。根状茎多集聚成束,常弯曲,形如鸡爪,单枝根茎长3 ～ 6 cm,直径0.3 ～ 0.8 cm。叶基生,具长柄;叶薄革质,卵状五角形,基部心形,三全裂,全裂片具柄,中裂片菱状卵形,羽状深裂,小齿具细刺,侧裂片斜卵形,不等2深裂,上面脉疏被毛,下面无毛。花葶高达25 cm;花序具3 ～ 8花。苞片窄长,羽状分裂;萼片黄绿色,披针形,长0.9 ～ 1.2 cm,花瓣线状披针形,长5 ～ 6.5 mm;雄蕊长3 ～ 6 mm;心皮8 ～ 12。蓇葖果长6 ～ 8 mm,心皮柄与蓇葖果近等长。种子长2 mm。花期2—3月(图106)。
【生境与分布】　生于海拔500 ～ 2 000 m山川地林中或山谷阴处。分布于陕西南部、湖北、湖南、贵州及四川。

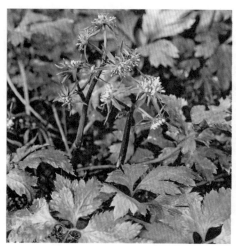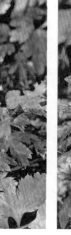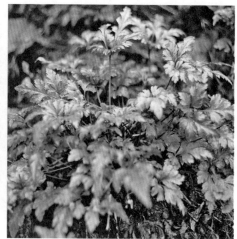

图 106　黄连　　　　　　　　　　图 107　三角叶黄连

【药用部位及应用】　干燥根茎入药。秋季采挖，除去须根和泥沙，干燥，撞去残留须根。功能清热燥湿，泻火解毒，用于湿热痞满，呕吐吞酸，泻痢，黄疸，高热神昏，心火亢盛，心烦不寐，心悸不宁，血热吐衄，目赤，牙痛，消渴，痈肿疔疮；外治湿疹，湿疮，耳道流脓。

三角叶黄连
Coptis deltoidea C.Y. Cheng et Hsiao

【科属】　毛茛科（Ranunculaceae）黄连属（*Coptis*）

【形态】　根状茎黄色，多为单枝，略呈圆柱形，微弯曲，长4～8 cm，直径0.5～1 cm，"过桥"较长。顶端有少许残茎。叶片卵形，三全裂，中央裂片三角状卵形，羽状深裂，深裂片多少彼此密接。雄蕊长仅为花瓣的1/2左右（图107）。

【生境与分布】　生于山地凉湿有荫之处。栽培于四川西部。

【药用部位及应用】　同"黄连"。

云　　连
Coptis teeta Wall.

【科属】　毛茛科（Ranunculaceae）黄连属（*Coptis*）

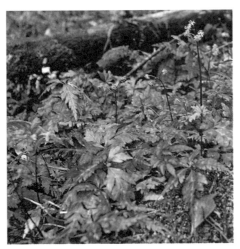
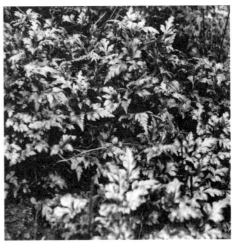

图 108　云连　　　　　　　　　　　　　　　　图 109　峨眉野连

【形态】　根状茎黄色,弯曲呈钩状,多为单枝,较细小。叶片卵状三角形,三全裂,中央裂片卵状菱形,先端长渐尖至渐尖,羽状深裂,深裂片彼此疏离,相距最宽处可达1.5 cm。花瓣匙形至卵状匙形,先端钝(图108)。

【生境与分布】　生于高山凉湿的林荫下,野生或栽培。分布于云南西北部,西藏南部。

【药用部位及应用】　同“黄连”。

峨 眉 野 连
Coptis omeiensis(Chen)C.Y.Cheng

【科属】　毛茛科(Ranunculaceae)黄连属(*Coptis*)

【形态】　多年生草本,高15～40 cm。根状茎圆柱状,微弯,暗褐色,横断面黄色,不分枝或较少分枝。基生叶(2～)4～11,具长柄,暗绿色;叶片紧纸质,叶片披针形或窄卵形,三全裂,中央裂片三角披针形,长为宽的2倍或更多。花葶通常单一,高15～27 cm;花序为多歧聚伞花序,具3～6花;花萼黄绿色,线形,长7.5～10 mm,先端渐尖;花瓣9～12,窄线形,长约为花萼的1/2或稍短,中央有蜜槽;雄蕊多数;心皮9～14,具柄。种子长圆形,黄褐色(图109)。

【生境与分布】　生长于海拔1 000～1 700 m的以白云岩为基岩的阴湿陡坡上

或低山常绿阔叶林内的陡峭处。分布于四川西部及云南东北部。

【药用部位及应用】 同"黄连"。属国家二级保护植物，现已很少药用。

黑三棱与荆三棱

黑三棱（又名湖三棱、三棱草、京三棱）为2010年版《中华人民共和国药典》所载三棱的基原植物。荆三棱（又名三棱、泡三棱）为中药材黑三棱的基原植物，药典未收载。因两者均有三棱之名，而且药材三棱的基原植物是黑三棱，真正黑三棱药材的基原植物却是荆三棱，故在采收和使用中常有混淆的现象。

黑 三 棱
Sparganium stoloniferum Buch.-Ham.

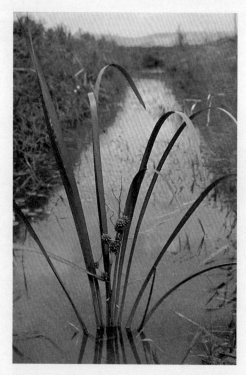

图110 黑三棱

【科属】 黑三棱科（Sparganiaceae）黑三棱属（*Sparganium*）

【形态】 多年生草本。根茎横走，下生粗而短的块茎。茎直立，光滑，高50～100 cm。叶条形，基生叶和茎下部叶长达95 cm，宽达2.5 cm，中脉明显，基部稍变宽成鞘，茎上部叶渐变小。花茎由叶丛抽出，单一，有时分枝；花单性，集成头状花序；雄花序位于雌花序的上部，球形，直径约10 mm，通常2～10个；雌花序直径12 mm以上，通常1～3个；雄花花被3～4，倒披针形；雄蕊3；雌花有雌蕊1，罕为2，子房纺锤形，柱头长3～4 mm，丝状。聚花果呈核果状，倒卵状圆锥形，先端有锐尖头，花被宿存。花期6—7月,果期7—8月(图110)。

【生境与分布】 生于池沼或水沟等处。分布于黑龙江、吉林、辽宁、内蒙古、河北、山西、陕西、甘肃、新疆、江苏、江西、湖北、云南等地;阿富汗、朝鲜、日本、中亚地区和西伯利亚及远东其他地区也有分布。

【药用部位及应用】 干燥块茎入药。冬季至次年春采挖,洗净,削去外皮,晒干。功能破血行气,消积止痛。用于痛经,瘀血经闭,胸痹心痛,食积胀痛。

荆 三 棱
Scirpus yagara Ohwi

【科属】 莎草科(Cyperaceae)藨草属(*Scirpus*)

【形态】 多年生草本。匍匐根状茎长而粗壮,顶端生球状块茎。茎秆粗壮,高70～150 cm,有三锐棱,平滑。叶条形,基生和秆生,宽5～10 mm;叶鞘长,最长可达20 cm。叶状苞片3或4枚,通常长于花序;长侧枝聚伞花序简单,有3或4个辐射枝;辐射枝最长达7 cm。每个辐射枝有1～3个小穗;小穗卵形或卵状长圆形,锈褐色,长1～2 cm,宽5～8 mm,具多数花;鳞片覆瓦状排列,外被短柔毛,仅1条中脉,顶端具2～3 mm长的芒;下位刚毛6条,有倒刺,与小坚果近

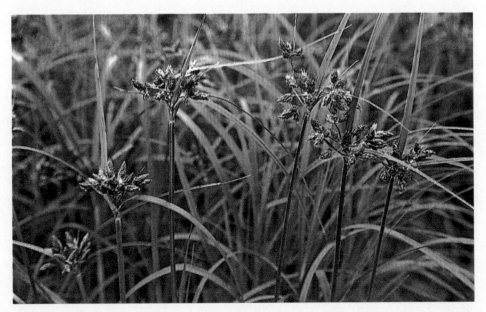

图111 荆三棱

等长；雄蕊3；柱头3。小坚果倒卵形，有三棱。花果期5—7月（图111）。

【生境与分布】 生浅水中。分布于东北、华北、西南、长江流域各地；朝鲜、日本也有分布。

【药用部位及应用】 干燥块茎入药。9—10月采挖，晒干，或削去外皮晒干。功能祛瘀消癥。用于血滞经闭，痛经，产后瘀阻腹痛，跌打瘀肿，食积腹痛。

薯蓣与易混淆植物

薯蓣（又名野山豆、野脚板薯、面山药）为2010年版《中华人民共和国药典》所载山药的基原植物。绵萆薢（又名畚箕斗、山薯、狗粪稞）则是《中华人民共和国药典》所载绵萆薢的基原植物。日本薯蓣（又名尖叶薯蓣）块茎可食用，民间认为有强壮健胃作用。粉背薯蓣（又名黄草、黄山姜、黄姜）为2010年版《中华人民共和国药典》所载粉萆薢的基原植物。四者均为薯蓣科薯蓣属植物，形态比较接近，容易混淆。但四者分别为四种药材，采收时当严加鉴别。

薯 蓣
Dioscorea opposita Thunb.

【科属】 薯蓣科（Dioscoreaceae）薯蓣属（*Dioscorea*）

【形态】 缠绕草质藤本。根状茎垂直生长，长圆柱形，粗大，外皮黄白色，茎右旋，光滑无毛。单叶，在茎下部互生，中部以上对生。叶片变异大，卵状三角形至宽卵形或戟形。花单性，雌雄异株。雄花序为穗状花序，生于叶腋，偶有呈圆锥状排列，花序轴明显呈之字状曲折。雌花序为穗状花序，着生于叶腋。蒴果不反折，三棱状扁圆形或三棱状圆形。花期6—9月，果期7—11月（图112）。

【生境与分布】 生于山坡、山谷林下，或溪边、路旁灌丛中。分布于福建、甘肃、广东、广西、贵州、河北、河南、湖北、湖南、江苏、江西、吉林、辽宁、陕西、山东、四川、台湾、云南、浙江等地；日本、朝鲜亦有分布。

【药用部位及应用】 干燥根茎入药。冬季茎叶枯萎后采挖，切去根头，洗净，除去外皮和须根，干燥，或趁鲜切厚片，干燥；也有选择肥大顺直的干燥山药，至

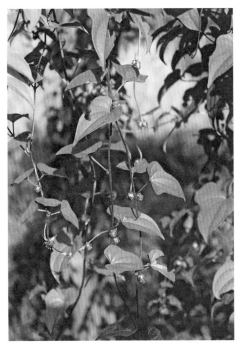
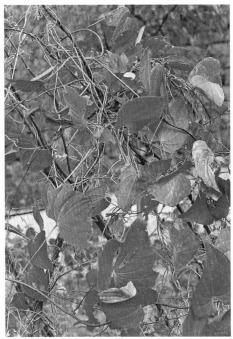

图112 薯蓣 　　　　　　　　　　　　　　　　图113 绵萆薢

清水中,浸至无干心,闷透,切齐两端,用木板搓成圆柱状,晒干,打光,习称"光山药"。功能补脾养胃,生津益肺,补肾涩精。用于脾虚食少,久泻不止,肺虚喘咳,肾虚遗精,带下,尿频,虚热消渴,麸炒山药补脾健胃。用于脾虚食少,泄泻便溏,白带过多。

绵　萆　薢

Dioscorea spongiosa J. Q. Xi, M. Mizuno et W. L. Zhao

【科属】　薯蓣科(Dioscoreaceae)薯蓣属(*Dioscorea*)

【形态】　多年生缠绕草质藤本。根状茎横生,分枝,粗大,外皮浅黄色,具多数细长须根。茎左旋。单叶互生,叶有两种类型,一种从茎基部至顶端全为三角状或卵状心形,全缘或边缘微波状;另一种茎基部的叶为掌状裂叶,茎中部以上的叶为三角状或卵状心形,全缘。花单性,雌雄异株。雄花序穗状,有时具分枝而成圆锥花序,腋生;花新鲜时橙黄色,有短梗,单生或2朵成对着生,稀疏排列于花序轴上;花被基部连合成管,顶端6裂,裂片披针形,花开时平展;

雄蕊6枚,着生于花被基部;雌花序与雄花序相似。蒴果三棱形,每棱翅状,长1.3～1.6 cm,宽1～1.3 cm。种子通常2枚,着生于每室中轴中部。花期6—7月,果期7—10月(图113)。

【生境与分布】 生于疏林下或灌丛中。分布于福建、广东、广西、湖北、湖南、江西、浙江等地。

【药用部位及应用】 干燥根茎入药。7—10月采挖,除去茎叶,切成片晒干。功能利湿去浊,祛风除痹。用于膏淋,白浊,白带过多,风湿痹痛,关节不利,腰膝疼痛。

日 本 薯 蓣
Dioscorea japonica Thunb.

【科属】 薯蓣科(Dioscoreaceae)薯蓣属(*Dioscorea*)

【形态】 缠绕藤本。块茎长圆柱状,垂直生长,外皮棕黄色,断面白色。茎右旋,细长,光滑无毛。单叶互生,叶片纸质,变异大,通常为三角状披针形,长椭圆状狭三角形至长卵形,有时茎上部的为线状披针形至披针形,下部的为宽卵心形,全缘,两面无毛。雄花序穗状,直立,1～4个腋生;花被片圆形或椭圆形;雌花序穗状下垂,长8～12 cm。蒴果肾形,不反曲,有3翅,翅长和宽近相等。种子着生于每室中轴中部,广卵形,四周有膜质翅(图114)。

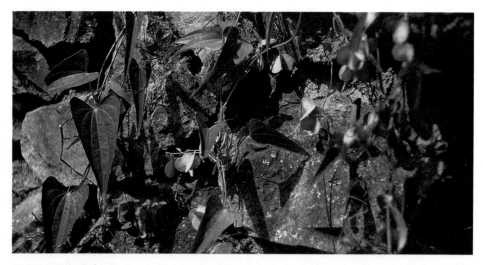

图114　日本薯蓣

【生境与分布】　喜生于向阳山坡或灌丛中或林下。分布于安徽、福建、广东、广西、贵州、湖北、湖南、江苏、江西、四川、台湾、浙江等地；日本、朝鲜亦有分布。

【药用部位及应用】　块茎可食用，也可入药，民间多作为强壮健胃剂。多鲜用。功能健脾胃，益肺肾，补虚羸。用于食少便溏，虚劳，喘咳，尿频，带下，消渴。

粉 背 薯 蓣
Dioscorea hypoglauca Palibin

【科属】　薯蓣科（Dioscoreaceae）薯蓣属（*Dioscorea*）

【形态】　多年生草质藤本。茎纤细，左旋。叶互生，纸质，三角状心形或矩圆状心形，边缘中部以下呈波状，背面有白粉，叶脉7条，沿脉有疏毛，叶干后变黑褐色。花单性异株；雄花序穗状；雌花序为下垂的穗状花序。蒴果近圆形，有3翅，成熟后向上反曲，下垂，翅长超过宽。花期5—7月，果期6—9月（图115）。

【生境与分布】　生于海拔200～1 300 m山腰陡坡、山谷缓坡或水沟边阴处的混交林边缘或疏林下。分布于河南南部、安徽南部、浙江、福建、台湾北部、江西、湖北、湖南、广东北部、广西东北部。

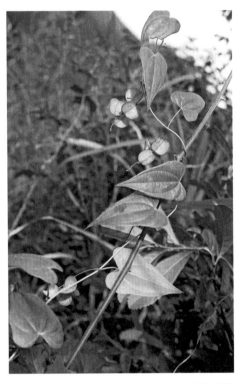

图115　粉背薯蓣

【药用部位及应用】　秋、冬季采挖根茎，除去须根，切薄片，晒干。功能利湿去浊，祛风除痹。用于膏淋，白浊，白带过多，风湿痹痛，关节不利，腰膝疼痛。

药用藤茎类植物

小木通与女萎

小木通（又名川木通、蓑衣藤、山木通），为2010年版《中华人民共和国药典》所载川木通的基原植物。女萎（又名山木通、苏木通、穿山藤）亦可入药，与小木通为同属植物，形态较为相似，且均有"山木通"之别名。易于混淆。小木通小叶全缘，无毛，女萎小叶边缘有粗锯齿，下面疏生短柔毛，是两者鉴别特征之一。

小　木　通
Clematis armandii Franch.

【科属】　毛茛科（Ranunculaceae）铁线莲属（*Clematis*）

【形态】　常绿木质藤本，高可达6 m。茎圆柱形，具纵条纹。叶为三出复叶，对生，小叶革质，狭卵形至披针形，长8～12 cm，宽达4.8 cm，先端渐尖，基部圆形或浅心形，全缘，无毛。聚伞花序，顶生或腋生，与叶近等长，腋生花序基部具多数宿存芽鳞；总花梗长3.5～7 cm；下部苞片近长圆形，常3裂，上部苞片小，披针形至钻形；萼片4，外面边缘有短绒毛；无花瓣；雄蕊多数，无毛，心皮多数，雌蕊披长柔毛。瘦果椭圆形，疏生伸展的柔毛，羽状花柱宿存。花期9—10月，果期11—12月（图116）。

【生境与分布】　生于山谷、山坡、林边、水沟旁或路旁灌丛之中。分布于广西、广东、云南、四川、陕西南部、湖北、贵州等地；越南及缅甸也有分布。

【药用部位及应用】　干燥藤茎入药，名"川木通"。春、秋二季采收，除去粗皮，晒干，或趁鲜切薄片，晒干。功能利尿通淋，清心除烦，通经下乳。用于淋证，水肿，心烦尿赤，口舌生疮，经闭乳少，湿热痹痛。

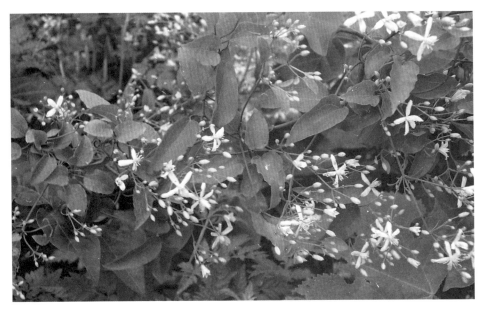

图116　小木通

女　萎

Clematis apiifolia DC.

【科属】　毛茛科（Ranunculaceae）铁线莲属（*Clematis*）

【形态】　藤本，小枝密生紧贴的微柔毛。叶对生，为三出复叶；小叶卵形，长达6 cm，宽达4.6 cm，不明显3浅裂或不分裂，边缘有粗锯齿，上面近无毛，下面疏生短柔毛。圆锥状聚伞花序，萼片4，白色，外面密生短柔毛；无花瓣；雄蕊多数，无毛。瘦果，羽状花柱宿存。花期7—9月，果期9—10月（图117）。

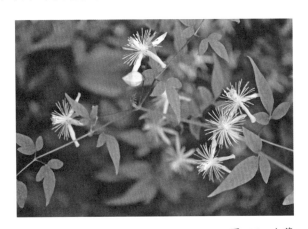

【生境与分布】　生山野林边。分布于江西、福建、浙江（海拔170～1 000 m）、江苏南部（150～250 m）、安徽大别山以南；朝鲜、日本也有。

【药用部位及应用】　以根、

图117　女萎

茎藤或全株入药。秋季开花时,采收带叶茎蔓,扎成小把,晒干,或随时鲜用。功能消炎消肿,利尿通乳。用于肠炎,痢疾,甲状腺肿大,风湿关节疼痛,尿路感染,乳汁不下。

木通与三叶木通

　　木通(又名野木瓜)与三叶木通均为2010年版《中华人民共和国药典》所载木通与预知子的基原植物。干燥藤茎入药,名"木通";其果实亦入药,名"预知子"。木通与三叶木通为同属植物,不易区分。两者虽均作木通入药,但有效成分含量仍有所差异,采收时须加以鉴别,分别收贮。木通为掌状复叶,通常小叶5片,三叶木通为三出复叶,是两者鉴别特征之一。

木　通
Akebia quinata（Thunb.）Decne.

【科属】　木通科(Lardizabalaceae)木通属(*Akebia*)

【形态】　落叶木质藤本。茎呈圆柱形,缠绕。叶为掌状复叶,互生或于短枝处簇生,小叶倒卵形或长倒卵形,纸质。总状花序腋生,花单性,雄花生于上部。果实肉质,长卵形,成熟后沿腹缝线开裂;种子多数,卵形,黑色(图118)。

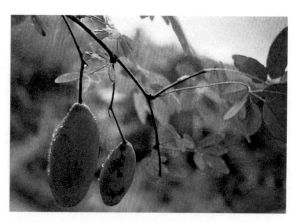

【生境与分布】　生于海拔300～1 500 m的山地灌木丛、林缘和沟谷中。广布于长江流域,西至四川,南至广东、广西,东至东南沿海,北至陕西均有分布;日本和朝鲜也有分布。

【药用部位及应用】　干燥藤茎入药,名"木通"。秋季采收,截取茎部,除去细枝,阴

图118　木通(果枝)

干。功能利尿通淋,清心除烦,通经下乳。用于淋证,水肿,经闭乳少,湿热痹痛。干燥近成熟果实亦入药,名预知子。夏、秋二季果实绿黄时采收,晒干,或置沸水中略烫后晒干。功能疏肝理气,活血止痛,散结,利尿。用于脘胁胀痛,痛经经闭,痰核痞块,小便不利。

三 叶 木 通

Akebia trifoliata(Thunb.)Koidz.

【科属】 木通科(Lardizabalaceae)木通属(*Akebia*)

【形态】 落叶木质藤本。茎、枝都无毛。叶为三出复叶,小叶卵圆形、宽卵圆形或长卵形,长宽变化很大,顶端钝圆、微凹或具短尖,基部圆形或宽楔形,边缘浅裂或呈波状。总状花序,腋生,花单性,雄花生于上部。果实肉质,长卵形,成熟后沿腹缝线开裂;种子多数,卵形,黑色(图119)。

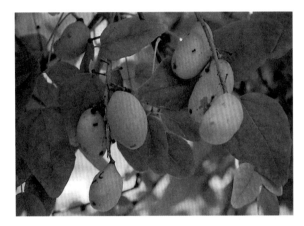

图119 三叶木通

【生境与分布】 生长于山腰、溪边、泥土、灌丛、疏林。分布于长江流域及河北、山西、山东、河南等地。

【药用部位及应用】 同"木通"。果实可食用。其根中苷类成分有抗炎作用。

石斛类基原植物比较

金钗石斛(又名扁金钗、扁黄草)、鼓槌石斛(又名金弓石斛)或流苏石斛(又名马鞭石斛)是2010年版《中华人民共和国药典》所载石斛的基原植物,铁皮石斛(又名黑节草)是2010年版《中华人民共和国药典》所载铁皮石斛的基原植物,美花石斛(又名环草石斛)、束花石斛、齿瓣石斛、霍山石斛(又名米斛)等也是石斛药材的基原植物之一。近年来,由于过度采集,许多传统使用的石斛基原植物已经濒临灭绝,加上价格一路上扬,利用石斛属其他植物冒充石斛者,常有发生,特此列出以上品种,供采集或栽培者参照。

<h1 style="text-align:center">金 钗 石 斛</h1>

Dendrobium nobile Lind.

【科属】　兰科(Orchidaceae)石斛属(*Dendrobium*)

【形态】　茎直立、肉质状肥厚,稍扁的圆柱状,长10～60 cm,粗达1.3 cm,上部多少回折状弯曲,基部明显收狭,不分枝,具多节,节有时稍肿大,成长茎或较老茎具多条纵直棱脊;节间多少呈倒圆锥形,长2～4 cm,干后金黄色。叶革质,长圆形,长6～11 cm,宽1～3 cm,先端钝并且不等侧2裂,基部具抱茎的鞘。总状花序从具叶或落了叶的老茎中部以上部分发出,长2～4 cm,具1～4朵花;花序柄长5～15 mm,基部被数枚筒状鞘;花苞片膜质,卵状披针形,长6～13 mm,先端渐尖;花梗和子房淡黄色,长3～6 mm;花大,白色带淡紫色先端,有时全体淡紫红色或除唇盘上具一紫红色斑块外,其余均为白色;中萼片长圆形,长2.5～3.5 cm,宽1～1.4 cm,先端钝,具5条脉;侧片相似于中萼片,先端尖锐,基部歪斜,具5条脉;萼囊圆锥形,长6 mm;花瓣多少斜宽卵形,长2.5～3.5 cm,宽1.8～2.5 cm,先端钝,基部具短爪,全缘,具3条主脉和许多支脉;唇瓣宽卵形,长2.5～3.5 cm,宽2.2～3.2 cm,先端钝,基部两侧具紫红色条纹并且收狭为短爪,中部以下两侧围抱蕊柱,边缘具短的睫毛,两面密布短绒毛,唇盘中央具1个紫红色大斑块;蕊柱绿色,长5 mm,基部稍扩大,具绿色的蕊柱足;药帽紫红色,圆锥形,密布细乳突,前

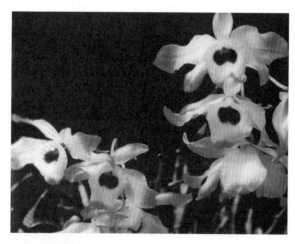

图120　金钗石斛

端边缘不整齐的尖齿。花期4—5月（图120）。

【生境与分布】 附生于密林树干或岩石上。分布于台湾、湖北南部、香港特区、海南、广西、四川南部、贵州西南部至北部、云南东南部至西南部、西藏东南部、河南及安徽。

【药用部位及应用】 茎端入药。全年采收，以春末夏初和秋季采集者为佳，用开水略烫，去除茎叶鞘，干燥。功能益胃生津，滋阴清热。用于阴伤津亏，口干烦渴，食少干呕，病后虚热，目暗不明。

流 苏 石 斛

Dendrobium fimbriatum Hook.

【科属】 兰科（Orchidaceae）石斛属（*Dendrobium*）

【形态】 茎粗壮，斜立或下垂，质地硬，圆柱形或有时基部上方稍呈纺锤形，具多数纵槽；叶，革质，长8～15.5 cm，宽2～3.6 cm，先端急尖；花序柄长2～4 cm，基部被数枚套叠的鞘；鞘膜质，筒状，位于基部的最短，长约3 mm，顶端的最长，达1 cm；花苞片膜质，卵状三角形，先端锐尖，萼片长圆形，长1.3～1.8 cm，宽6～8 mm，先端钝，边缘全缘，具5条脉；侧萼片卵状披针形，与中萼片等长而稍较狭，先端钝，基部歪斜，全缘，具5条脉；花瓣金黄色，长圆状椭圆形，先端钝，边缘微啮蚀状，具5条脉；唇瓣比萼片和花瓣的颜色深，近圆形，长15～20 mm，基部两侧具紫红色条纹并且收狭为长约3 mm的爪，边缘具复流苏，唇盘具1个新月形横生的深紫色斑块；药帽黄色，圆锥形，光滑，前端边缘具细齿。花期4—5月（图121）。

【生境与分布】 生于海拔600～1 700 m的密林中树干上或山谷阴湿岩石上。分布于广西、贵州、云南等地。

【药用部位及应用】 同"金钗石斛"。

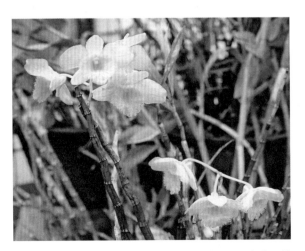

图121 流苏石斛

鼓 槌 石 斛
Dendrobium chrysotoxum Lindl.

【科属】 兰科（Orchidaceae）石斛属（*Dendrobium*）

【形态】 茎肉质，纺锤形，具2～5节间，具多数圆钝的条棱，干后金黄色，近顶端具2～5枚叶；叶革质，长圆形，长达19 cm，宽2～3.5 cm或更宽，先端急尖而钩转，基部收狭，但不下延为抱茎的鞘；总状花序近茎顶端发出，斜出或稍下垂，长达20 cm；黄金黄色，花序轴粗壮，疏生多数花；花苞片卵状披针形，长2～3 mm，先端急尖；花梗和子房黄色，长达5 cm；中萼片长圆形，先端稍钝，具7条脉；侧脉片与中萼片近等大；萼囊近球形；花瓣倒卵形，等长于中萼片，宽约为萼片的2倍，先端近圆形，具10条脉；唇瓣的颜色比萼片和花瓣深，近肾状圆形，长约2 cm，宽约2.3 cm，先端浅2裂；唇盘通常呈"八"隆起，有时具"U"形的栗色斑块；药帽淡黄色，尖塔状。花期3—5月（图122）。

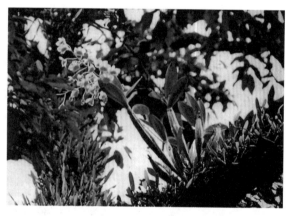

图122　鼓槌石斛

【生境与分布】 生于海拔520～1 620 m阳光充足的常绿阔叶林中树干上或疏林下岩石上。我国主要分布于云南南部至西部；国外分布于缅甸、泰国、老挝、越南。

【药用部位及应用】 同"金钗石斛"。

美 花 石 斛
Dendrobium loddigesii Rolfe

【科属】 兰科（Orchidaceae）石斛属（*Dendrobium*）

【形态】 茎细圆柱形，悬垂，具多数节，长10～45 cm，粗约3 mm，有时分枝；叶舌形或长圆状披针形，质地薄，先端锐尖而钩转。花单朵侧生于具叶的茎上部，直径3.5～4 cm，淡玫瑰色或浅白色；中萼片卵状长圆形，长约1.7～2 cm，侧萼片披针形，与中萼片等长；萼囊近球形，长约5 mm，花瓣椭圆形，与萼裂片等长或较宽，先端近锐尖,全缘,唇瓣近圆形,上面中央金黄色,周边淡紫红色,稍凹陷,密布短毛,边缘具流苏,蕊柱白色,具红色条纹;药帽圆锥形,密布乳状。花期4—5月(图123)。

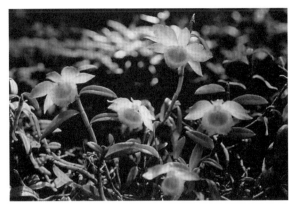

图123　美花石斛

【生境与分布】　生于海拔400～1 500 m的山地林中树干上或林下岩石上。分布于广西、广东、海南、贵州等地。

【药用部位及应用】　同"金钗石斛"。

束 花 石 斛

Dendrobium chrysanthum Wall. ex Lindl.

【科属】　兰科(Orchidaceae)石斛属(*Dendrobium*)

【形态】　茎近肉质,高20～145 cm,粗1～1.7 cm。叶顶端尖。总状花序几无总梗,侧生于有叶或无叶的茎节上;花序2～20束,每束有花2～6朵;花金黄色,唇瓣近扇形,唇盘上有2个紫色斑块,2条褶片从基部伸至中部,边缘具啮齿状,两面均有茸毛。花期5—9月(图124a、图124b)。

【生境与分布】　生于海拔700～2 500 m的山地密林中树干上或山谷阴湿的岩

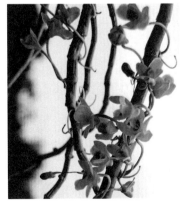

图124a　束花石斛

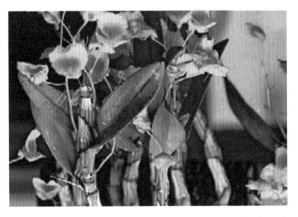

图124b　束花石斛

石上。分布于广西西南部至西北部（百色、德保、隆林、凌云、靖西、田林、南丹）、贵州南部至西南部（兴义、安龙、罗甸、关岭）、云南东南部至西南部（麻栗坡、砚山、屏边、石屏、绿春、勐腊、勐海、澜沧、镇康、临沧）、西藏东南部（墨脱）。

【药用部位及应用】　同"金钗石斛"。

铁　皮　石　斛
Dendrobium officinale Kitmura et Migo

【科属】　兰科（Orchidaceae）石斛属（*Dendrobium*）

【形态】　茎直立，圆柱形，长9～35 cm，粗2～4 mm，不分枝，具多节，节间长1～3 cm，常在中部以上互生3～5枚叶；叶二列，纸质，长圆状披针形，长3～4 cm，宽9～11 mm，先端钝并且多少钩转，基部下延为抱茎的鞘，边缘和中肋常带淡紫色；叶鞘常具紫斑；总状花序，具2～3朵花；花序柄长5～10 mm，基部具2～3枚短鞘；花序轴回折状弯曲，长2～4 cm；花苞片干膜质，浅白色，卵形，长5～7 mm，先端稍钝；花梗和子房长2～2.5 cm；萼片和花瓣黄绿色，近相似，长圆状披针形，长约1.8 cm，宽4～5 mm，先端锐尖，具5条脉。侧萼片基部较宽阔，宽约1 cm；萼囊圆锥形，长约5 mm，末端圆形；唇瓣白色，基部具1个绿色或黄色的胼胝体，卵状披针形，比萼片稍短，中部反折，先端急尖，不裂或不明显3裂，中部以下两侧具紫红色条纹，边缘多少波状；唇盘密布细乳突状的毛，并且在中部以上具1个紫红色斑块；蕊柱黄绿色，长约3 mm，先端两侧各具1个紫点；蕊柱足黄绿色带紫红色条纹，疏生毛；药帽白色，长卵状三角形，长约2.3 mm，顶端近锐尖并且2裂。花期3—6月（图125）。

【生境与分布】　生于海拔达1 600 m的山地半阴湿的岩石上，喜温暖湿润气候和半阴半阳的环境，不耐寒。分布于浙江、广西、湖南、云南、贵州等地。

【药用部位及应用】　茎段入药。全年均可采收，以春末

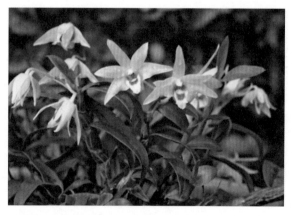

图125　铁皮石斛

夏初和秋季采者为好,煮蒸透或烤软后,晒干、烘干或鲜用。多加工成枫斗。功能益胃生津,滋阴清热。用于阴伤津亏,口干烦渴,食少干呕,病后虚热,目暗不明。

齿 瓣 石 斛
Dendrobium devonianum Paxt.

【科属】 兰科(Orchidaceae)石斛属(*Dendrobium*)

【形态】 茎悬垂(幼茎或初生时为直立状——作者注),圆柱形,细长,上下近等粗。叶质地薄,2列,狭卵状披针形,长3～5 cm,宽0.7～1 cm,先端渐尖。总状花序侧生,具1～2花;花序柄长3～4 mm;花直径3～4 cm,质地薄;萼片和花瓣白色,先端带紫色,萼片长约2.5 cm;花瓣卵形,与萼片等长而较宽,先端急尖,边缘具短流苏;唇瓣近圆形,白色而带紫色先端,基部具短爪,两侧具紫色条纹,边缘具流苏;唇盘两侧各具1个黄色斑块,密布短毛;蕊柱白色,两侧具紫色条纹;药帽圆锥形,密布细乳突。花期4—5月(图126)。

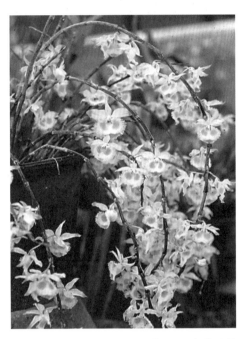

图126 齿瓣石斛

【生境与分布】 生于海拔达1 850 m的山地密林中树干上。分布于广西、云南、贵州和西藏东南部;国外泰国、老挝、越南多产。

【药用部位及应用】 茎药用。功能养胃生津、滋阴除热。用于热病伤津或胃阴不足之舌干口渴、阴虚津亏之虚热不退等症。

霍 山 石 斛
Dendrobium huoshanense C. Z. Tang et S. J. Cheng

【科属】 兰科(Orchidaceae)石斛属(*Dendrobium*)

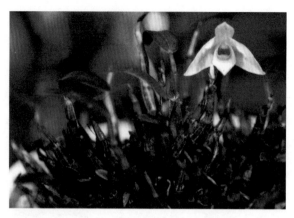

图 127　霍山石斛

【形态】　茎肉质，长3～9 cm，从基部上方向上逐渐变细，在基部上方肿胀，粗3～18 mm；叶革质，斜出，舌状长圆形；花序柄长2～3 mm；鞘纸质，卵状披针形，长3～4 mm，先端锐尖；花苞片浅白色带栗色，卵形，长3～4 mm，先端锐尖；侧萼片镰状披针形，长12～14 mm，宽5～7 mm，先端钝，基部歪斜；萼囊近矩形；花瓣卵状长圆形，先端钝；中裂片半圆状三角形，先端近钝尖，基部密生长白毛并且具1个黄色横椭圆形的斑块；蕊柱足基部黄色，密生长白毛，两侧偶然具齿突；药帽，近半球形，顶端微凹。花期5月（图127）。

【生境与分布】　大多生长在云雾缭绕的悬崖峭壁崖石缝隙间和参天古树上，其生长条件极为苛刻。分布于河南西南部（南召）、安徽西南部（霍山）。为中国地理标志产品之一。

【药用部位及应用】　茎药用。功能滋养阴津，增强体质，补益脾胃，护肝利胆。用于补五脏虚劳，抗肿瘤，延缓衰老，降血糖，明目等。野生石斛是石斛中的极品，为国家重点二级保护的珍稀濒危植物，禁止采集和销售。

肉苁蓉与管花肉苁蓉

　　肉苁蓉（又名淡大芸、肉从容、纵蓉）与管花肉苁蓉（又名南疆大芸、红柳大芸）皆为2010年版《中华人民共和国药典》所载肉苁蓉的基原植物，以肉质茎入药，功效相同，形态也较为相近。肉苁蓉为名贵中药，经济价值较高，由于被大量采挖，其数量已急剧减少，属于濒危品种。目前正在扩大人工栽培，以供药用。但两者均为寄生植物，寄主不同，生长环境也有差别，必须注意鉴别。

肉 苁 蓉

Cisanche deserticola Y. C. Ma

【科属】 列当科（Caryophyliaceae）肉苁蓉属（*Cistanche*）

【形态】 多年生草本，高达1.6 m。茎不分枝。茎下部叶紧密，宽卵形或三角状卵形，长0.5～1.5 cm，宽1～2 cm；上部叶较疏，披针形或窄披针形，无毛。穗状花序长15～50 cm；苞片条状披针形或披针形，与花萼近等长。花萼钟状，5浅裂；花冠管状钟形，长3～4 cm，裂片5，近半圆形；花冠淡黄色，裂片淡黄、淡紫或边缘淡紫色，干后棕褐色；花丝基部被皱长柔毛；花药基具骤尖头，被皱曲长柔毛；子房基部有密腺；花柱顶端内折，蒴果卵球形，长1.5～2.7 cm，顶端具宿存花柱。种子极多，长0.6～1 mm。花期5—6月，果期6—8月（图128）。

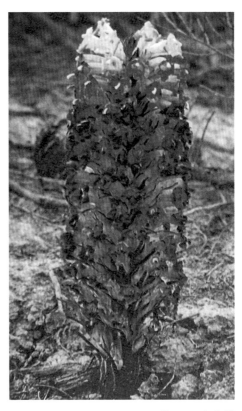

图128　肉苁蓉

【生境与分布】 生于海拔225～1 150 m荒漠、沙丘、干涸老河床、湖盆低地等处，寄生在藜科梭梭属植物梭梭、白梭梭等植物的根上，生境条件很差。分布于内蒙古西部、新疆北部及西北部。

【药用部位及应用】 干燥鳞叶的肉质茎入药。春季苗刚出土时或秋季冻土之前采挖，除去茎尖，切段，晒干。功能补肾阳，益精血，润肠通便。用于肾阳不足，精血亏虚，阳痿不孕，腰膝酸软，筋骨无力，肠燥便秘。

管花肉苁蓉

Cistanche tubulosa（Schrenk）Wight

【科属】 列当科（Caryophyliaceae）肉苁蓉属（*Cistanche*）

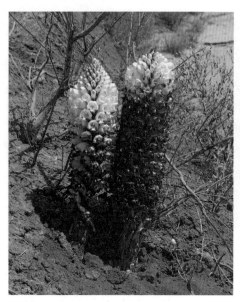
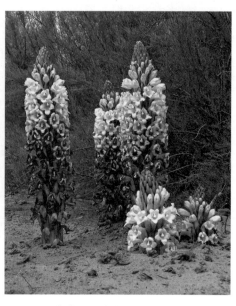

<table>
<tr><td>图 129a　管花肉苁蓉（野生，段士民摄）</td><td>图 129b　管花肉苁蓉（人工种植，徐新文摄）</td></tr>
</table>

【形态】　与肉苁蓉的区别：植株高 60 ～ 100 cm。生于茎上部的渐狭为三角状披针形或披针形。穗状花序长 12 ～ 18 cm；花萼筒状，顶端 5 裂至近中部；花冠筒状漏斗形，长 4 cm，顶端 5 裂，裂片在花蕾时带紫色，干后变棕褐色，近等大，近圆形；花丝基部膨大并密被黄白色长柔毛；药室基部钝圆，不具小尖头；花柱头扁圆球形，2 浅裂。蒴果长圆形，长 1.0 ～ 1.2 cm。种子多数，近圆形，干后变黑色，外面网状。花期 5—6 月，果期 7—8 月（图 129a、图 129b）。

【生境与分布】　生于海拔 1 200 m 水分较充足的红柳（多枝柽柳）丛中及沙丘地，常寄生于柽柳属植物的根上。分布于新疆，但以南疆的民丰分布较集中；北非、西亚、中亚、印度及巴基斯坦也有分布。

【药用部位及应用】　同"肉苁蓉"。

青藤与毛青藤

　　青藤（又名防己、排风藤、土木通）与毛青藤均为 2010 年版《中华人民共和国药典》所载青风藤的基原植物。以干燥藤茎入药。青藤与毛青藤都为防己科植物,外形比较相似,容易混淆。虽然两者均作为青风藤入药,但所含有效成分有差异,采集时须分别收储。毛青藤叶两面均被短绒毛,可与青藤相区别。

青 藤

Sinomenium acutum（Thunb.）Rehd. et Wils.

【科属】 防己科（Menispermaceae）
防己属（*Sinomenium*）

【形态】 木质藤本,长达5～7 m。
茎枝灰褐色,无毛,有纵直条纹。叶纸
质至革质,心状圆形或宽卵圆形,长
7～12 cm,宽5～10 cm,先端渐尖,
基部心形或近截形,全缘,基部的叶常
5～7角状浅裂,近无毛,基出掌状脉
通常5条,叶柄长6～10 cm。圆锥花
序腋生,花小,淡黄绿色,单性异株;萼
片6,2轮排列;花瓣6,三角状圆形;雄
花雄蕊8～12;雌花有退化的不育雄
蕊丝状,心皮3。核果扁球形,蓝黑色。
花期夏季,果期秋季（图130）。

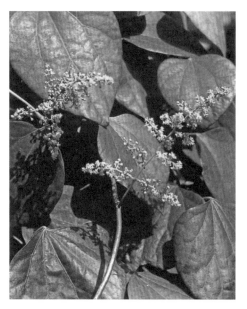

图130 青藤

【生境与分布】 生于林中、林缘、沟边或灌木丛中,常攀援于树上或石山上。分布于长江流域及其以南各地,南至广东;日本也有分布。

【药用部位及应用】 干燥藤茎入药,名"青风藤"。秋末冬初采割,扎把或切长段,晒干。功能祛风湿,通经络,利小便。用于风湿痹痛,关节肿胀,麻痹瘙痒。

毛 青 藤

Sinomenium acutum（Thunb.）Rehd. et Wils. var.
cinereum Rehd. et Wils.

【科属】 防己科（Menispermaceae）防己属（*Sinomenium*）

【形态】 木质藤本,形态与青藤相似。叶两面均被短绒毛,下表面绒毛更密,呈

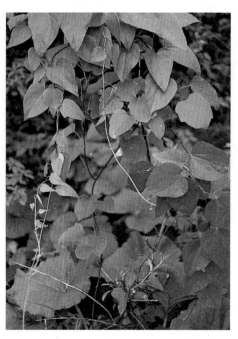

图131　毛青藤

灰白色。花序及幼嫩茎亦被短绒毛。核果近球形（图131）。

【生境与分布】　生于山坡灌丛中或山谷林荫下或沟旁。分布于陕西、甘肃、江苏、安徽、河北、广东、贵州等地。

【药用部位及应用】　同"青藤"。

降香檀、紫檀与
海南黄檀

降香檀（又名降香、花梨木）为2010年版《中华人民共和国药典》所载降香的基原植物，干燥心材入药。紫檀（又名青龙木、花榈木、紫檀香）的心材也是一种中药材。海南黄檀（又名海南檀、花梨木）无心材，不入药，多作为行道树或庭园观赏树，或作为家具用材。降香檀、紫檀与海南黄檀都为豆科植物，形态比较相似，容易混淆。降香檀的花冠乳白色或淡黄色，海南黄檀花冠粉红色，紫檀花冠黄色，是三者的鉴别特征之一。

降 香 檀
Dalbergia odorifera T. C. Chen

【科属】　豆科（Leguminosae）黄檀属（*Dalbergia*）

【形态】　乔木，高10～15 m；除幼嫩部分、花序及子房略被短柔毛外，全株无毛；树皮褐色或淡褐色，粗糙，有纵裂槽纹。小枝有小而密集皮孔。羽状复叶，小叶（3～）4～5（～6）对，近革质，卵形或椭圆形。圆锥花序腋生，分枝呈伞房花序状；花萼下方1枚萼齿较长，披针形，其余的阔卵形，急尖；花冠乳白色或淡黄色，各瓣近等长，旗瓣倒心形，翼瓣长圆形，龙骨瓣半月形，背弯拱；雄蕊9，单体。荚果舌状长圆形，有种子1（或2）粒（图132）。

【生境与分布】　生于中海拔有山坡疏林中、林缘或村旁旷地上。主产于海南

（中部和南部），云南有栽培。

【药用部位及应用】 干燥心材入药。全年均可采收，除去边材，阴干。功能行气活血，止痛，止血。用于脘腹疼痛，肝郁胁痛，胸痹刺痛，跌扑损伤，外伤出血。

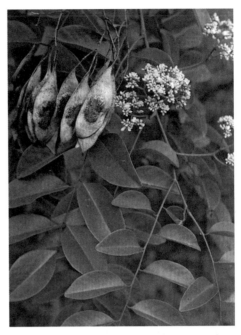

图132 降香檀

紫 檀
Pterocarpus indicus Willd.

【科属】 豆科（Leguminosae）紫檀属（*Pterocarpus*）

【形态】 乔木，高15～25 m；树皮灰色。单数羽状复叶；小叶3～5对，卵形，先端渐尖，基部圆形，两面无毛，叶脉纤细。圆锥花序顶生或腋生，多花，被褐色短柔毛；花萼钟状，微弯；花冠黄色，旗瓣宽10～13 mm；雄蕊10，单体，最后分为5+5的二体。荚果圆形，有种子2～4粒。花期春季（图133a、图133b）。

【生境与分布】 生于坡地疏林中或栽培于庭园。分布于福建、广东、广西、云南、台湾；印度、菲律宾、印度尼西亚和缅甸也有分布。

【药用部位及应用】 心材入药。7—9月采集，切片，晒干。功能消肿，止血，定痛。用于肿毒，金疮出血。

海 南 黄 檀
Dalbergia hainanensis Merr.et Chun

【科属】 豆科（Leguminosae）黄檀属（*Dalbergia*）

【形态】 乔木，高9～16 m；树皮暗灰色，有槽纹。嫩枝略被短柔毛。羽状复叶；叶轴、叶柄被褐色短柔毛；小叶（3～）4～5对，纸质，卵形或椭圆形；嫩时两面被黄褐色状贴短柔毛；小叶柄被褐色短柔毛。圆锥花序腋生，略被褐色短柔毛；花萼被褐色短柔毛，萼齿5；花冠粉红色，旗瓣倒卵状长圆形，翼瓣菱

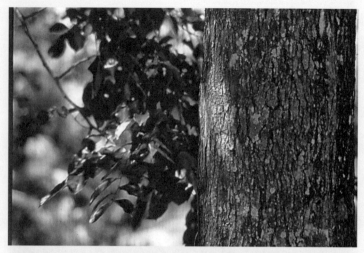

图133a　紫檀（树干与小枝）

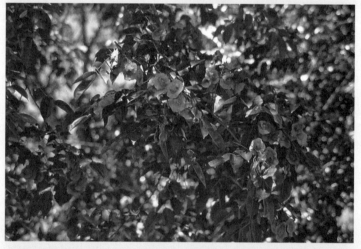

图133b　紫檀（果枝与果实）

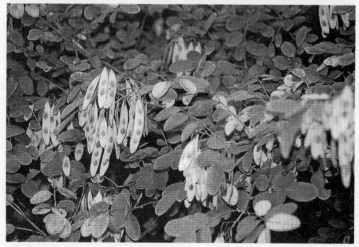

图134　海南黄檀（示果枝与果实）

状长圆形,内侧有下向的耳,龙骨瓣较短,亦具耳;雄蕊10,为5+5的二体。荚果长圆形,倒披针形或带状,果瓣被褐色短柔毛;有种子1(或2)粒(图134)。

【生境与分布】 生于山地疏或密林中。主产于海南。

【药用部位及应用】 未见报道。

钩藤基原植物比较

钩藤(又名吊藤、钩藤钩子、钓藤)、大叶钩藤(又名大钩丁)、毛钩藤(又名倒吊风藤、台湾风藤)、华钩藤、无柄果钩藤均为2010年版《中华人民共和国药典》所载钩藤的基原植物,属于同科同属植物,因此形态较为相似,虽然均作为钩藤入药,但其化学成分、药材形状仍有所差别,因此采收时宜加以鉴别。

钩　　藤
Uncaria rhynchophylla(Miq.)Miq.ex Havil.

【科属】 茜草科(Rubiaceae)钩藤属(*Lycopus*)

【形态】 常绿木质藤本,高1～3 m。小枝四棱柱形,光滑。叶腋处有成对或单生的钩,向下弯曲,先端尖,长1.7～2 cm。叶对生,纸质,具短柄;叶片长5～12 cm,宽3～7 cm,先端渐尖,基部宽楔形,全缘,上面无毛,下面在脉腋内常有短毛;托叶2深裂,裂片条状锥形,长6～12 mm。头状花序单个腋生或为顶生的总状花序式排列,直径2～2.5 cm;花冠黄色,管状合生,先端5裂,裂片外被粉状柔毛;子房下位。蒴果倒卵形,疏被柔毛,有

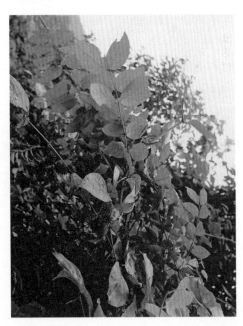

图135　钩藤

宿存萼。种子两端有翅。花期6—7月，果期10—11月（图135）。

【生境与分布】　生于山谷溪边的疏林或灌丛中。分布于江西、福建、湖北、湖南、广东、广西、四川、贵州、云南等地；日本也有分布。

【药用部位及应用】　干燥带钩茎枝入药。秋、冬二季采收，去叶，切段，晒干。功能息风定惊，清热平肝。用于肝风内动，高热惊厥，感冒夹惊，小儿惊啼，妊娠子痫，头痛眩晕。

大 叶 钩 藤
Uncaria macrophylla Wall.

【科属】　茜草科（Rubiaceae）钩藤属（*Lycopus*）

【形态】　攀援性大藤本，高12～15 m。茎枝方柱形，被褐色毛，尤以节部及钩端多，每一节上有双钩，钩向内弯成长圆形或圆形，末端膨大成小球，幼时亦有疏粗毛。叶片革质，宽椭圆形或长椭圆形，长10～16 cm，宽6～12 cm，先端锐尖，基部圆形或心形，上面近光滑，下面被褐黄色粗毛；托叶2裂。头状花序圆球形，单生叶腋，花序柄长3.5～6.5 cm，被褐黄色粗毛；花淡黄色，花冠管状漏斗形，5裂，花萼裂片线状长圆形。蒴果有长柄，纺锤形。花期夏季（图136）。

【生境与分布】　生于山地次生林中。分布于云南、广西、广东等地；国外印度、不丹、缅甸、老挝、越南等也有分布。

【药用部位及应用】　同"钩藤"。

毛 钩 藤
Uncaria hirsute Havil.

【科属】　茜草科（Rubiaceae）钩藤属（*Lycopus*）

【形态】　藤本，茎枝圆柱形或稍呈方形，被硬毛。叶革质，卵形，长8～12 cm，宽5～7 cm，表面粗糙，上面疏被硬毛，下面被粗硬毛，托叶2裂。头状花序单生叶腋，小苞片线形，花近无梗。小蒴果纺锤形，被短柔毛。花、果期1—12月（图137）。

【生境与分布】　我国特有种，生于山谷溪畔灌木丛中。分布于广东、广西、贵州、

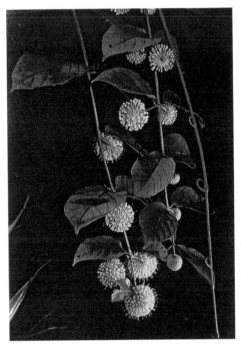

图 136　大叶钩藤

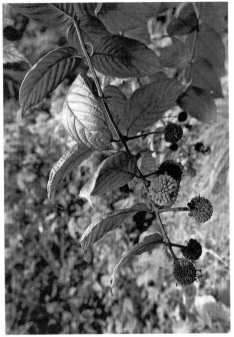

图 137　毛钩藤

福建及台湾等地。

【药用部位及应用】　同"钩藤"。

华 钩 藤
Uncaria sinensis（Oliv.）Havil.

【科属】　茜草科（Rubiaceae）钩藤属（*Lycopus*）

【形态】　木质藤本，高达 3 m。茎枝四方形，光滑无毛；钩近于叶腋生，长约 1.5 cm，弯曲成长圆形，基部稍阔。叶对生，卵形或卵状椭圆形，长 10 ～ 17 cm，宽 5.5 ～ 9.5 cm，先端渐尖，基部圆形，全缘，两面均无毛；托叶膜质，全缘。头状花序；花萼管状，先端 5 裂，裂片长椭圆形或卵形，长约 1.5 mm，密被灰色小粗毛。蒴果棒状，近于无柄，被紧贴的长柔毛。花期 6—7 月，果期 10—11 月（图 138）。

【生境与分布】　我国特有种，生于山地林中。分布于湖北、湖南、广西、四川、贵州、云南等地。

【药用部位及应用】　同"钩藤"。

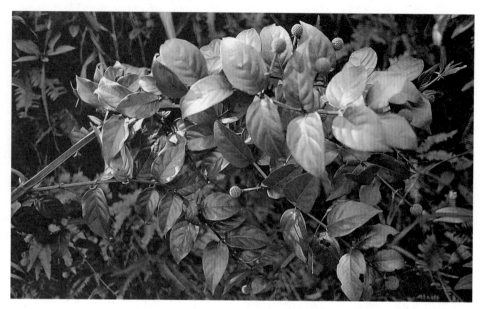

图138　华钩藤

无柄果钩藤

Uncaria sessilifructus Roxb.

【科属】　茜草科（Rubiaceae）钩藤属（*Lycopus*）

【形态】　藤本，茎枝呈方柱形，四面均有一纵沟，被褐色柔毛，以节部及钩端较多；叶腋有钩状变态枝，钩长1.5～2.5 cm，弯曲部较圆，幼时被毛，老时光滑。单叶对生，薄革质，基部短尖或钝，上面光滑，下面常有蜡被，干时稍带粉白色。头状花序生于叶腋或枝顶，花冠管无毛，仅裂片外面被绢毛。蒴果纺锤形。花期6—7月，果期10—11月（图139）。

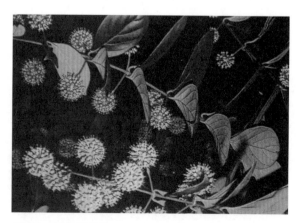

图139　无柄果钩藤

【生境与分布】　生于林下灌木丛中。分布于广西和云南；印度、不丹、缅甸、尼泊尔、孟加拉国等也有分布。

【药用部位及应用】　同"钩藤"。

络石与薜荔

络石（又名络石藤、红对叶肾、白花藤）为2010年版《中华人民共和国药典》所载络石的基原植物，为夹竹桃科植物，以带叶藤茎入药。薜荔（又名木莲、凉粉藤、薜荔络石藤）也是一味中药材，未入药典，为桑科植物，以茎、叶入药。薜荔与络石形态近似，容易混淆。络石的叶折断时可见白色绵毛状丝，果实为蓇葖果；薜荔果实为隐花果；是两者的鉴别特征之一。

络　石
Trachelospermum jasminoides (Lindl.) Lem.

【科属】　夹竹桃科（Apocynaceae）络石属（*Trachelospermum*）

【形态】　藤本，长达10 m。小枝被短柔毛，老时无毛。叶革质，卵形，倒卵形或窄椭圆形。长2～10 cm，对生。无毛或下面疏被短柔毛；叶柄长0.3～1.2 cm。聚伞花序圆锥状，顶生或腋生，花序梗长2～6 cm，被微柔毛或无毛。花萼裂片窄长圆形，长2～5 mm，反曲，被短柔毛及缘毛；花冠白色，裂片倒卵形，长0.5～1 cm，花冠筒与萼片等长，中部胀大，喉部无毛或在雄蕊着生处疏披柔毛。雄蕊内藏；子房无毛。蓇葖果线状披针形，长10～25 cm，径0.3～1 cm；种子长圆形，长1.5～2 cm，顶端具白色绢毛，毛长1.5～4 cm。花期3—8月，果期6—12月（图140）。

【生境与分布】　生于海拔200～1 300 m的缘林或灌丛中。分布于陕西、河南、山

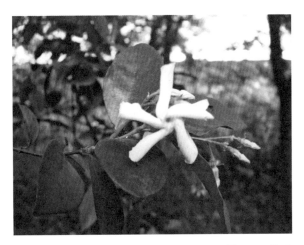

图140　络石

西、河北、山东、江苏、安徽、浙江、福建、台湾、江西、湖南、湖北、广东、海南、广西、贵州、云南、四川及西藏等地。

【药用部位及应用】 干燥带叶藤茎入药。冬季至次春采割,除去杂质,晒干。功能祛风通络,凉血消肿。用于风湿热痹,筋脉拘挛,腰膝酸痛,喉痹,痈肿,跌扑损伤。

薜 荔

Ficus pumila L.

【科属】 桑科(Moraceae)榕属(*Ficus*)

【形态】 攀援或匍匐灌木,叶互生,二型,不结果的枝节上生不定根,叶卵状心形,长约2.5 cm,薄革质,基部稍不对称,尖端渐尖,叶柄很短;结果的枝上无不定根,革质,卵状椭圆形,长5~10 cm,宽2~3.5 cm,先端急尖至钝形,基部圆形至浅心形,全缘,上面无毛,背面被黄褐色柔毛。隐花果单生于叶腋,梨形或倒卵形,长约5 cm,径约3 cm,有短柄;雄花和瘿花同生于一花序托内壁口部,多数,排成数行,有梗,花被片2~3;雄蕊2,花丝短;瘿花具梗,花被片3,花柱侧生;雌花生于另一植株花序托内壁,花梗长,花被片4或5。瘦果近球形,有黏液。花期4—5月,果期9—10月(图141)。

【生境与分布】 生于旷野树上或村边残墙破壁上或石灰岩山坡上。分布于福建、江西、浙江、安徽、江苏、台湾、湖南、广东等地。

【药用部位及应用】 茎、叶供药用。全年均可采集,取其带叶茎枝,晒干或鲜用。功能祛风除湿,活血通络,解毒消肿。用于腰腿痛,乳痛,疮疖,咽喉肿痛,水肿等。本植物的乳汁、根、果实亦可入药。

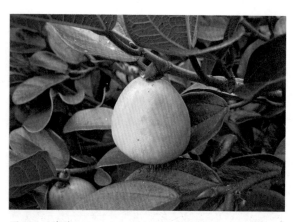

图141 薜荔

麻黄基原植物比较

　　草麻黄(又名麻黄草、华麻黄)、中麻黄或木贼麻黄为2010年版《中华人民共和国药典》所载麻黄与麻黄根的基原植物,以干燥草质茎入药名"麻黄",以干燥根和根茎入药名"麻黄根"。三者皆为麻黄科麻黄属植物,形态近似,但三者所含有效成分生物碱的差别显著,为保证临床用药安全,宜区别采集为妥。草麻黄为草本状灌木,叶2裂,裂片锐三角形,易折断;木贼麻黄为直立小灌木,叶2裂,裂片短三角形;中麻黄为灌木,叶3裂;是三者的鉴别特征之一。

草　麻　黄
Ephedra sinica Stapf

【科属】　麻黄科(Ephedraceae)麻黄属(*Ephedra*)

【形态】　草本状灌木,高20～40 cm。木质茎短或成匍匐状,小枝直伸或微曲,表面细纵槽纹常不明显。叶2裂,裂片锐三角形,先端急尖。雄球花多成复穗状,常具总梗,苞片通常4对,雄蕊7或8,花丝合生,稀先端稍分离;雌球花单生,卵圆形或矩圆状卵圆形,苞片4对;雌花2,雌球花成熟时肉质红色,矩圆状卵圆形或近于圆球形;种子通常2粒,包于苞片内,黑红色或灰褐色,三角状卵圆形或宽卵圆形,表面具细皱纹,种脐明显,半圆形。花期5—6月,种子8—9月成熟(图142a、图142b)。

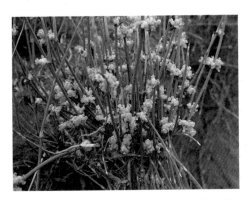 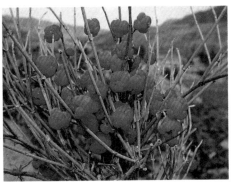

图142a　草麻黄(雄株,陈虎彪摄)　　　　图142b　草麻黄(雌株,陈虎彪摄)

【生境与分布】 生于山坡、平原、干燥荒地、河床及草原等处。分布于辽宁、吉林、内蒙古、河北、山西、河南西北部及陕西等地；蒙古也有分布。

【药用部位及应用】 干燥草质茎入药。秋季采割绿色的草质茎晒干。功能发汗散寒，宣肺平喘，利水消肿。用于风寒咳嗽，胸闷喘咳，风水浮肿。蜜麻黄润肺止咳，多用于表证已解，气喘咳嗽。

木 贼 麻 黄

Ephedra equisetina Bge.

【科属】 麻黄科（Ephedraceae）麻黄属（*Ephedra*）

【形态】 直立小灌木，高 1 m。木质茎粗长；小枝细，纵槽纹细浅不明显，常被白粉呈蓝绿色或灰绿色。叶 2 裂，大部合生，裂片短三角形。雄球花单生，也有 3 或 4 个集生于节上者，苞片基部约 1/3 合生，假花被近圆形，雄蕊 6 ～ 8，花丝合生；雌球花常 2 个对生于节上，窄卵圆形或窄菱形，苞片 3 对，菱形或卵状菱形，雌花 1 或 2。雌球花成熟时肉质红色，长卵圆形或卵圆形，具短梗。种子通常 1 粒，窄长卵圆形，具明显的点状种脐与种阜。花期 6—7 月，种子 8—9 月成熟（图 143）。

【生境与分布】 生于干旱地区的山脊、山顶及岩壁等处。分布于河北、山西、内蒙古、陕西西部、甘肃及新疆等地；蒙古、原苏联也有分布。

【药用部位及应用】 同"草麻黄"。

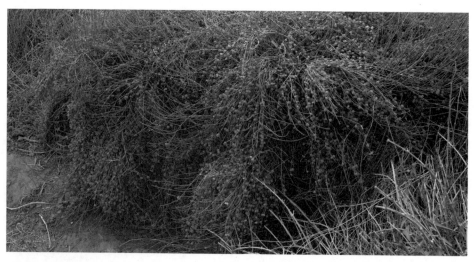

图 143 木贼麻黄

中 麻 黄

Ephedra intermedia Schrenk et C. A. Mey.

【科属】 麻黄科（Ephedraceae）麻黄属（*Ephedra*）

【形态】 灌木，高20～100 cm；茎直立或匍匐斜上，粗壮，基部分枝多；绿色小枝常被白粉呈灰绿色，纵槽纹较细浅。叶3裂，裂片钝三角形或窄三角披针形。雄球花密集于节上，雄蕊5～8枚；雌球花2或3成簇，成熟时肉质红色，椭圆形、卵圆形或矩圆状卵圆形；种子包于肉质红色的苞片内，3粒或2粒，呈卵圆形或长卵圆形。花期5—6月，种子7—8月成熟（图144a、图144b）。

【生境与分布】 生于海拔数百米至2 000 m的干旱荒漠、沙滩地区及干旱的山坡或草地上。分布于辽宁、河北、山东、内蒙古、山西、陕西、甘肃、青海及新疆等地，以西北各省区最为常见；阿富汗、伊朗和原苏联地区也有分布。

【药用部位及应用】 同"草麻黄"。

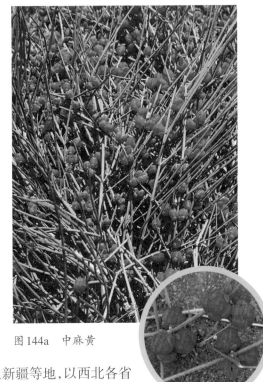

图 144a　中麻黄

图 144b　中麻黄（花）

密花豆与大血藤

　　密花豆（又名红藤、三叶鸡血藤、鸡血藤）为2010年版《中华人民共和国药典》所载鸡血藤的基原植物。大血藤（红藤、大活血、红血藤）为2010年版《中华人民共和国药典》所载大血藤的基原植物。两者的形态粗看起来比较相近，又都有"红藤"之别名，容易混淆，但完全是两种药材，密花豆为豆科植物，大血藤为木通科植物，须注意鉴别。

密 花 豆

Spatholobus suberectus Dunn

【科属】 豆科（Leguminosae）密花豆属（*Spatholobus*）

【形态】 攀援藤本，幼时呈灌木状。小叶纸质或近革质，异形，顶生的两侧对称，宽椭圆形、宽倒卵形至近圆形，两面近无毛或略被微毛，下面脉腋间常有髯毛。圆锥花序腋生或生于小枝顶端，花序轴、花梗被黄褐色短柔毛，苞片和小苞片线形，宿存；花萼短小；花瓣白色，旗瓣扁圆形，先端微凹，基部宽楔形；翼瓣斜楔状长圆形，基部一侧具短尖耳垂；龙骨瓣倒卵形，基部一侧具短尖耳垂；雄蕊内藏，花药球形，大小均一或几近均一；子房近无柄，下面被糙伏毛。荚果近镰形，密被棕色短绒毛，基部具果颈；种子扁长圆形，种皮紫褐色，薄而脆，光亮。果期11—12月（图145）。

【生境与分布】 生于海拔800～1 700 m的山地疏林或密林沟谷或灌丛中。分布于福建、广东、广西、云南等地。

【药用部位及应用】 干燥藤茎入药。秋、冬二季采收，除去枝叶，切片，晒干。功能活血补血，调经止痛，舒筋活络。用于月经不调，痛经，经闭，风湿痹痛，麻木瘫痪，血虚萎黄。

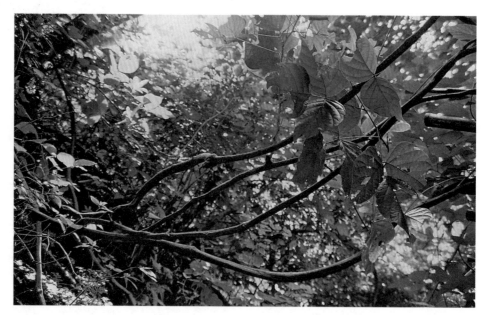

图145 密花豆

大 血 藤
Sargentocloxa cuneata（Coliv.）Rehd. et Wils.

【科属】 木通科（Lardizabalaceae）大血藤属（*Sargentocloxa*）

【形态】 落叶木质藤本。三出复叶，或兼具单叶，稀全部为单叶；顶生小叶近棱状倒卵圆形，先端急尖，全缘，侧生小叶斜卵形，先端急尖，基部内面楔形，上面绿色，下面淡绿色，干时常变为红褐色，比顶生小叶略大，小叶革质。总状花序长6～12 cm，雄花与雌花同序或异序，同序时，雄花生于基部；花梗细；苞片1枚，长卵形，膜质；萼片6，花瓣状，长圆形，顶端钝；花瓣6，小，圆形，黄色；花丝长仅为花药的一半或更短，药隔先端略突出；雌蕊多数，螺旋状生于卵状突起的花托上，子房瓶形，花柱线形，柱头斜。浆果近球形，成熟时黑蓝色。种子卵球形，基部截形；种皮黑色；种脐显著。花期4—5月，果期6—9月（图146）。

【生境与分布】 常见于海拔数百米的山坡灌丛、疏林和林缘等处。分布于安徽、福建、广东、广西、贵州、海南、河南、湖北、湖南、江苏、江西、陕西、四川、云南、浙江等地；老挝、越南也有分布。

【药用部位及应用】 干燥藤茎入药。秋、冬二季采收，除去侧枝，截段，干燥。功能清热解毒，活血，祛风止痛。用于肠痈腹痛，热毒疮疡，经闭，痛经，跌扑肿痛，风湿痹痛。

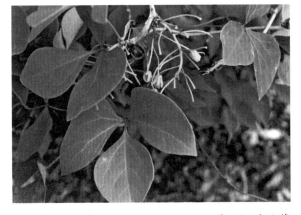

图146 大血藤

阔叶十大功劳与细叶十大功劳

阔叶十大功劳（又名土黄柏、黄天竹）与细叶十大功劳（又名西风竹、木黄连）均是2010年版《中华人民共和国药典》所载功劳木的基原植物，皆以干燥茎入药。两者均为小檗科十大功劳属植物,阔叶与细叶之区别明显,由于均作功劳木入药,采收时往往不作区别。但两者有效成分含量、药理作用仍有所差异,采收时宜加以鉴别,分别收贮。阔叶十大功劳叶长27～51 cm,细叶十大功劳长10～28 cm,是两者鉴别特征之一。

阔叶十大功劳
Mahonia bealei（Fort.）Cart.

【科属】 小檗科（Berberidaceae）十大功劳属（*Mahonia*）

【形态】 灌木或小乔木,高0.5～4 m。茎表面土黄色,粗糙。叶狭倒卵形至长圆形,长27～51 cm,宽10～20 cm,具4～10对小叶,上面暗灰绿色,背面被白霜,有时淡黄绿色或苍白色,两面叶脉不显;小叶厚革质,硬直,自叶下部往上小叶渐次变长而狭,最下一对小叶卵形,往上小叶近圆形至卵形或长圆形,基部阔楔形或圆形,偏斜,有时心形,边缘每边具2～6粗锯齿,先端具硬尖,顶生小叶较大,具柄。总状花序3～9个簇生于枝顶;芽鳞卵形至卵状披针形;花梗长4～6 cm;苞片阔卵形或卵状披针形,先端钝;花黄色;外萼片卵形,中萼片椭圆形,内萼片长圆状椭圆形;花瓣倒卵状椭圆形,基部腺体明显。雄蕊长3.2～4.5 mm,药隔不延伸,顶端圆形至截形;子房长圆状卵形,长约3.2 mm,花柱短,胚珠3～4枚。浆果卵形,深蓝色,被白粉。花期8—10月,果期10—12月（图147）。

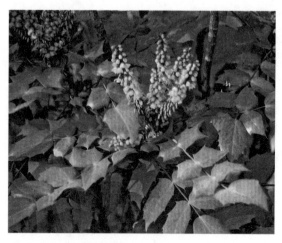

图147 阔叶十大功劳

【生境与分布】 生于海拔500～2 000 m的阔叶林、竹林、杉木林及混交林下、林缘、草坡、溪边、路旁或灌丛中。分布于浙江、安徽、江西、四川等地。

【药用部位及应用】 干燥茎入药。全年均可采收,切块片,干燥。功能清热燥湿,泻火解毒。用于湿热泻痢,黄疸尿赤,目赤肿痛,胃火牙痛,疮疖痈肿。

细叶十大功劳

Mahonia fortunei（Lind.）Fedde.

【科属】 小檗科（Berberidaceae）十大功劳属（*Mahonia*）

【形态】 灌木，高0.5～2 m。茎直立，表面灰色。叶倒卵形至倒卵状披针形，长10～28 cm，宽8～18 cm，具2～5对小叶，最下一对小叶外形与往上小叶相似，距叶柄基部2～9 cm，上面暗绿色至深绿色，叶脉不显，背面淡黄色，偶稍苍白色，叶脉隆起，叶轴粗1～2 mm，节间1.5～4 cm，往上渐短；小叶无柄或近无柄，狭披针形至狭椭圆形，基部楔形，边缘每边具5～10刺齿，先端急尖或渐尖。总状花序4～10个簇生；芽鳞披针形至三角状卵形；花梗长2～2.5 mm；苞片卵形，急尖；花黄色；外萼片卵形或三角状卵形，中萼片长圆状椭圆形，内萼片长圆状椭圆形；花瓣长圆形，基部腺体明显，先端微缺裂，裂片急尖；雄蕊长2～2.5 mm，药隔不延伸，顶端平截；子房长1.1～2 mm，无花柱，胚珠2枚。浆果球形，紫黑色，被白粉。花期8—10月，果期10—12月（图148）。

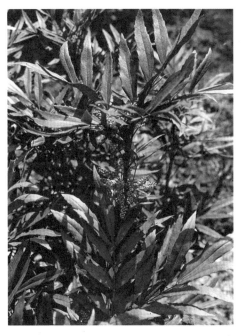

图148　细叶十大功劳

【生境与分布】 生于海拔350～2 000 m的山坡沟谷林中、灌丛中、路边或河边。分布于浙江、江西、四川、广西等地。

【药用部位及应用】 同"阔叶十大功劳"。

槲寄生与桑寄生

槲寄生（又名北寄生、寄生子、柳寄生）为2010年版《中华人民共和国药典》

所载槲寄生的基原植物。桑寄生（又名桃树寄生、苦楝寄生、广寄生）为2010年版《中华人民共和国药典》所载桑寄生的基原植物。槲寄生与桑寄生皆为桑寄生科植物，但不同属，形态差异也比较大。由于均有"寄生"之名，且功效主治也基本一样，所以常发生将两者混采在一起的现象。作为两种药材，还须严格加以区别采集。槲寄生节间膨大，桑寄生嫩枝、叶密被褐色或红褐色星状毛，是两者的鉴别特征之一。

槲 寄 生
Viscum coloratum（Komar.）Nakai

【科属】　桑寄生科（Loranthaceae）槲寄生属（*Viscum*）

【形态】　灌木，高0.3～0.8 m。茎、枝圆柱状，节稍膨大。叶对生，厚革质或革质，长椭圆形至椭圆状披针形。花序顶生或腋生，雌雄异株。雄花序聚伞状，总花梗几无或长达5 mm，总苞舟形，具花3朵；雄花蕾卵球形，萼片4枚，卵形；花药椭圆形。雌花序聚伞式穗状，总花梗长2～3 mm或几无，具花3～5朵，顶生的花具2枚苞片或无，交叉对生的花各具1枚苞片；雌花蕾长卵球形；花托卵球形，萼片4枚；柱头乳头状。果球形，具宿存花柱，成熟时淡黄色或橙红色，果皮平滑。花期4—5月，果期9—11月（图149）。

【生境与分布】　寄生于榆、杨、柳、桦、栎、梨、李、苹果，枫杨、赤杨、椴属植物上。分布于除新疆、西藏、云南、广东以外的各地；俄罗斯远东地区、朝鲜、日本也有分布。

【药用部位及应用】　干燥带叶茎枝入药。冬季至次春采割，除去粗茎，切段，干燥，或蒸后干燥。功能祛风湿，补肝肾，强筋骨，安胎元。用于风湿痹

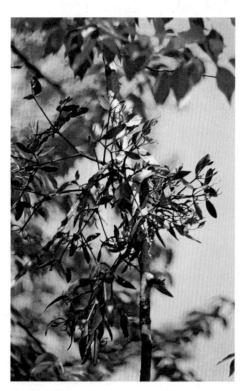

图149　槲寄生

痛,腰膝酸软,筋骨无力,崩漏经多,妊娠漏血,胎动不安,头晕目眩。

桑 寄 生

Taxillus chinensis（DC.）Danser

【科属】 桑寄生科（Loranthaceae）桑寄生属（*Taxillus*）

【形态】 灌木,高0.5～1 m。嫩枝、叶密被褐色或红褐色星状毛,小枝黑色,无毛,具散生皮孔。叶近对生或互生,革质,卵形、长卵形或椭圆形。总状花序伞形,苞片卵状三角形,花红色,花托椭圆状,副萼环状,具4齿;花冠花蕾时管状。果椭圆状,果皮具颗粒状体,被疏毛。花期6—8月（图150）。

【生境与分布】 寄生于桑树、梨树、李树、梅树、油茶、厚皮香、漆树、核桃或栎属、柯属、水青冈属、桦属、榛属等植物上。分布于云南、四川、甘肃、陕西、山西、河南、贵州、湖北、湖南、广西、广东、江西、浙江、福建、台湾。

【药用部位及应用】 干燥带叶茎枝入药。冬季至次春采割,除去粗茎,切段,干燥,或蒸后干燥。功能祛风湿,补肝肾,强筋骨,安胎元。用于风湿痹痛,腰膝酸软,筋骨无力,崩漏经多,妊娠漏血,胎动不安,头晕目眩。

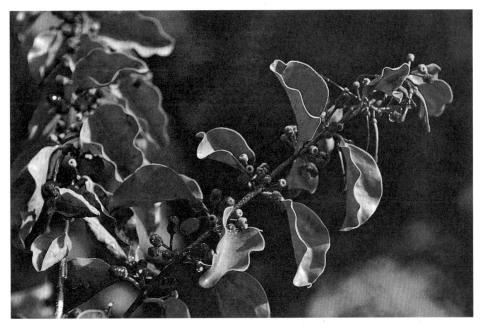

图150 桑寄生

药用皮类植物

川 楝 与 楝

　　川楝（又名紫花树、苦楝）与楝（又名苦楝、楝树）为2010年版《中华人民共和国药典》所载苦楝皮的基原植物，都以树皮或根皮入药，功效相同。苦楝与楝为同科同属植物，形态十分相似，容易混淆。但两者所含的化学成分不完全相同，应注意鉴别，分别采集。

川 楝
Melia toosendan Sieb.et Zucc.

【科属】　楝科（Meliaceae）楝属（*Melia*）

【形态】　乔木，幼枝密被褐色星状鳞片，暗红色，具皮孔，叶痕明显。二回羽状复叶，长35～45 cm，每一羽片有小叶4或5对；具长柄；小叶对生，具短柄或近无柄，膜质，椭圆状披针形，长4～10 cm，先端渐尖，基部楔形或近圆形，两面无毛，全缘或有不明显钝齿。圆锥花序聚生于小枝顶部之叶腋内，密被灰褐色星状鳞片；花具梗，较密集；萼片长椭圆形至披针形，长约3 mm，两面被柔毛，外面较密；花瓣淡紫色，匙形，长9～13 mm，外面疏被柔毛；雄蕊管圆柱状，紫色，无毛而有细脉，顶端有3裂的齿10枚，花药长椭圆形，无毛，略突出于管外；花盘近杯状；子房近球形，无毛，6～8室，花柱近圆柱状，无毛，柱头包藏于雄蕊管内。核果，椭圆状球形，长约3 cm，果皮薄，熟后淡黄色；核稍坚硬，6～8室。花期3—4月，果期10—11月（图151a、图151b）。

【生境与分布】　生于土壤湿润，肥沃的杂木林和疏林内。分布于甘肃、湖北、四川、贵州和云南等地。

【药用部位及应用】　干燥树皮和根皮入药。春、秋二季剥取，晒干，或除去

图151b　川楝（枝条与果实）

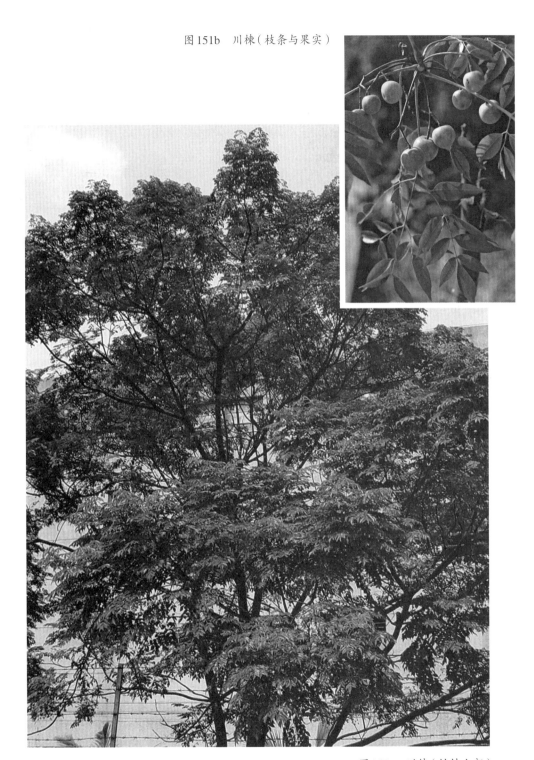

图151a　川楝（植株上部）

粗皮，晒干。功能杀虫，疗癣。用于蛔虫病，蛲虫病，虫积腹痛；外治疥癣
瘙痒。

楝

Melia azedarach L.

【科属】　楝科（Meliaceae）楝属（*Melia*）

【形态】　本种与川楝的区别为：落叶乔木，树皮灰褐色，纵裂。花芳香；花萼5
深裂，裂片卵形或长圆状卵形，先端急尖，外面被微柔毛；花瓣淡紫色，倒卵状匙
形，长约1 cm，两面均被微柔毛（图152a、图152b）。

【生境与分布】　生于低海拔旷野、路旁或疏林中，目前已广泛引为栽培。产于我
国黄河以南各省区，较常见。

【药用部位及应用】　同"川楝"。本植物的果实亦
可供药用，有止痛杀虫的功效。

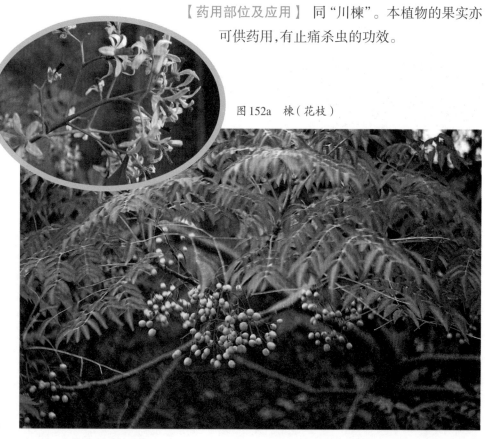

图152a　楝（花枝）

图152b　楝（枝叶及果实）

白蜡树与尖叶白蜡树

　　白蜡树（又名梣、青榔木、白荆树）与尖叶白蜡树（又名尖叶梣、尾叶梣）为2010年版《中华人民共和国药典》所载秦皮的基原植物。白蜡树与尖叶白蜡树皆为木樨科梣属植物，外形比较相似，虽然枝皮与干皮均作秦皮入药，功效主治也相同，但两者所含的化学成分存在差异，临床用量也应有所差异，才能更符合临床需要，采集时宜加以区别。白蜡树树皮黄褐色，顶生小叶与侧生小叶近等大或稍大；尖叶白蜡树树皮灰色，顶生小叶通常较大；是两者的鉴别特征之一。

白 蜡 树
Fraxinus chinensis Roxb.

【科属】　木樨科（Oleaceae）梣属（*Fraxinus*）

【形态】　落叶乔木，树冠卵圆形，树皮黄褐色。小枝光滑无毛。奇数羽状复叶，对生，小叶5～9枚，通常7枚，卵圆形或卵状披针形，长3～10cm，先端渐尖，基部狭，不对称，缘有齿及波状齿，表面无毛，背面沿脉有短柔毛。圆锥花序侧生或顶生于当年生枝上，大而疏松；椭圆花序顶生及侧生，下垂，夏季开花；花萼钟状；无花瓣。翅果倒披针形，长3～4cm。花期3～5月，果10月成熟。翅果扁平，披针形（图153）。

【生境与分布】　见于海拔800～1 600 m山地杂木林中，现多为栽培。分布于全国各地；越南、朝鲜也有分布。

【药用部位及应用】　干燥枝皮或干皮入药。春秋二季剥取，晒干，切丝，生用。功能清热燥湿，清肝明目，收涩止痢，止带。用于热毒泻痢，带下阴痒，肝热目赤肿痛，目生翳障。

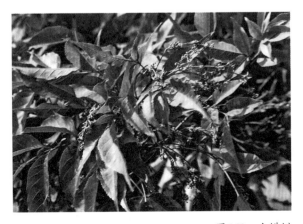

图 153　白蜡树

尖叶白蜡树
Fraxinus szaboana Lingelsh.

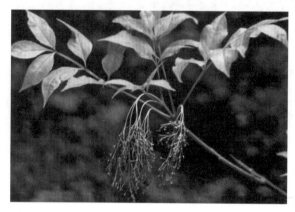

图154　尖叶白蜡树

【科属】　木樨科（Oleaceae）梣属（*Fraxinus*）

【形态】　落叶小乔木。树皮灰色。冬芽大，尖圆锥形，外侧密被黄褐色茸毛和白色腺毛，内侧密被棕色曲柔毛。顶生小叶通常较大，上面无毛，下面在中脉两侧和基部有时被淡黄色或白色柔毛（图154）。

【生境与分布】　生海拔1 000 m以上山地。分布于黄河、长江流域及以南各地，台湾有栽培。

【药用部位及应用】　同"白蜡树"。

肉桂、阴香、川桂与银叶桂

　　肉桂（又名牡桂、大桂、桂树）是2010年版《中华人民共和国药典》所载肉桂和桂枝的基原植物。阴香（又名坎香草、胶桂、山桂、月桂）是地产药材"阴香皮"的基原植物，亦有作桂皮用者。川桂（又名柴桂、官桂、香桂）与银叶桂（又名关桂、樟桂、银叶樟）则是各地"桂皮"的基原植物。肉桂、阴香、川桂与银叶桂皆为樟科樟属植物，形态相似。四者分属于三种药材，需注意鉴别，不可混淆。

肉　　桂
Cinnamomum cassis Presl

【科属】　樟科（Lauraceae）樟属（*Cinnamomum*）

【形态】 常绿乔木,高12～17 m。树皮灰褐色,芳香。幼枝略呈四棱形。叶互生,革质,长椭圆形至近披针形,长8～17 cm,宽3.5～6 cm,先端尖,基部钝,全缘,上面绿色,有光泽,下面灰绿色,被细柔毛;叶柄粗壮,长1～2 cm。圆锥花序腋生或近顶生,长10～19 cm,被短柔毛;花小,直径约3 cm;花梗长约5 mm;花被管长约2 mm,裂片6,黄绿色,椭圆形,长约3 mm,内外密生短柔毛;花药矩圆形,4室,瓣裂,外面2轮花丝上无腺体,花药内向,第三轮雄蕊外向,花丝基部有2腺体,最内尚有1轮退化雄蕊,花药心脏形;子房椭圆形,1室,胚珠1,柱头略呈盘状。浆果椭圆形或倒卵形,暗紫色,长12～13 mm,外有宿存花被。种子长卵形,紫色。花期5—7月,果期至次年2—3月(图155)。

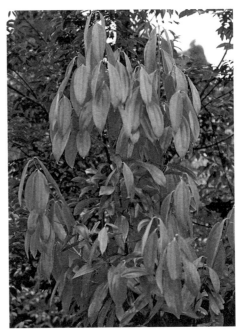

图155 肉桂

【生境与分布】 生于砂土及斜坡山地的常绿阔叶林中,多为栽培。分布于福建、广东、广西、云南等地。主产于广西、广东、云南等地。

【药用部位及应用】 干燥树皮入药,名"肉桂"。多于秋季剥取,阴干。功能补火助阳,引火归源,散寒止痛,活血通经。用于阳痿,宫冷,腰膝冷痛,肾虚作喘,阳虚眩晕,目赤咽痛,心腹冷痛,虚寒吐泻,寒疝,奔豚,经闭,痛经。干燥嫩枝入药,名"桂枝"。春、夏二季采收,除去叶,晒干。功能发汗解肌,温通经脉,助阳化气,平冲降气。用于风寒感冒,脘腹冷痛,血寒经闭,关节痹痛,痰饮,水肿,心悸,奔豚。

阴 香

Cinnamomum burmannii (Nees) Blume

【科属】 樟科(Lauraceae)樟属(*Cinnamomum*)

【形态】 乔木,高达14 m。树皮光滑,灰褐色至黑褐色。枝条纤细,绿色或褐绿

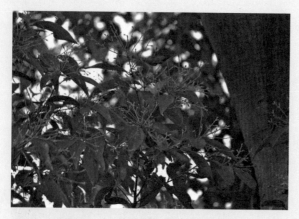

图156　阴香

色,具纵向细条纹。叶互生或近对生,稀对生,革质,卵圆形、长圆形至披针形,两面无毛。圆锥花序腋生或近顶生,花序最末分枝为3花的聚伞花序;花绿白色;花梗纤细,被灰白微柔毛;花被内外两面密被灰白微柔毛,花被筒短小,倒圆锥形,花被裂片长圆状卵圆形,先端锐尖。子房近球形,花柱具棱角,略被微柔毛。果卵球形,具齿裂,齿顶端截平。花期主要在秋、冬季,果期主要在冬末及春季(图156)。

【生境与分布】　生于海拔100～1 400 m(在云南境内海拔可高达2 100 m)的疏林、密林或灌丛中,或溪边路旁等处。分布于广东、广西、江西、福建、浙江、湖北和贵州;东南亚也有分布。

【药用部位及应用】　以皮入药,名"阴香皮"。5—7月剥取茎皮,晒干。功能温中,散寒,祛风除湿,解毒消肿。用于食少,腹胀,泄泻,脘腹疼痛,风湿,疮肿,跌打扭伤。其叶和根亦可入药,能散寒止痛。

川　桂

Cinnamomum wilsonii Gamble

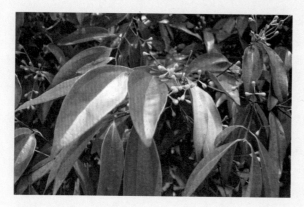

图157　川桂

【科属】　樟科(Lauraceae)樟属(*Cinnamomum*)

【形态】　乔木,高25 m。枝条圆柱形,干时深褐色或紫褐色。叶互生或近对生,卵形或长卵形,革质,上面无毛,下面苍白色,幼时被绢状白毛,具离基三出脉,在叶下面不隆起。腋生圆锥花序长

4.5～10 cm，总花梗细长，花梗丝状；花白色；花被片6，卵形，长4～5 mm，两面疏生绢伏毛；果实具漏斗状、全缘果托。花期4—5月，果期6月以后（图157）。

【生境与分布】 生于山谷或山坡阳处或沟边，疏林或密林中。分布于陕西、四川、湖北、湖南、广西、广东及江西。

【药用部位及应用】 以皮入药，名"桂皮"。冬季剥取树皮，阴干。功能温经散寒，行气活血，止痛。用于感受风寒，胃腹冷痛，痛经，风湿关节疼痛；外用治跌打损伤，骨折。

银 叶 桂

Cinnamomum mairei Lévl.

【科属】 樟科（Lauraceae）樟属（*Cinnamomum*）

【形态】 常绿乔木，高达18 m。小枝初被短柔毛，后变为无毛，略具棱；芽卵圆形，被平伏绢毛。叶互生或近对生，革质，披针形或椭圆形，叶基部楔形，上面绿色，无毛，下面幼时密被贴生银色绢状毛，三出脉或离基三出脉。圆锥花序腋生或着生于当年生枝基部，被平伏短柔毛；花被裂片倒卵形；发育雄蕊第一、第二轮无腺体，花药内向，第三轮花丝中部或近基部两侧各具1枚有短柄的肾形腺体，花药外向；子房椭圆状卵圆形，无毛。核果椭圆形，果托半球形，梗向顶端逐渐增粗。花期4—5月，果期8—10月（图158）。

【生境与分布】 生于海拔1 300～1 800 m的林中。产于云南东北部、四川西部。

【药用部位及应用】 同"川桂"。其枝叶、干及根均含芳香油；小枝皮可作调味香料。本种属濒危种，国家三级保护植物，不可乱采。

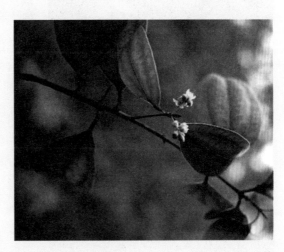

图158 银叶桂

刺桐与木棉

刺桐（又名海桐、山芙蓉、空桐树）是中药材海桐皮的基原植物，为豆科植物。木棉（又名英雄树、攀枝花、红棉）是中药材木棉花的基原植物，为木棉科植物。刺桐与木棉皆为高大乔木，树皮上均有圆锥形的刺，且都以树皮、叶或花、根或根皮入药，容易混淆。但刺桐为三出复叶，木棉为掌状复叶，小叶5～7片，可资鉴别。

刺　　桐
Erythrina indica Lam.

【科属】　豆科（Leguminosae）刺桐属（*Erythrina*）

【形态】　大乔木，高达20 m；树皮灰色，有圆锥形的刺；枝上有叶痕。叶大，长

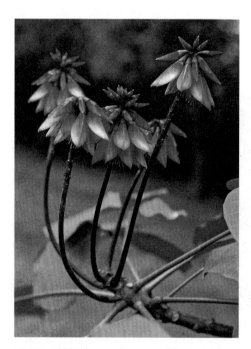

20～30 cm；柄长10～15 cm；三出复叶，小叶宽卵形至菱状卵形，中间一片宽过于长。总状花序，花序柄粗壮；花萼佛焰状，一边开裂；花冠鲜红色，龙骨瓣与翼瓣近等长。荚果长达30 cm，念珠状；种子1～8粒，肾形，长约1.5 cm，宽约1 cm，暗红色。花期3月（图159）。

【生境与分布】　常见于树旁或近海溪边，或栽于公园。分布于台湾、福建、广东、广西等地。原产于印度至大洋洲海岸林中，内陆亦多有栽植。马来西亚、印度尼西亚、柬埔寨、老挝、越南亦有分布。

图159　刺桐花

【药用部位及应用】　以树皮或根皮、

花、叶入药。7—10月剥取树皮或根皮,刮去灰垢,晒干,习称"海桐皮"。功能祛风湿,舒筋通络。用于风湿麻木,腰腿筋骨疼痛,跌打损伤。对横纹肌有松弛作用,对中枢神经有镇静作用。3月花开时采集花,晒干,名"刺桐花"。功能止血。8—10月采收树叶,晒干,名"刺桐叶"。功能消积驱蛔。用于小儿疳积,蛔虫症。

木　棉
Bombax malabaricum DC.

【科属】　木棉科(Bombacaceae)木棉属(*Bombax*)

【形态】　落叶大乔木,高可达25 m,树皮灰白色,幼树的树干通常有圆锥状的粗刺;分枝平展。掌状复叶,小叶5～7片,长圆形至长圆状披针形,长10～16 cm,宽3.5～5.5 cm,托叶

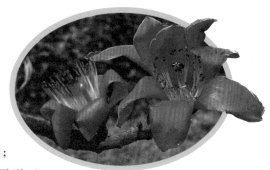

图160　木棉花(黄燮才摄)

小。花单生枝顶叶腋,通常红色,有时橙红色;萼杯状,花瓣肉质,倒卵状长圆形,长8～10 cm,宽3～4 cm。蒴果长圆形,钝,长10～15 cm,粗4.5～5 cm。种子多数,倒卵形,光滑。花期3—4月,果夏季成熟(图160)。

【生境与分布】　生于海拔1 400～1 700 m以下的干热河谷及稀疏草原,或生长在沟谷季雨林内,也有栽培作行道树的。分布于云南、四川、贵州、广西、江西、广东、福建、台湾等地;印度、斯里兰卡、中南半岛、马来西亚、印度尼西亚至菲律宾及澳大利亚北部都有分布。

【药用部位及应用】　以花、树皮和根入药。春季采花,晒干或阴干,名"木棉花"。功能清热利湿、解暑。用于肠炎,痢疾,暑天可作凉茶饮用。夏、秋季剥取树皮,晒干,名"木棉皮"。功能祛风除湿,活血消肿,用于风湿痹痛,跌打损伤。春、秋季采根,洗净切片晒干名"木棉根"。功能散结止痛。用于胃痛,颈淋巴结结核。

细柱五加与易混淆植物

细柱五加(又名五加、白簕树、五叶路刺、白刺尖)为2010年版《中华人民共

和国药典》所载五加皮的基原植物。同科植物红毛五加（又名纪氏五加、陕甘五加、蜀五加）、无梗五加（又名短梗五加、乌鸦子）、白簕（又名三加皮、白簕花、簕钩菜）、糙叶五加（又名三加皮）的形态与细柱五加相似，各地常将它们混作五加皮入药，应注意鉴别，分开入药。

细 柱 五 加

Acanthopanax gracilistylus W. W. Smith.

【科属】　五加科（Araliaceae）五加属（*Acanthopanax*）

【形态】　灌木，有时蔓生状，高2～3 m。小枝灰棕色，常下垂，无毛，节上疏生扁钩刺。掌状复叶，小叶膜质至纸质，倒卵形或倒披针形，具细钝齿，下面脉腋间具淡黄或褐色簇生毛，沿脉疏被刚毛；叶柄疏被细刺，小叶近无柄。伞形花序脉生，也有2或3簇生于短枝顶端者；花黄绿色；萼边缘近全缘或有5小齿；花瓣5，长圆状卵形；子房2室，花柱2，离生。果扁球形，黑色，宿存花柱反曲。花期4—7月，果期6—10月（图161）。

【生境与分布】　生于海拔200～1 600 m的林内、灌丛、林缘、山坡路旁和村落中。分布于江苏南部、山西、陕西、河南、湖北、安徽、浙江、四川中西部及云南西部。

【药用部位及应用】　根皮入药，名"五加皮"。夏、秋两季采挖根部，洗净，剥取根皮，晒干。功能祛风除湿，补益肝肾，强筋壮骨，利水消肿。用于风湿痹痛，筋骨痿软，小儿行迟，体虚乏力，水肿，脚气。五加皮可炮制五加皮酒，为强壮剂，可祛风湿，强筋骨，活血祛瘀。嫩叶可作蔬菜；叶治皮肤风痒；树皮含芳香油。枝叶煮水液，可治棉蚜、菜虫。

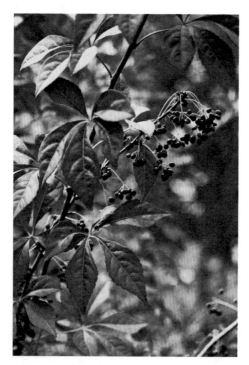

图161　细柱五加

红 毛 五 加
Acanthopanax giraldii Harms

【科属】 五加科（Araliaceae）五加属（*Acanthopanax*）

【形态】 灌木，高 1 ～ 3 m。枝灰色；小枝灰棕色，无毛或稍有毛，密生直刺，稀无刺；刺下向，细长针状。掌状复叶有 5 小叶；叶柄无毛，稀有细刺；叶片薄纸质，倒卵状长圆形，稀卵形，先端尖或短渐尖，基部狭楔形，两面均无毛，边缘有不整齐细重锯齿。伞形花序单个顶生；花多数，白色；萼边缘近全缘，无毛；花瓣卵形；雄蕊 5；子房 5 室；花柱 5，基部合生。果实球形，有 5 棱，黑色，直径 8 mm。花期 6—7 月，果期 8—10 月（图 162）。

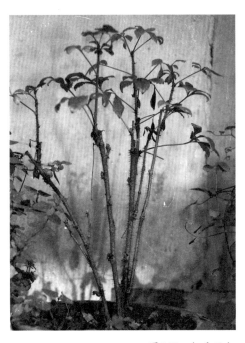

图 162　红毛五加

【生境与分布】 生于海拔 1 300 ～ 3 500 m 的灌木丛林中。分布于青海、甘肃、宁夏、四川、陕西、湖北和河南。

【药用部位及应用】 以皮入药，名"红毛五加皮"。6—7 月剥取茎皮，根皮全年可采，剥取后晒干，功能祛风湿，强筋骨，通关节，活血利水。用于痿证，足膝无力，风湿痹痛，心腹疼痛，跌打损伤，骨折，体虚浮肿。

无 梗 五 加
Acanthopanax sessiliflorus（Rupr. et Maxim.）Seem.

【科属】 五加科（Araliaceae）五加属（*Acanthopanax*）

【形态】 灌木或小乔木，高 2 ～ 5 m；树皮暗灰色或灰黑色，有纵裂纹和粒状裂纹。枝灰色，无刺或疏生刺；刺粗壮，直或弯曲。掌状复叶有 3 ～ 5 小叶，叶片纸质，倒卵形或长圆状倒卵形至长圆状披针形。头状花序紧密，球形，有花多数；花无梗；萼密生白色绒毛；花瓣 5，卵形，浓紫色，外面有短柔毛，后毛脱落；子房 2

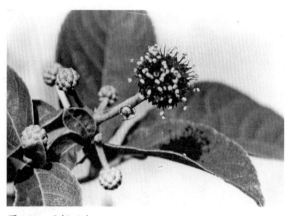

图163 无梗五加

室,花柱全部合生成柱状,柱头离生。果实倒卵状椭圆球形,黑色,稍有棱。花期8—9月,果期9—10月(图163)。

【生境与分布】 生于海拔200～1 000 m森林或灌丛中。分布于黑龙江、吉林、辽宁、河北和山西;朝鲜也有分布。

【药用部位及应用】 以根皮入药,亦名"五加皮"。7—10月挖取根,刮皮,抽去木心,晒干。功能祛风化湿,强筋通络,健胃利尿之功效。用于风寒湿痹,腰膝疼痛,筋骨痿软,小儿行迟,体虚羸弱,跌打损伤,骨折,水肿,脚气,阴下湿痒。也可制"五加皮"药酒。

白 簕

Acanthopanax trifoliatus(L.)Merr.

【科属】 五加科(Araliaceae)五加属(*Acanthopanax*)

【形态】 灌木,高1～7 m,常蔓生状。老枝灰白色,新枝黄棕色,小枝细长,疏

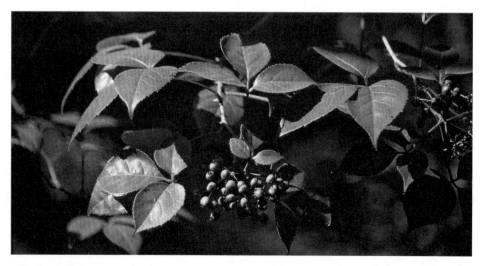

图164 白簕

被钩刺。掌状复叶，小叶纸质，卵形、椭圆状卵形或长圆形。伞形花序组成顶生复合伞形或圆锥状花序，有花多数。花梗细长，无毛；萼长无毛，边缘有5个三角形小齿；花瓣5，三角状卵形；花黄绿色，开花时反曲；子房2室，花柱2，中部以上离生。果球形，侧扁，黑色。花期8—11月，果期9—12月（图164）。

【生境与分布】 生于海拔700～3 200 m的山坡、沟谷、灌丛中。分布于江苏南部、安徽、浙江、福建、台湾、江西、湖北、湖南、海南、陕西南部及河南等地；印度、缅甸及越南也有分布。

【药用部位及应用】 根、根皮、茎及叶入药。9—10月间挖取根，鲜用或剥取根皮晒干，名"三加皮"。功能舒筋活络，祛风除湿，理气，止咳。用于风湿麻木，跌打损伤及咳嗽。8—10月采花，鲜用，名"三加花"。功能解毒敛疮。用于漆疮。全年采集嫩枝叶，鲜用或晒干，名"白茨叶"。功能清热解毒，活血消肿，除湿敛疮。用于感冒发热，风湿痹痛，跌打骨折，痈疮疔疖，痢疾，毒虫咬伤。

糙 叶 五 加
Acanthopanax henryi (Oliv.) Harms

【科属】 五加科（Araliaceae）五加属（*Acanthopanax*）

【形态】 灌木，高1～3 m；枝疏生下曲粗刺；小枝密生短柔毛，后毛渐脱落。掌状复叶有5小叶；叶片纸质，椭圆形或卵状披针形，稀倒卵形，先端尖或渐尖，基部狭楔形。伞形花序数个组成短圆锥花序，有花多数；花萼无毛或疏生短柔毛，边缘近全缘；花瓣5，长卵形，开花时反曲，无毛或外面稍有毛；雄蕊5；子房5室，花柱全部合生成柱状。果实椭圆球形，有5浅棱。花期7—9月，果期9—10月（图165）。

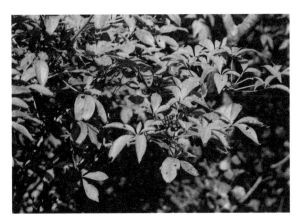

【生境与分布】 生于海拔1 000～3 200 m的林缘或灌丛中。分布于山西、陕西、四川、湖北、河南、安徽和浙江。

【药用部位及应用】 以根皮入药，名"三加皮"。秋季挖

图165 糙叶五加

根,洗净,除去须根,趁鲜用木槌敲击,使木心和皮部分离,抽去木心,切段,晒干。功能祛风利湿,活血舒筋,理气止痛。用于风湿痹痛,拘挛麻木,筋骨痿软,水肿,跌打损伤,疝气腹痛。

厚朴、凹叶厚朴和四川木莲

厚朴(又名川朴、川厚朴、紫油厚朴)、凹叶厚朴(又名庐山厚朴)为2010年版《中华人民共和国药典》所载厚朴的基原植物,以干燥皮入药。四川木莲(又名野茶花、柴厚朴、土厚朴)为景观植物,是我国特有树种,民间亦有药用者。厚朴、凹叶厚朴和四川木莲均为木兰科植物,形态比较相似,容易混淆,须注意鉴别。

厚 朴
Magnolia officinalis Rehd. et Wils.

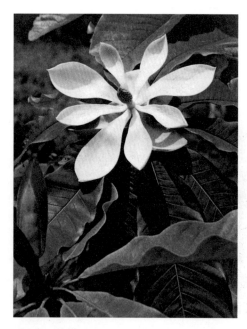

图166 厚朴

【科属】 木兰科(Magnoliaceae)木兰属(*Magnolia*)

【形态】 落叶乔木,高达20 m;树皮厚,褐色,不开裂;小枝粗壮,淡黄色或灰黄色,幼时有绢毛;顶芽大,狭卵状圆锥形,无毛。叶大,近革质,7～9片聚生于枝端,长圆状倒卵形,先端具短急尖或圆钝,基部楔形,全缘而微波状。花白色,10～15 cm,芳香;花梗粗短,被长柔毛,离花被片下1 cm处具包片脱落痕,花被片厚肉质,外轮3片,淡绿色,长圆状倒卵形,盛开时常向外反卷,内两轮白色,倒卵状匙形,基部具爪,花盛开时中内轮直立;雄蕊约72枚,花药内向开裂,花丝红色;雌蕊群椭圆状卵圆形。聚合果长圆状卵圆形;蓇葖具喙;种子三角状倒卵形。花期5—6月,果期8—10月(图166)。

【生境与分布】 生于海拔300～1 500 m的山地林间。分布于陕西南部、甘肃东南部、河南东南部、湖北西部、湖南西南部、四川、贵州东北部。

【药用部位及应用】 干燥干皮、根皮及枝皮入药。4—6月剥取,根皮和枝皮直接阴干;干皮置沸水中微煮后,堆置阴湿处,"发汗"至内表皮变紫褐色或棕褐色时,蒸软,取出,卷成筒状,干燥。功能燥湿消痰,下气除满。用于湿滞伤中,脘痞吐泻,食积气滞,腹胀便秘,痰饮喘咳。

凹 叶 厚 朴
Magnolia officinalis Rehd. et
Wils. var. *biloba* Rehd. et Wils.

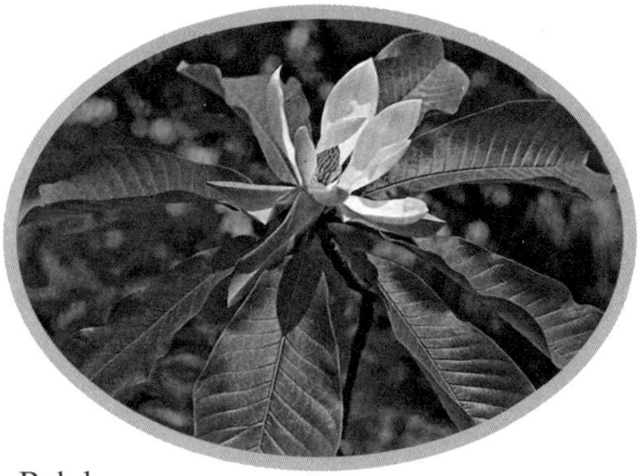

【科属】 木兰科(Magnoliaceae)木兰属
(*Magnolia*)

【形态】 本种与厚朴 *Magnolia officinalis* Rehd.
et Wils. 不同之处在于叶先端凹缺,成2钝圆的浅裂片,但幼苗
之叶先端钝圆,并不凹缺;聚合果基部较窄。花期4—5月,果期10月(图167)。

图167　凹叶厚朴

【生境与分布】 生于海拔300～1 400 m的林中。多栽培于山麓和村舍附近。分布于安徽、浙江西部、江西、福建、湖南南部、广东北部、广西北部和东北部。

【药用部位及应用】 同"厚朴"。

四 川 木 莲
Manglietia szechuanica Hu

【科属】 木兰科(Magnoliaceae)木莲属(*Manglietia*)

【形态】 常绿乔木,高达20 m,胸径60 cm,嫩枝绿色,密被长柔毛,后渐脱落,仅节上残留有毛,老枝灰黄色。叶革质,倒披针形或倒卵形。花蕾卵圆形,具苞片脱落痕;花被片9,外轮3片,紫红色倒卵形,中内两轮紫红色,内轮的较小;雄蕊花药内向,药隔伸出成1 mm的三角短尖头;雌蕊群卵状椭圆体形,心皮狭椭圆体形,浅绿色,密被褐色短绒毛;聚合果卵球形,长8～10 cm。花期4—5月,果

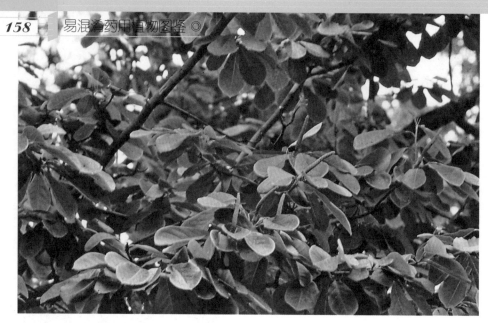

图168　四川木莲

期8—9月（图168）。

【生境与分布】　生于海拔1 300～2 000 m的林中。分布于四川中部。

【药用部位及应用】　以果、树皮、根皮入药。树皮、根皮全年可采,果实在8月成熟未裂之前摘取。功能理气和胃,温中止呕,止咳,通便。用于脘腹胀满,宿食不消,呕吐,实火便秘,老人干咳。

黄皮树与黄檗

黄皮树（又名川黄柏）为2010年版《中华人民共和国药典》所载黄柏的基原植物。黄檗（又名檗木、黄菠萝）为2010年版《中华人民共和国药典》所载关黄柏的基原植物。黄皮树和黄檗同为芸香科黄檗属植物,外形十分相似,过去同作为黄柏入药,现已分做两种药材,应注意鉴别。

黄 皮 树
Phellodendron chinense Schneid.

【科属】　芸香科（Rutaceae）黄檗属（*Phellodendron*）

【形态】 树高达15 m。成年树有厚而纵裂的木栓层，内皮黄色，小枝粗壮，暗紫红色，无毛。叶轴及叶柄粗壮，通常密被褐锈色或棕色柔毛，有小叶7～15片，小叶纸质，长圆状披针形或卵状椭圆形，长8～15 cm，宽3.5～6 cm，顶部短尖至渐尖，基部阔楔形至圆形；两侧通常略不对称，叶边全缘或浅波浪状，叶背密被长柔毛或至少在叶脉上被毛，叶面中脉有短毛或嫩叶被疏短毛；小叶柄长1～3 mm，被毛。花序顶生，花通常密集，花序轴粗壮，密被短柔毛。果多数密集成团，果的顶部略狭窄的椭圆形或近圆球形，径约1 cm或大的达1.5 cm，蓝黑色，有分核5～8(～10)个；种子5～8、很少10粒，长6～7 mm，厚5～4 mm，一端微尖，有细网纹。花期5—6月，果期9—11月(图169)。

【生境与分布】 生于海拔900 m以上的杂木林中。分布于我国南部。台湾、福建、广东、海南、广西、贵州南部、云南及四川金沙江河谷均有栽培。

【药用部位及应用】 干燥树皮入药。剥取树皮后，除去粗皮，晒干，习称"川黄柏"。功能清热燥湿，泻火除蒸，解毒疗疮。用于湿热泻痢，黄疸尿赤，带下阴痒，热淋涩痛，脚气痿躄，骨蒸劳热，盗汗，遗精，疮疡肿毒，湿疹湿疮。盐黄柏滋阴降火。用于阴虚火旺，盗汗骨蒸。

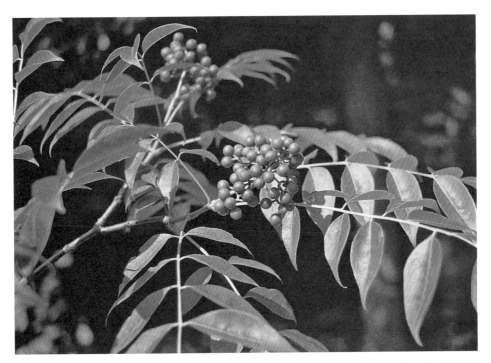

图169 黄皮树

黄 檗

Phellodendron amurehse Rupr.

【科属】 芸香科（Rutaceae）黄檗属（*Phellodendron*）

【形态】 树高 10 ～ 20 m，大树高达 30 m，胸径 1 m。枝扩展，成年树的树皮有厚木栓层，浅灰或灰褐色，深沟状或不规则网状开裂，内皮薄，鲜黄色，味苦，黏质，小枝暗紫红色，无毛。叶轴及叶柄均纤细，有小叶 5 ～ 13 片，小叶薄纸质或纸质，卵状披针形或卵形，长 6 ～ 12 cm，宽 2.5 ～ 4.5 cm，顶部长渐尖，基部阔楔形，一侧斜尖，或为圆形，叶缘有细钝齿和缘毛，叶面无毛或中脉有疏短毛，叶背仅基部中脉两侧密被长柔毛，秋季落叶前叶色由绿转黄而明亮，毛被大多脱落。花序顶生；萼片细小，阔卵形，长约 1 mm；花瓣紫绿色，长 3 ～ 4 mm；雄花的雄蕊比花瓣长，退化雌蕊短小。果圆球形，径约 1 cm，蓝黑色，通常有 5 ～ 8（～ 10）浅纵沟，干后较明显；种子通常 5 粒。花期 5—6 月，果期 9—10 月（图 170）。

【生境与分布】 多生于山地杂木林中或山区河谷沿岸。主要分布于东北和华北及河南、安徽北部、宁夏等地。

【药用部位及应用】 同"黄皮树"，习称"关黄柏"。

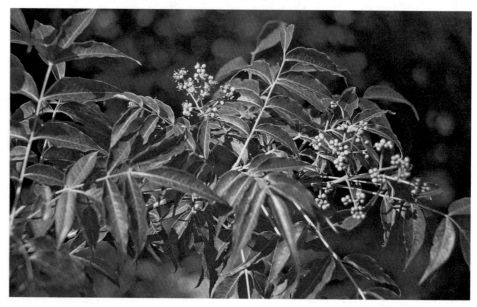

图 170　黄檗

药用叶类植物

艾与野艾蒿

艾（又名艾蒿、灸草、蕲艾）是2010年版《中华人民共和国药典》所载艾叶的基原植物。野艾蒿（又名荫地蒿、野艾、苦艾）在民间常作为艾叶的代用品。艾与野艾蒿都为菊科蒿属植物，形态相似，易混淆。但野艾蒿不是药典所载的正品，采收时应注意鉴别。

艾

Artemisia argyi Lévl. et Vant.

【科属】 菊科（Compositae）蒿属（*Artemisia*）

【形态】 多年生草本或略成半灌木状，植株有浓烈香气。主根明显，略粗长，常有横卧地下根状茎及营养枝。茎单生，高80～250 cm，有明显纵棱；茎、枝均被灰色蛛丝状柔毛。叶厚纸质，上面被灰白色短柔毛，并有白色腺点与小凹点，背面密被灰白色蛛丝状密绒毛；基生叶具长柄，花期萎谢；茎下部叶近圆形或宽卵形，羽状深裂，每侧具裂片2或3枚，叶柄长0.5～0.8 cm；中部叶卵形、三角状卵形或近菱形，长5～8 cm，宽4～7 cm，一至二回羽状深裂至半裂，每侧裂片2或3枚，裂片卵形、卵状披针形或披针形。头状花序椭圆形，直径2.5～3.5 mm，无梗或近无梗，每数枚至十余枚在分枝上排成小型的穗状花序或复穗状花序，并在茎上通常再组成狭窄、尖塔形的圆锥花序，花后头状花序下倾；总苞片3或4层，覆瓦状排列，外层总苞片小，草质，卵形或狭卵形，背面密被灰白色蛛丝状绵毛；花序托小；雌花6～10朵，花冠狭管状，檐部具2裂齿，紫色，花柱细长，伸出花冠外甚长，先端2叉；两性花8～12朵，花冠管状或高脚杯状，外面有腺点，檐部紫色，花药狭线形，先端附属物尖，长三角形，基部有不明显的小尖头，花柱与花

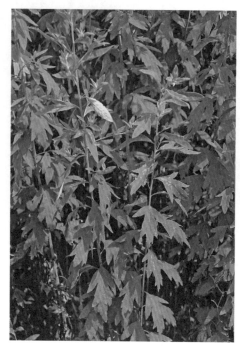

图171　艾

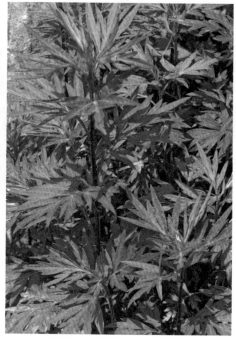

图172　野艾蒿

冠近等长或略长于花冠，先端2叉，花后向外弯曲，叉端截形，并有睫毛。瘦果长卵形或长圆形。花、果期9—10月（图171）。

【生境与分布】　生长于路旁、草地、荒野等处。分布于黑龙江、吉林、辽宁、河北、山东、安徽、江苏、浙江、广东、广西、江西、湖南。

【药用部位及应用】　干燥叶入药。春、夏二季，花未开、叶茂盛时采摘，晒干或阴干。功能散寒止痛，温经止血。用于少腹冷痛，经寒不调，宫冷不孕，吐血，衄血，崩漏经多，妊娠下血；外治皮肤瘙痒。醋艾炭温经止血，用于虚寒性出血。

野　艾　蒿

Artemisia lavandulaefolia DC.

【科属】　菊科（Compositae）蒿属（*Artemisia*）

【形态】　叶上面被灰白色短柔毛，茎下部叶近圆形或宽卵形，羽状深裂，每侧具裂片2或3枚；中部叶，长5～8 cm，宽4～7 cm，一至二回羽状深裂至半裂；中层总苞片背面被蛛丝状绵毛；雌花6～10朵，两性花8～12朵（图172）。

【生境与分布】 多生于低或中海拔地区的路旁、林缘、山坡、草地、山谷、灌丛及河湖滨草地等处。分布于黑龙江、吉林、辽宁、内蒙古、河北、山西、陕西、甘肃、山东、江苏、安徽、江西、河南、湖北、湖南、广东（北部）、广西（北部）、四川、贵州、云南等地；日本、朝鲜、蒙古及俄罗斯西伯利亚东部及远东地区也有分布。

【药用部位及应用】 全草入药。安徽、浙江等地区用它作艾叶入药。夏秋采收，鲜用或晒干。功能理气行血，逐寒调经，安胎，祛风除湿，消肿止血。用于感冒头痛，疟疾，皮肤瘙痒，痈肿，跌打损伤，外伤出血等症。

石韦、庐山石韦与有柄石韦

石韦（又名蜈蚣七、七星剑、金石韦）、庐山石韦（又名大石韦、大金刀、叶下红）与有柄石韦（又名金瓢羹、独叶草、长柄石韦）同为2010年版《中华人民共和国药典》所载石韦的基原植物，以干燥叶入药。石韦、庐山石韦与有柄石韦皆为水龙骨科石韦属植物，形态相似，容易混淆。虽均作石韦入药，但所含成分有些差别，宜注意鉴别，分别采收。石韦叶片长8 ～ 12 cm，宽1 ～ 3 cm；庐山石韦叶片长10 ～ 25 cm，宽3 ～ 5 cm；有柄石韦叶片长3 ～ 8 cm，宽1 ～ 2.5 cm；是其鉴别特征之一。

石　韦
Pyrrosia lingua（Thunb.）Farwell.

【科属】 水龙骨科（Polybodiaceae）石韦属（*Pyrrosia*）

【形态】 植株高10 ～ 30 cm。根状茎长而横走，密被鳞片；鳞片披针形，长渐尖头，淡棕色，边缘有睫毛。叶远生，近二型；叶柄与叶片大小和长短变化很大，能育叶通常远比不育叶长得高而较狭窄，两者的叶片略比叶柄长，少为等长，罕有短过叶柄的；不育叶叶片披针形或长圆披针形，长8 ～ 12 cm，宽1 ～ 3 cm。基部楔形，对称；能育叶约长过不育叶1/3，而较狭1/3 ～ 2/3。孢子囊群在侧脉间，近椭圆形，排列紧密而整齐，成熟后孢子囊开裂外露而呈砖红色。

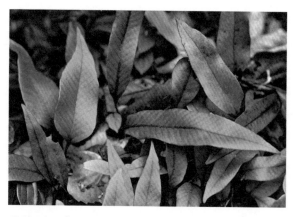

图173 石韦

叶柄长5～10 cm, 直径约1.5 cm(图173)。

【生境与分布】 附生于海拔100～1 800 m的林中树干或溪边石上。分布于华东、中南、西南地区。

【药用部位及应用】 干燥叶入药, 全年均可采收, 除去根茎和根, 晒干或阴干。功能利尿通淋, 清肺止咳, 凉血止血。用于热淋, 血淋, 石淋, 小便不通, 淋沥涩痛, 肺热喘咳, 吐血, 衄血, 尿血, 崩漏。

庐 山 石 韦

Pyrrosia sheareri(Bak.) Ching

【科属】 水龙骨科(Polybodiaceae)石韦属(*Pyrrosia*)

【形态】 植株高30～60 cm。叶一型, 簇生; 叶片革质, 略皱缩, 展平后呈披针形, 长10～25 cm, 宽3～5 cm, 先端渐尖, 基部耳状偏斜, 全缘, 边缘常向内卷曲; 上表面黄绿色或灰绿色, 散布有黑色圆形小凹点; 下表面密生红棕色星状毛, 有的侧脉间布满棕色圆点状的孢子囊群。孢子囊群小, 无盖。叶柄具四棱, 长10～20 cm, 直径1.5～3 mm, 略扭曲, 有纵槽。(图174)。

【生境与分布】 附生于海拔500～2 290 m的石上或树干上。分布于西南及安徽、浙江、江西、福建、台湾、湖

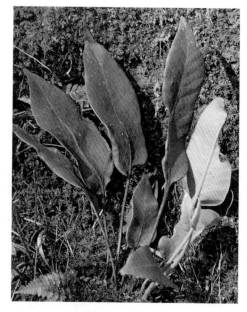

图174 庐山石韦

北、湖南、广东、广西。

【药用部位及应用】 同"石韦"。

有 柄 石 韦

Pyrrosia petiolosa（Christ）Ching

【科属】 水龙骨科（Polybodiaceae）石韦属（*Pyrrosia*）

【形态】 植株高6～17 cm，被星状毛。根状茎细长，横走，密被棕褐色卵状披针形鳞片，边缘有锯齿；须根多数。叶远生，二型，叶片厚革质，多卷曲呈筒状；营养叶片与叶柄近等长，展平后呈长圆形或卵状长圆形，长3～8 cm，宽1～2.5 cm，全缘，基部楔形，对称。孢子叶短于叶柄，叶片卵状椭圆形，长3～12 cm，下表面侧脉不明显，布满深褐色孢子囊群，无囊群盖。叶柄长3～12 cm，直径约1 mm（图175）。

【生境与分布】 多附生于海拔250～2 200 m的干旱裸露岩石上。分布于西南及吉林、辽宁、河北、陕西、山东、江苏、安徽、河南、湖北、广西。

【药用部位及应用】 同"石韦"。

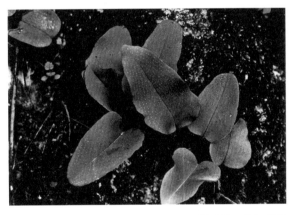

图175 有柄石韦

淫羊藿类基原植物比较

淫羊藿（又名小叶淫羊藿、短角淫羊藿、心叶淫羊藿）、箭叶淫羊藿、柔毛淫羊藿或朝鲜淫羊藿为2010年版《中华人民共和国药典》所载淫羊藿的基原植物。巫山淫羊藿为2010年版《中华人民共和国药典》所载巫山淫羊藿的基原植物。五种植物都为小檗科淫羊藿属植物，功效相似，但分属两种药材，化学成分各有差别，应注意鉴别，分别采收。

淫 羊 藿

Epimedium brevicornu Maxim.

【科属】 小檗科（Berberidaceae）淫羊藿属（*Epimedium*）

【形态】 多年生草本，高30～40 cm。根茎横走，直径3～5 mm，质硬，生多数须根。茎直立，有棱，无毛，通常无基生叶。茎生叶2，生于茎顶；有长柄；二回三出复叶，小叶9，宽卵形或近圆形，长3～7 cm，宽2.5～6 cm，先端急尖或短渐尖，基部深心形，边缘有刺齿，上面绿色，有色泽，无毛，下面苍白色，疏生少数柔毛，两面网脉明显；顶生小叶基部裂片圆形，均等，两侧小叶基部裂片不对称，内侧圆形，外侧急尖。圆锥花序顶生，较狭，长10～35 cm；花序轴及花梗有

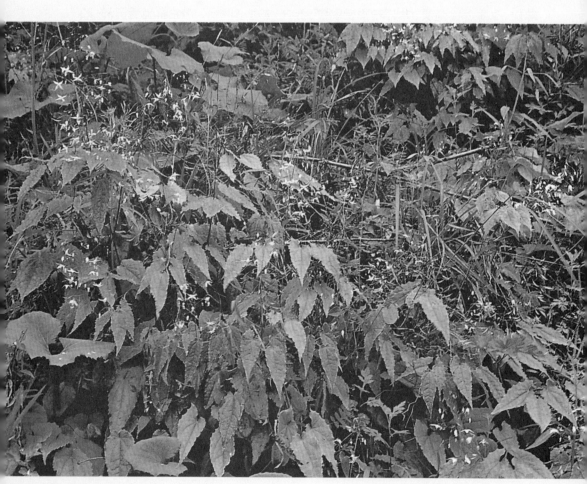

图176 淫羊藿

腺毛；花梗基部苞片卵状披针形，膜质；花白色，直径1.5 cm，20～50朵，花梗长5～20 mm；外萼4，狭卵形，带暗绿色，长1～3 mm，内萼片4，披针形，白色或淡黄色，长约1 cm，宽2～4 mm；花瓣4，小，距长2～3 mm；雄蕊4，长3～4 mm，花药长约2 mm；雌蕊1，花柱长。蓇葖果长1 cm，先端有喙。种子1或2颗，褐色。花期5—6月，果期6—8月（图176）。

【生境与分布】 生于海拔650～3 500 m的林下、沟边灌丛中或山坡阴湿处。分布于内蒙古、北京、河北、山西、陕西、宁夏、甘肃、青海、新疆、安徽、江西、河南、湖北、湖南、广西、四川等地，主产于陕西、山西、四川等地。

【药用部位及应用】 干燥叶入药。夏、秋茎叶茂盛时采收，晒干或阴干。功能补肾阳，强筋骨，祛风湿。用于肾阳虚衰，阳痿遗精，筋骨痿软，风湿痹痛，麻木拘挛。

箭叶淫羊藿

Epimedium sagittatum (Sieb.et Zucc.) Maxim.

【科属】 小檗科（Berberidaceae）淫羊藿属（*Epimedium*）

【形态】 多年生草本，高30～50 cm。根茎匍行呈结节状。根出叶1～3枚，三出复叶，叶片革质；小叶卵圆形至卵状披针形，长4～9 cm，宽2.5～5 cm，先端尖或渐尖，边缘有细刺毛，基部心形，侧生小叶基部不对称，外侧裂片形斜而较大，三角形，内侧裂片较小而近于圆形；茎生叶常对生于顶端，形与根出叶相似，基部呈歪箭状心形，外侧裂片特大而先端渐尖；下表面疏被粗短伏毛或近无毛。圆锥花序顶生，挺直，花白色，花瓣有短距或近于无距。蓇葖果长约1 cm，有喙；种子肾状长圆形，深褐色。花期2—3月，果期4—5月（图177）。

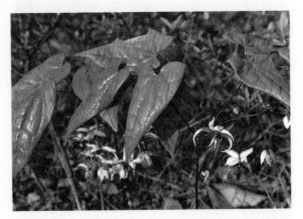

【生境与分布】 生于海拔200～1 750 m的山坡草丛、林下、灌丛中、水沟边或岩边石缝中。分布浙江、安徽、江

图177　箭叶淫羊藿

西,湖北、四川、台湾、福建、广东、广西等地。

【药用部位及应用】　同"淫羊藿"。

柔毛淫羊藿

Epimedium pubescens Maxim.

【科属】　小檗科(Berberidaceae)淫羊藿属(*Epimedium*)

【形态】　多年生草本,植株高20～70 cm。根状茎粗短,有时伸长,被褐色鳞片。一回三出复叶基生或茎生;茎生叶2枚对生,小叶3枚;小叶叶柄长约2 cm,疏被柔毛;小叶片革质,卵形、狭卵形或披针形,长3～15 cm,宽2～8 cm,先端渐尖或短渐尖,基部深心形,有时浅心形;顶生小叶基部裂片圆形,几等大,侧生小叶基部裂片极不等大,急尖或圆形,上面深绿色,有光泽,背面密被绒毛,短柔毛和灰色柔毛,边缘具细密刺齿。花茎具2枚对生叶。圆锥花序顶生或腋生,花序轴及花梗有腺毛;花白色,花瓣远较内萼片短。蓇葖果长圆形,先端有长喙。花期4—5月,果期5—7月(图178)。

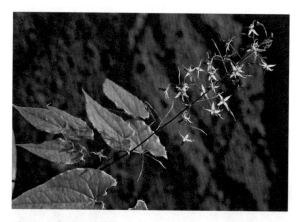

图178　柔毛淫羊藿

【生境与分布】　生于海拔300～2 000 m的林下、灌丛中、山坡地边或山沟阴湿处。分布于陕西、甘肃、湖北、四川、河南、贵州、安徽等地。

【药用部位及应用】　同"淫羊藿"。

朝鲜淫羊藿

Epimedium koreanum Nakai

【科属】　小檗科(Berberidaceae)淫羊藿属(*Epimedium*)

【形态】　多年生草本植物,植株高15～40 cm。根状茎横走,褐色,质硬,直径3～5 mm,多须根。花茎基部被有鳞片。二回三出复叶基生和茎生,通常小叶

9枚；小叶纸质，卵形，长3～13 cm，宽2～8 cm，先端急尖或渐尖，基部深心形，基部裂片圆形，侧生小叶基部裂片不等大，上面暗绿色，无毛，背面苍白色，无毛或疏被短柔毛，叶缘具细刺齿。花茎仅1枚二回三出复叶。总状花序顶生，具4～16朵花，长10～15 cm，无毛或被疏柔毛；花梗长1～2 cm；花大，直径2～4.5 cm，颜色多样，白色、淡黄色、深红色或紫蓝色；花瓣通常远较内萼片长，向先端渐细呈钻状距。蒴果狭纺锤形，具宿存花柱。种子6～8枚。花期4—5月，果期5月（图179）。

【生境与分布】 生于海拔400～1 500 m的林下或灌丛中。分布于黑龙江、吉林、辽宁、浙江、安徽等地。

【药用部位及应用】 同"淫羊藿"。

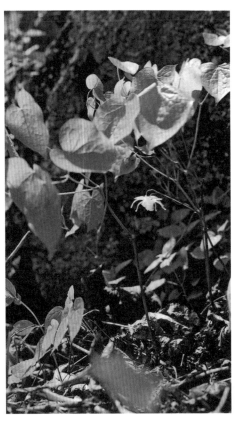

图179 朝鲜淫羊藿

巫山淫羊藿
Epimedium wushanense T.S.Ying.

【科属】 小檗科（Berberidaceae）淫羊藿属（*Epimedium*）

【形态】 多年生常绿草本，植株高50～80 cm。根状茎结节状，粗短，表面被褐色鳞片，多须根。一回三出复叶基生和茎生，具长柄；小叶三枚，小叶具柄，叶片革质，披针形至狭披针形，长9～23 cm，宽1.8～4.5 cm，先端渐尖，边缘具刺齿；顶生小叶基部具均等的圆形裂片，侧生小叶基部的裂片偏斜，内边裂片小，圆形，外边裂片大，三角形，渐尖，下表面被绵毛或秃净。圆锥花序顶生，具多数花朵，花淡黄色，花瓣呈角状距。蓇葖果长约1.5 cm。花期4—5月，果期5—8月（图180）。

【生境与分布】 生于海拔300～1 700 m的林下、灌丛、草丛或石缝中。分布于

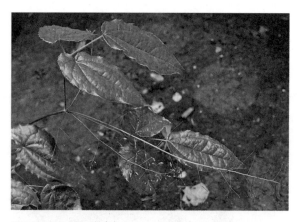

图180 巫山淫羊藿

四川、云南、湖北、贵州、广西等地。

【药用部位及应用】 干燥叶入药。夏、秋茎叶茂盛时采收，除去杂质，晒干或阴干。功能补肾阳，强筋骨，祛风湿。用于肾阳虚衰，阳痿遗精，筋骨痿软，风湿痹痛，麻木拘挛，绝经期眩晕。

紫丁香与白花丁香

紫丁香（又名华北紫丁香、紫丁白）与白花丁香（又名白花欧丁香、白花洋丁香）都是民间中草药，同为木樨科丁香属植物，紫丁香花冠紫色，白花丁香花冠白色，除花冠颜色不一样外，在未开花时植物形态十分相似。紫丁香以叶和树皮入药，白花丁香以根入药，两者功效也不一样，采集时须注意鉴别。

紫 丁 香
Syringa oblata Lindl.

【科属】 木樨科（Oleaceae）丁香属（*Syringa*）

【形态】 灌木或小乔木，高可达5米；树皮灰褐色或灰色。小枝、花序轴、花梗、苞片、花萼、幼叶两面以及叶柄均无毛而密被腺毛。叶片革质或厚纸质，叶圆卵形至肾形，通常宽度大于长度，顶端渐尖，基部心形或截形，上面深绿色，下面淡绿色。圆锥花序顶生；花冠紫色，长1.1～2 cm，花冠管圆柱形，长0.8～1.7 cm，花药黄色，位于距花冠管喉部0～4 mm处。蒴果压扁状，顶端尖，光滑。花期4—5月，果期6—10月（图181）。

【生境与分布】 生海拔300～2 400 m的山坡丛林、山沟溪边、山谷路旁及滩地水边。分布于吉林、辽宁、内蒙古、山东、陕西、四川等地；长江以北各庭园普遍栽培。

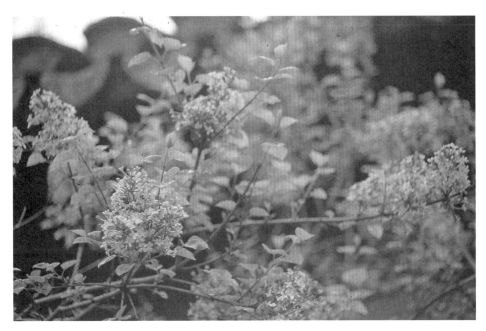

图181 紫丁香

【药用部位及应用】 叶和树皮入药。7—9月采收,晒干或鲜用。功能清热利湿。用于急性泻痢,黄疸型肝炎。

白 花 丁 香

Syringa vulgaris L.f.*alba*
（Weston）Vass.

【科属】 木樨科（Oleaceae）丁香属（*Syringa*）

【形态】 灌木或小乔木,高达7 m。小枝、叶柄、叶片两面、花序轴、花梗和花萼均无毛,或具腺毛。单叶对生;叶柄长1～3 cm;叶片卵形、宽卵形或长卵形,长3～13 cm,宽2～9 cm,先端渐尖,基部截形、宽楔形或心形,

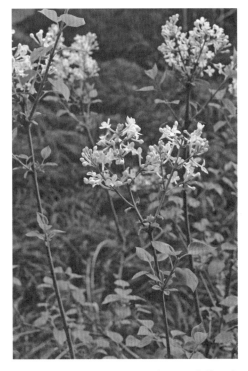

图182 白花丁香

上面绿色,下面淡绿色。花两性;花序轴疏生皮孔;萼齿锐尖至短渐尖;花冠白色,芳香;雄蕊2,花药黄色,位于距花冠喉部1～2 mm。蒴果卵状椭圆形、卵形至长椭圆形,光滑。花期4—5月,果期6—7月(图182)。

【生境与分布】 原产于欧洲,我国多有栽培。

【药用部位及应用】 根入药。夏季采挖,洗净,切片,晒干。功能清心安神。用于心烦失眠,头痛健忘。

紫苏与白苏

紫苏(又名赤苏、皱紫苏)为2010年版《中华人民共和国药典》所载紫苏子、紫苏叶、紫苏梗的基原植物。白苏(又名南苏、白紫苏、山紫苏)为常用中药白苏子、白苏叶的基原植物。紫苏与白苏同为唇形科紫苏属植物,形态比较相似,又均以叶、果实、茎梗入药,容易混淆。紫苏两面紫色或仅下面紫色,种子色黄黑,粒较细小,气香力厚;白苏两面绿色,种子色呈灰白而粒较大,气较淡薄,是两者的鉴别特征之一。

紫 苏
Perilla frutescens (L.) Britt. var. *arguta* (Benth.) Hand.-Mazz.

【科属】 唇形科(Labiatae)紫苏属(*Perilla*)

【形态】 一年生草本,高30～200 cm。具有特殊芳香。茎直立,多分枝,紫色、绿紫色或绿色,钝四棱形,密被长柔毛。叶对生;叶柄长3～5 cm,紫红色或绿色,被长节毛;叶片阔卵形、卵状圆形或卵状三角形,长4～13 cm,宽2.5～10 cm,先端渐尖或突尖,有时呈短尾状,基部圆形或阔楔形,边缘具粗锯齿,有时锯齿较深或浅裂,两面紫色或仅下面紫色,上下两面均疏生柔毛,沿叶脉处较密,叶下面有细油腺点;轮伞花序,由2花组成偏向一侧成假总状花序,顶生和腋生,花序密被长柔毛;苞片卵形、卵状三角形或披针形,全缘,具缘毛,外面有腺点,边缘膜质;花梗长0.1～0.15 cm,密被柔毛;花萼钟状,长约0.3 cm,10脉,外面下部密被长柔毛和有黄色腺点,顶端5齿,2唇,结果时增大,基部呈囊状,花冠唇形,白色或紫红色;雄蕊4,二强,着生于花冠筒内中部,几不伸出花冠外。小坚果近球形,灰棕色或褐色,直径0.1～0.13 cm,有网纹,果萼长约1 cm。花期6—8月,果期7—9月(图183)。

【生境与分布】 适应性很强,全国各地广泛栽培;不丹、印度、中南半岛、印度尼西亚、日本和朝鲜亦有分布。

【药用部位及应用】 叶入药,名"紫苏叶"。夏季枝叶茂盛时采收,除去杂质,晒干。功能解表散寒,行气和胃。用于风寒感冒,咳嗽呕恶,妊娠呕吐,鱼蟹中毒。果实入药,名"紫苏子"。秋季果实成熟时采收,除去杂质,晒干。功能降气化痰,止咳平喘,

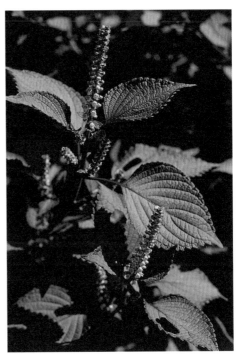

图183 紫苏

润肠通便。用于痰壅气逆,咳嗽气喘,肠燥便秘。宿萼入药,名"紫苏苞"。秋季将成熟果实打下,留取宿存果萼,晒干。功能解表。用于血虚感冒。茎入药,名"紫苏梗"。秋季果实成熟后采割,除去杂质,晒干,或趁鲜切片,晒干。功能理气宽中,止痛,安胎。用于胸膈痞闷,胃脘疼痛,嗳气呕吐,胎动不安。

白　苏

Perilla frutescens(L.)Britt.

【科属】 唇形科(Labiatae)紫苏属(*Perilla*)

【形态】 一年生草本,高50～200 cm。茎直立,钝四棱形,具四槽,密被长柔毛。叶对生,宽卵形或圆卵形,上被疏柔毛,下面脉上被贴生柔毛,边缘有粗锯齿,两面绿色;叶柄长3～5 cm,密被长柔毛。轮伞花序2花,组成顶生和腋生、偏向一侧、密被长柔毛的假总状花序,每花有1苞片,苞片宽卵圆形或近圆形,外被红褐色腺点,边缘膜质;花梗密被长柔毛;花萼钟形;顶端二唇形;花冠通常白色,亦见紫红色或粉红色,冠筒短。小坚果近球形,具网纹。花期8—11月,果

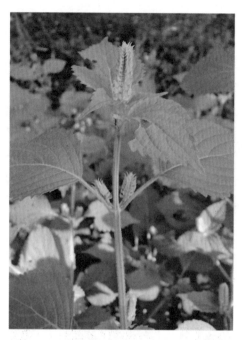

图184　白苏

期8—12月（图184）。

【生境与分布】　生于温暖向阳环境及疏松肥沃的土壤上，野生白苏种子散落后，常成批生长，自成群体。现分布在东北及河北、山西、江苏、安徽、湖北、四川、福建、云南、贵州等地；日本、朝鲜和印度北部也有分布。

【药用部位及应用】　叶入药，名"白苏叶"。6—10月采收，置通风处阴干。功能疏风宣肺，理气消食，解鱼蟹毒。用于感冒风寒，咳嗽气喘，食积不化，吐泻，中鱼蟹毒。果实入药，名"白苏子"。果实成熟时割下地上部分，打下果实，晒干。功能降气祛痰，理气宽中，润肠通便。用于咳嗽痰喘，胸腹胀满，气滞便秘。茎入药，名"白苏梗"。8—10月割取老茎，除去果实及枝叶，晒干。功能顺气消食，止痛，安胎。用于食滞不化，脘腹胀痛，感冒，胎动不安。此外，种子可榨油，并可与老茎共入药，叶可提取芳香油。

水烛香蒲与东方香蒲

　　水烛香蒲（又名蒲草、水蜡烛、狭叶香蒲）与东方香蒲（又名毛蜡烛）均为2010年版《中华人民共和国药典》所载蒲黄的基原植物，以干燥花粉入药，具凉血止血，活血消瘀作用。水烛香蒲与东方香蒲为同属植物，其花粉虽均作蒲黄入药，但所含成分有些差别，宜注意鉴别，分别采收。水烛香蒲的雌、雄花序相距2.5～6.9 cm，东方香蒲的雄花序与雌花序彼此连接，是两者的鉴别特征之一。

水 烛 香 蒲
Typha angustifolia L.

【科属】　香蒲科（Typhaceae）香蒲属（*Typha*）

【形态】　多年生水生或沼生草本。根状茎横走，乳黄或灰黄色，顶端白色。茎直立，高1.5～2.5 m。叶片条形，叶鞘抱茎。雌、雄花序相距2.5～6.9 cm，无花被，雄花序密被褐色扁柔毛，叶苞片1～3片。雌花具小叶状苞片。花药长圆形，花丝短，下部合生成柄。孕性雌花子房纺锤形，具褐色斑点，不孕雌花子房倒圆锥形。白色丝状毛生于子房柄基部，无花柱。小坚果长椭圆形，具褐色斑点，纵裂，无沟。花期

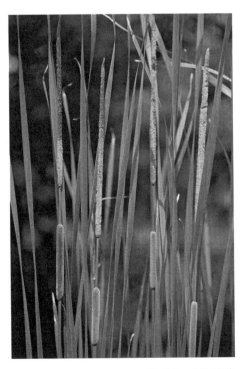

图185　水烛菖蒲

6—7月（图185）。

【生境与分布】 生于湖泊、河流、池塘、沼泽或沟渠中。分布于黑龙江、吉林、辽宁、内蒙古、河北、山东、江苏、安徽、浙江、福建、台湾等地；尼泊尔、印度、巴基斯坦、日本、俄罗斯、欧洲、美洲及大洋洲也有分布。

【药用部位及应用】 干燥花粉入药。夏季采收蒲棒上部的黄色雄花序，晒干后碾轧，筛取花粉。功能凉血止血，活血消淤。生品用于经闭腹痛，产后瘀阻作痛等。炒黑用于止吐血，崩漏带下等。外用于口疮等。

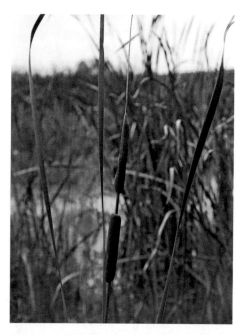

图186 东方菖蒲

东 方 香 蒲
Typha orientalis Presl

【科属】 香蒲科（Typhaceae）香蒲属（*Typha*）

【形态】 根状茎乳白色。雄花序与雌花序彼此连接，雄花序轴被白色弯曲柔毛，有1～3叶状苞片。雌花序基部有一叶状苞片。花药线形。雌花无小苞片。孕性雌花子房纺锤形或披针形，柱头匙形，外弯，白色丝状毛单生。小坚果椭圆形或长椭圆形，果皮具长形褐色斑点。花果期5—8月（图186）。

【生境与分布】 生于湖泊、河流、池塘、沼泽或沟渠中。分布于黑龙江、吉林、辽宁、内蒙古北部、陕西南部、山西、河北、河南西部、安徽、江苏、浙江等地。

【药用部位及应用】 同"水烛香蒲"。

白花曼陀罗与木曼陀罗

白花曼陀罗（又名风茄花、喇叭花、闹羊花）为2010年版《中华人民共和国药典》所载洋金花的基原植物，以花入药，为麻醉剂。木曼陀罗（又名木本曼陀罗）的花亦为民间使用的药材，具有行气止痛作用，但不可混同洋金花使用。白花曼陀罗为一年生草本，蒴果表面具刺，木曼陀罗为小乔木，浆果状蒴果，表面平滑，是两者的鉴别特征之一。

白花曼陀罗
Datura metel L.

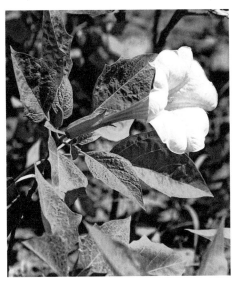

【科属】 茄科（Solanaceae）曼陀罗属（*Datura*）

【形态】 一年生草本，高0.5～2 m；全体近无毛。叶卵形或宽卵形，长5～13 cm，宽4～6 cm；叶柄长2～3 cm。花单生，直立；花萼筒状，不紧贴花冠筒；花冠漏斗状，长14～17 cm，白色、紫色或淡黄色。蒴果近球形，表面的刺疏而短。花、果期3—12月（图187）。

【生境与分布】 全国各地均有栽培或野生；原产于印度，现广布世界温热带地区。

图187 白花曼陀罗

【药用部位及应用】 花入药，名"洋金花"。4—11月花初开时采收，晒干或低温干燥。功能平喘止咳，解痉定痛。用于哮喘咳嗽，脘腹冷痛，风湿痹痛，小儿慢惊，或作外科麻醉剂。全株有毒，种子毒性最强。

木 曼 陀 罗
Datura arborea L.

【科属】 茄科（Solanaceae）曼陀罗属（*Datura*）

【形态】 小乔木，高2 m余。茎粗壮。叶卵状披针形、矩圆形或卵形。花单生，俯垂，花梗长3～5 cm。花萼筒状，中部稍膨胀；花冠白色，脉纹绿色，

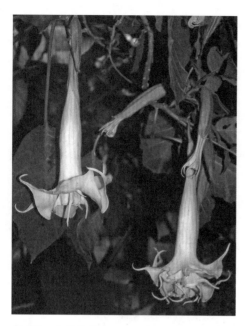

图 188　木曼陀罗

长漏斗状；雄蕊不伸出花冠筒，花药长达 3 cm；花柱伸出花冠筒，柱头稍膨大。浆果状蒴果，表面平滑，广卵状，长达 6 cm。花期 6—10 月（图 188）。

【生境与分布】　原产于美洲热带地区；我国北京、青岛等市有栽培，冬季在温室越冬；福州、广州等市及云南西双版纳等地区则终年可在户外栽培生长。

【药用部位及应用】　花入药。花初开时采收，晒干。功能行气止痛。用于胃痛。有毒，慎用。

合欢与山合欢

　　合欢（又名合昏、绒花树、马缨花）是 2010 年版《中华人民共和国药典》所载合欢花和合欢皮的基原植物。山合欢（又名山槐、白合欢、马缨花）的花和皮也是民间常用药材，在华北、中南、华东、西南一些地区常将其混同于合欢花和合欢皮使用，宜注意鉴别，分开使用。合欢与山合欢都为二回羽状复叶，合欢羽片 4～12 对，小叶 10～30 对，山合欢羽片 2～4 对，小叶 5～14 对，是两者的鉴别特征之一。

合　欢
Albizia julibrissin Durazz.

【科属】　豆科（Leguminosae）合欢属（*Albizia*）

【形态】　落叶乔木，高可达 16 m，树冠开展。小枝有棱角，嫩枝、花序和叶轴被绒毛或短柔毛。二回羽状复叶；羽片 4～12 对，栽培的有时达 20 对；小叶

10～30对，线形至长圆形，向上偏斜，先端有小尖头，有缘毛，有时在下面或仅中脉上有短柔毛；中脉紧靠上边缘。头状花序于枝顶排成圆锥花序；花粉红色；花萼管状；花冠裂片三角形，花萼、花冠外均被短柔毛。荚果带状，嫩荚有柔毛，老荚无毛。花期6—7月，果期8—10月（图189）。

【生境与分布】 生于山坡或栽培。产于我国东北至华南及西南部各地；非洲、中亚至东亚均有分布；北美亦有栽培。

【药用部位及应用】 干燥花序或花蕾入药，前者称"合欢花"，后者称"合欢米"。夏季花开放时择晴天采收或花蕾形成时采收，及时晒干。功能解郁安神。用于心神不安，忧郁失眠。皮入药，名"合欢皮"。6—9月剥取皮，切段，晒干或烘干。功能解郁安神，活血消肿。用于心神不安，抑郁失眠，肺痈，疮肿，跌扑伤痛。

山 合 欢

Albizia kalkora（Roxb.）Prain

【科属】 豆科（Leguminosae）合欢属（*Albizia*）

【形态】 落叶小乔木或灌木，通常高3～8 m。枝条暗褐色，被短柔毛，有显著皮孔。二回羽状复叶，羽片2～3对；小叶5～14对，线状长圆形。头状花序2～7枚生于叶腋，或于枝顶排成圆锥花序；花初白色，后变黄；花萼管状；花

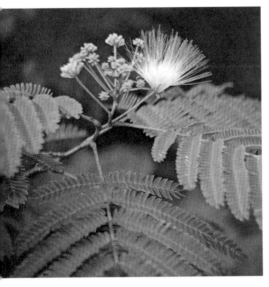

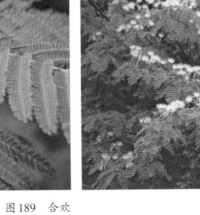

图189 合欢　　　　　　　　图190 山合欢

冠中部以下连合呈管状,裂片披针形,花萼、花冠均密被长柔毛;雄蕊基部连合呈管状。荚果带状,深棕色,嫩荚密被短柔毛;种子倒卵形。花期5—6月,果期8—10月(图190)。

【生境与分布】 生于山坡灌丛、疏林中。主产于华北、西北、华东、华南至西南部各地;越南、缅甸、印度亦有分布。

【药用部位及应用】 干燥头状花序入药。花开放或花蕾形成时采收,晒干。功能安神疏郁,理气活络。用于郁结胸闷,失眠健忘,风火眼疾,视物不清,咽喉肿痛,痈肿,跌打损伤。皮亦可入药。功能解郁安神,活血消肿。用于心神不宁,忧郁失眠,肺痈,筋骨损伤,痔疮作痛,痈肿,瘰疬。

菊花基原植物与易混淆品种

　　菊花(又名寿客、金英、秋菊)为2010年版《中华人民共和国药典》所载菊花的基原植物。干燥头状花序入药,药材按产地和加工方法不同,分为"亳菊""滁菊""贡菊""杭菊"等品种。因品位、规格、功效略有差异,宜分别入药。野菊(又名草菊、山菊花、千层菊)为2010年版《中华人民共和国药典》所载野菊花的基原植物,以干燥头状花序入药,全草亦供药用。菊花脑(又名田边菊、连梗野菊)为民间常用中草药,以嫩茎叶入药。以上均为菊属植物,形态相近,应注意鉴别,分别采集。

杭　菊
Chrysanthemum morifolium cv. Hangju

【科属】 菊科(Compositae)菊属(*Chrysanthemum*)

【形态】 多年生草本,高50～140 cm,全体密被白色绒毛。茎基部稍木质化,略带紫红色,幼枝略具棱。叶互生,卵形或卵状披针形,长3.5～5 cm,宽3～4 cm,先端钝,基部近心形或阔楔形,边缘通常羽状深裂,裂片具粗锯齿或重锯齿,两面密被白绒毛;叶柄有浅槽。头状花序顶生或腋生,呈蝶形或扁球形,直径2.5～4 cm,常数个相连成片。舌状花类白色或黄色,平展或微折叠,彼此相

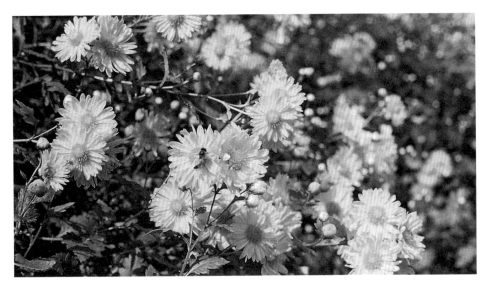

图191　杭菊

连，通常无腺点，管状花多数，外露。瘦果矩圆形，具4棱，顶端平截，光滑无毛。花期9—11月，果期10—11月（图191）。

【生境与分布】　原产于浙江桐乡、嘉兴、吴兴（现属湖州）、海宁。

【药用部位及应用】　干燥头状花序入药。功能疏散风热，平肝明目，清热解毒。

亳　菊

Chrysanthemum morifolium cv. Boju

【科属】　菊科（Compositae）菊属（*Chrysanthemum*）

【形态】　与杭菊的区别在于：头状花序呈倒圆锥形或圆筒形，有时稍压扁呈扇形，直径1.5～3 cm，离散。总苞碟状，总苞片3～4层，卵形或椭圆形，草质，黄绿色或褐绿色，外面被柔毛，边缘膜质，花托半球形，无托片或托

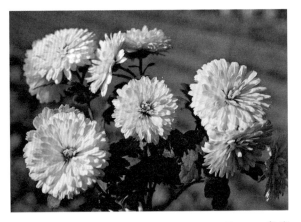

图192　亳菊

毛。舌状花数层,雌性,位于外围,类白色,散生金黄色腺点,管状花多数,两性,位于中央,为舌状花所隐藏,黄色,顶端5裂(图192)。

【生境与分布】　主产于安徽亳县、涡阳及河南商丘。

【药用部位及应用】　干燥头状花序入药。功能疏风散热,解暑明目。

滁　菊
Chrysanthemum morifolium cv. Chuju

【科属】　菊科(Compositae)菊属(*Chrysanthemum*)

【形态】　与杭菊的区别在于:头状花序呈不规则球形或扁球形,直径1.5～2.5 cm。舌状花白色,不规则扭曲,内卷,边缘皱缩,有时可见淡黄色腺点,管状花大多隐藏(图193)。

【生境与分布】　主要产于安徽滁州。

【药用部位及应用】　干燥头状花序入药。功能清热解毒、舒筋活血、护肝明目,增强人体免疫功能。对高血压、冠心病、动脉硬化疗效显著。

贡　菊
Chrysanthemum morifolium cv. Gongju

【科属】　菊科(Compositae)菊属(*Chrysanthemum*)

【形态】　与杭菊的区别在于:头状花序呈扁球形或不规则球形,直径1.5～2.5 cm。舌状花白色或类白色,斜升,上部反折,边缘稍内卷而皱缩,通常无腺点,管状花少,外露(图194)。

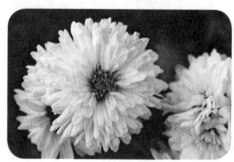
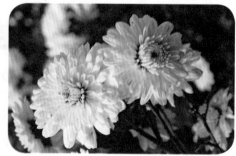

图193　滁菊　　　　　　　　　　图194　贡菊

【生境与分布】 主产区为安徽省黄山歙县金竹村一带及浙江德清。

【药用部位及应用】 干燥头状花序入药。功能清肝明目，驱邪降火，清热解表。

济　菊

Chrysanthemum morifolium cv. Jiju

【科属】 菊科（Compositae）菊属（*Chrysanthemum*）

【形态】 与杭菊的区别在于：花大，花蕊很小，花瓣层次多达二十余层（图195）。

【生境与分布】 主产于山东嘉祥、禹城一带。

【药用部位及应用】 干燥头状花序入药。功能疏风清热，清肝明目。用于头痛，眩晕，目赤，心胸烦热。

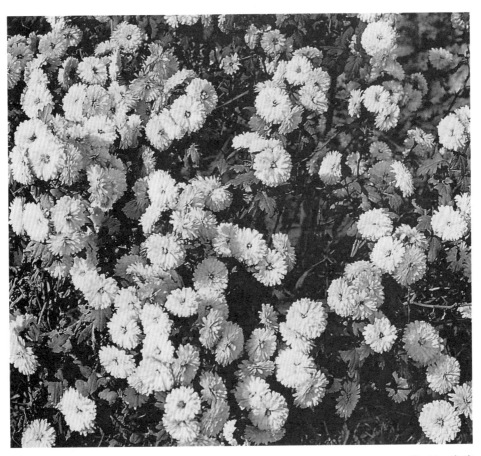

图195　济菊

野 菊

Chrysanthemum indicum L.

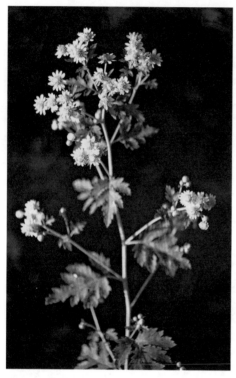

图196 野菊

【科属】 菊科（Compositae）菊属（*Chrysanthemum*）

【形态】 多年生草本,高0.25～1 m。有地下长或短匍匐茎,茎枝被稀疏的毛,茎生叶和下部叶花期脱落。中部茎叶卵形、长卵形或椭圆状卵形,长3～7(～10)cm,宽2～4(～7)cm,羽状半裂,浅裂或分裂不明显而边缘有浅锯齿。基部截形或稍心形或宽楔形,叶柄长1～2 cm,柄基无耳或有分裂的叶耳。头状花序直径1.5～2.5 cm,总苞片约5层,外层苞片卵形或条形。舌状花1轮,黄色至棕黄色,皱缩卷曲,管状花多数,深黄色。瘦果全部同形,有5条极细的纵肋,无冠状冠毛。花期9—10月(图196)。

【生境与分布】 生于山坡草地、灌丛、河边水湿地、滨海盐渍地、田边及路旁。广布于东北、华北、华中、华南及西南各地。

【药用部位及应用】 头状花序入药,名"野菊花"。秋、冬二季花初开放时采摘,晒干或蒸后晒干。功能清热解毒,泻火平肝。用于痈肿疔疮、目赤肿痛,头痛眩晕。全草入药,名"野菊"。功能清热解毒,明目。用于痢疾,痈肿疔疮,湿疹,风火眼,感冒等症。

菊 花 脑

Chrysanthemum nankingense（Hand.-Mazz.）X.D.Cui

【科属】 菊科（Compositae）菊属（*Chrysanthemum*）

【形态】 多年生草本,高30～90 cm。茎秆纤细,半木质化,直立或半匍匐生长,分枝性极强,无毛或近上部有细毛。叶片互生,长卵型,叶面绿色,叶缘具粗大的复锯齿或二回羽状深裂,叶基稍收缩成叶柄,具窄翼,绿色或带紫色。叶腋处秋季抽生侧枝。株高30～100 cm,分枝性强,叶腋抽生侧枝。单

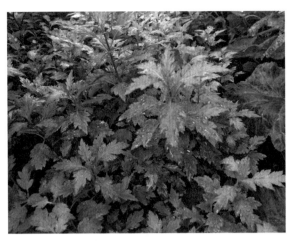

图197 菊花脑

叶互生,卵圆形或长椭圆形,叶长2～6 cm,宽1～2.5 cm,舌状花和管状花同生于一个花序,黄色,典型的菊科头状花序,着生于枝顶,花序直径0.6～1 cm,花梗长0.5 cm。总苞半球形,外层苞片较内层苞片短一半,狭椭圆形,内层苞片卵圆形,先端钝圆。主侧枝各花序聚集成圆锥形。果实为瘦果,种子细小。花期9—11月(图197)。

【生境与分布】 江苏、上海、湖南和贵州等地有野生。江苏南京地区居民门前屋后普遍栽植,春季摘其嫩苗炒做菜。

【药用部位及应用】 嫩茎叶入药。7—9月采集,切碎,鲜用或晒干。功能清热解毒,调中开胃,降血压。可当菜肴食用。

旋覆花与欧亚旋覆花

旋覆花(又名金沸花、金佛草、六月菊)为2010年版《中华人民共和国药典》所载旋覆花与金沸草的基原植物,以头状花序与全草入药。欧亚旋覆花(又名大花旋覆花)也是2010年版《中华人民共和国药典》所载旋覆花的基原植物,以头状花序入药。两者皆为菊科旋覆花属植物,形态相似,容易混淆。但两者的入药部位、所含成分有所差异,应注意鉴别,分别采收。

旋　覆　花
Inula japonica Thunb.

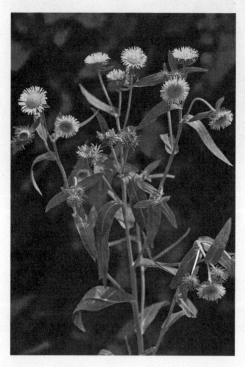

图198　旋覆花

【科属】　菊科（Compositae）旋覆花属（*Inula*）

【形态】　多年生草本。根状茎短，横走或斜升，有多少粗壮的须根。茎单生，有时2或3个簇生，直立，高30～70 cm，有时基部具不定根，有细沟，被长伏毛。基部叶较小，花期枯萎；中部叶长圆形，长圆状披针形或披针形，基部多少狭窄，常有圆形半抱茎的小耳，无柄，边缘有小尖头状疏齿或全缘，上面有疏毛或近无毛，下面有疏伏毛和腺点；中脉和侧脉有较密的长毛；上部叶渐狭小，线状披针形。头状花序径3～4 cm，多数或少数排列成疏散的伞房花序；花序梗细长。总苞半球形；总苞片线状披针形。舌状花黄色，舌片线形；管状花花冠有三角披针形裂片。瘦果圆柱形，顶端截形，被疏短毛。花期6—10月，果期9—11月（图198）。

【生境与分布】　生于海拔150～2 400 m的山坡路旁、湿润草地、河岸和田埂上。分布于我国北部、东北部、中部、东部各地；蒙古、朝鲜、俄罗斯西伯利亚、日本也有分布。

【药用部位及应用】　干燥头状花序入药，名"旋覆花"。春、秋二季花开放时采收，除去杂质，阴干或晒干。功能降气，消痰，行水，止呕。用于风寒咳嗽，痰饮蓄结，胸膈痞闷，喘咳痰多，呕吐噫气，心下痞硬。全草入药，名"金沸草"。夏、秋二季收割，晒干。功能降气，消痰，利水。用于外感风寒，痰饮蓄结，咳喘痰多，胸膈痞闷。

欧亚旋覆花
Inula britannica L.

【科属】 菊科（Compositae）旋覆花属（*Inula*）

【形态】 多年生草本。根状茎短，横走或斜升。茎直立，高20～70 cm。叶长椭圆形或披针形。头状花序1～5个生于茎端或枝端。总苞半球形；舌状花舌片线形，黄色；管状花花冠上部稍宽大，有三角披针形裂片。瘦果圆柱形，有浅沟，被短毛。花期7—9月，果期8—10月（图199）。

【生境与分布】 生于河流沿岸、湿润坡地、田埂和路旁。产于新疆北部至南部、黑龙江、内蒙古东部和南部、河南、陕西、甘肃等地；欧洲、原苏联地区、朝鲜、日本等地都有广泛的分布。

【药用部位及应用】 干燥头状花序入药，功用同"旋覆花"。

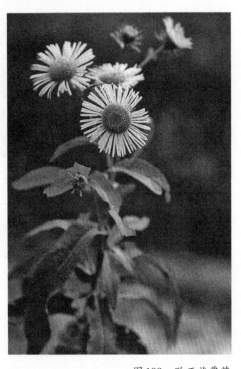

图199 欧亚旋覆花

望春花及其易混淆植物

　　望春花（又名望春玉兰）与玉兰（又名白玉兰、应春花）是2010年版《中华人民共和国药典》所载辛夷的基原植物，以干燥花蕾入药。紫玉兰和二乔木兰均为著名的早春观赏花木，紫玉兰在民间有用其花蕾替代辛夷者，二乔木兰则是由紫玉兰和玉兰自然杂交得到的新种，均为中国特有植物。望春花、玉兰、紫玉兰与二乔木兰皆为木兰科植物，除花色有所不同外，生态十分接近。在采收花蕾入药时须注意鉴别。

望 春 花
Magnolia biondii Pamp.

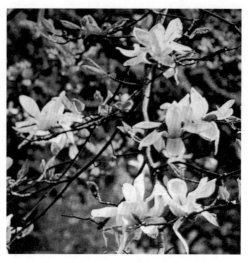

图200　望春花

【科属】　木兰科（Magnoliaceae）木兰属（*Magnolia*）

【形态】　落叶乔木，高可达12 m。小枝细长，灰绿色，无毛；顶芽密被淡黄色展开长柔毛。叶椭圆状披针形、卵状披针形，狭倒卵或卵形长10～18 cm，宽3.5～6.5 cm；叶柄长1～2 cm，托叶痕为叶柄长的1/5～1/3。花先叶开放，直径6～8 cm，芳香；花梗具3苞片脱落痕；花被9，外轮3片紫红色，中内两轮白色，外面基部常紫红色，内轮的较狭小；雄蕊长8～10 mm，花药长4～5 mm，花丝长3～4 mm，紫色；雌蕊群长1.5～2 cm。聚合果圆柱形，常因部分不育而扭曲；蓇葖果浅褐色，具凸起瘤点。种子心形，外种皮鲜红色，内种皮深黑色。花期3月，果熟期9月（图200）。

【生境与分布】　生于海拔600～2 100 m的山林间。分布于陕西、甘肃、河南、湖北、四川等地。

【药用部位及应用】　干燥花蕾入药。冬末春初花未开放时采收，除去枝梗，阴干，习称"辛夷"。功能散风寒，通鼻窍。用于风寒头痛，鼻塞，鼻渊，鼻流浊涕。

玉 兰
Magnolia denudata Desr.

【科属】　木兰科（Magnoliaceae）木兰属（*Magnolia*）

【形态】　落叶乔木，高达25 m。小枝稍粗壮，灰褐色。叶纸质，倒卵形、宽倒卵形或倒卵状椭圆形，长10～15（～18）cm，宽6～10（～12）cm；托叶与叶柄离生，叶柄上面具狭纵沟；托叶痕为叶柄长的 1/4 ～ 1/3。花蕾卵圆形，花先叶开放，直立，芳香，直径 10 ～ 16 cm；花被片 9 片，白色，基部常带粉红色，花被片长圆状倒卵形；雌蕊群淡绿色；雌蕊狭卵形。聚合果圆柱形。花期 2—3 月，果期 8—9 月（图 201）。

【生境与分布】 生于海拔 500 ～ 1 000 m 的阔叶林中，现广有栽培。分布于江西（庐山）、安徽、浙江（天目山）、湖南（衡山）、贵州、广东。

【药用部位及应用】 同"望春花"。

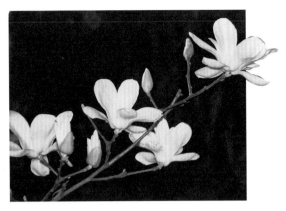

图 201 玉兰花

紫 玉 兰
Magnolia liliflora Desr.

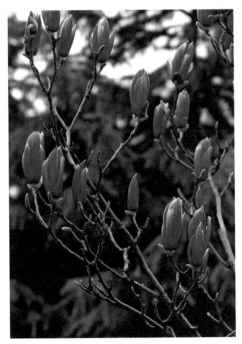

图 202 紫玉兰

【科属】 木兰科（Magnoliaceae）木兰属（*Magnolia*）

【形态】 落叶灌木，高达 3 m，常丛生，树皮灰褐色。小枝紫褐色，芽有细毛。叶倒卵形或椭圆状卵形，长 8 ～ 18 cm，宽 3 ～ 10 cm，先端急尖或渐尖。花蕾卵圆形，被淡黄色绢毛；花先叶开放或与叶同时开放，单生于枝顶，钟状，大形；花被片 9，黄绿色，外面紫色或紫红色，内面白色；心皮多数，花柱 1。聚合果矩圆形，淡褐色；成熟蓇葖近圆球形，顶端具短喙。花期 3—4 月，果期 8—9 月（图 202）。

【生境与分布】 生于海拔 300 ～ 1 600 m 的山坡林缘。分布于福建、湖北、四川、云南西北部。

【药用部位及应用】　紫玉兰的花蕾可入药,民间将其当辛夷,用治急、慢性鼻炎,鼻窦炎。

二 乔 木 兰
Magnolia soulangeana Soul.-Bod.

【科属】　木兰科(Magnoliaceae)木兰属(*Magnolia*)

【形态】　落叶小乔木,高6～10 m。小枝无毛。叶纸质,倒卵形,长6～15 cm,宽4～7.5 cm,先端短急尖,2/3以下渐狭成楔形。花蕾卵圆形;花先叶开放,浅红色至深红色;花被片6～9;雄蕊长1～1.2 cm,雌蕊群无毛,圆柱形。聚合果长约8 cm,直径约3 cm;蓇葖卵圆形或倒卵圆形,熟时黑色,具白色皮孔。种子深褐色。花期2—3月,果期9—10月(图203)。

【生境与分布】　性喜阳光和温暖湿润的气候。杭州、广州、昆明有栽培。

【药用部位及应用】　树皮、叶、花均可提取芳香浸膏;花被片食用或用以熏茶;种子榨油供工业用。早春白花满树,艳丽芳香,为驰名中外的庭园观赏树种。

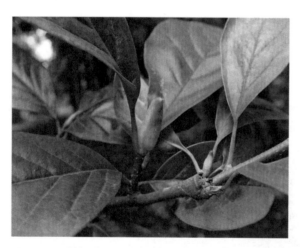

图203　二乔木兰

密蒙花与醉鱼草

密蒙花(又名蒙花、米汤花、鸡骨头花)为2010年版《中华人民共和国药典》所载密蒙花的基原植物,以花蕾和花序入药。同属植物醉鱼草(又名闹鱼花、鱼尾草、鱼花草)以全草入药,也是一味中药材。密蒙花与醉鱼草形态相似,容易混淆。但密蒙花小枝略呈四棱形, 密被灰白色绒毛, 醉鱼草嫩枝、嫩叶背面及花序被细棕黄色星状毛, 是其鉴别特征之一。

密 蒙 花
Buddleja officinalis Maxim.

【科属】 马钱科（Loganiaceae）醉鱼草属（*Buddleja*）

【形态】 灌木, 高 1 ～ 3 m。小枝略呈四棱形, 密被灰白色绒毛。叶对生, 矩圆状披针形至条状披针形, 长 5 ～ 10 cm, 宽 1 ～ 3 cm, 顶端渐尖, 基部楔形, 全缘或有小锯齿, 上面被细星状毛, 下面密被灰白色至黄色星状茸毛。聚伞圆锥花序顶生, 长 5 ～ 10 cm, 密被灰白色柔毛; 花芳香; 花萼 4 裂, 外面被毛; 花冠淡紫色至白色, 筒状, 长 1 ～ 1.2 cm, 径 2 ～ 3 mm, 筒内面黄色, 疏生茸毛, 外面密被茸毛; 雄蕊 4, 着生于花冠筒中部; 子房顶端被茸毛。蒴果椭圆状, 2 瓣裂。种子多颗, 狭椭圆形, 两端具翅。花期 3—4 月, 果期 5—8 月（图 204）。

【生境与分布】 生海拔 200 ～ 2 800 m 向阳山坡、河边、村旁的灌木丛中或林缘。分布于中南、西南及安徽、福建、陕西、甘肃、西藏等地; 药材主产于山西、陕西、甘肃、江苏等地。

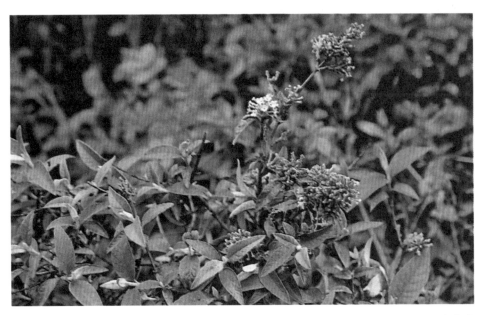

图 204 密蒙花

【药用部位及应用】 干燥花蕾和花序入药。春季花未开放时采收,除去杂质,干燥。功能清热泻火,养肝明目,退翳。用于目赤肿痛,多泪羞明,目生翳膜,肝虚目暗,视物昏花。

醉 鱼 草
Buddleja lindleyana Fort.

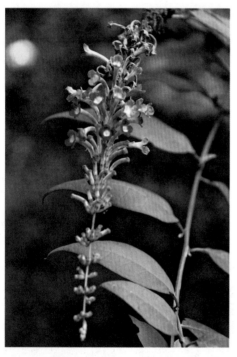

图205　醉鱼草

【科属】 马钱科(Loganiaceae)醉鱼草属(*Buddleja*)

【形态】 灌木,高约2 m。小枝具4棱而稍有翅;嫩枝、嫩叶背面及花序被细棕黄色星状毛。叶对生,卵形至卵状披针形,顶端渐尖,基部楔形,全缘或疏生波状牙齿。花序穗生,顶生,直立,长7～20 cm;花萼、花冠均密生细鳞片;花萼裂片三角形;花冠紫色,稍弯曲,长约1.5 cm,径约2 mm,筒内面白紫色,具细柔毛;雄蕊着生于花冠筒下部。蒴果矩圆形,长约5 mm,被鳞片。种子多数,细小,无翅。花期4—10月,果期8月至翌年4月(图205)。

【生境与分布】 生海拔200～2 700 m的山地路旁、河边灌木丛中或林缘。分布于西南及江苏、浙江、安徽、福建、湖北、湖南、广东、广西等地。

【药用部位及应用】 全草入药。夏、秋季采收,切碎,晒干或鲜用。功能祛风解毒、驱虫、化骨鲠。用于疟腮、痈肿、瘰疬、蛔虫病、钩虫病、鱼骨鲠喉。

马兜铃、北马兜铃与广防己

马兜铃（又名马香果、蛇参果、秋木香罐）、北马兜铃（又名臭瓜蒌、茶叶包、臭罐罐）均为2010年版《中华人民共和国药典》所载马兜铃与天仙藤的基原植物。广防己（又名防己马兜铃）为2000年版《中华人民共和国药典》收载，因马兜铃酸的安全问题目前已停用。马兜铃、北马兜铃和广防己均为马兜铃属植物，形态较为相近，但入药部位不一，为避免错采，应注意鉴别。马兜铃和北马兜铃为多年生草质藤本，前者叶片三角状狭卵形，后者叶片三角状阔卵形；广防己为木质藤本，茎叶密被深棕色丝状毛；是三者的鉴别特征之一。

马 兜 铃
Aristolochia debilis Sieb. et Zucc.

【科属】 马兜铃科（Aristolochiaceae）马兜铃属（*Aristolochia*）

【形态】 多年生草质藤本，全株无毛。叶互生，叶片三角状狭卵形，长3～8 cm，宽2～4 cm，中部以上渐狭，顶端短渐尖或钝，基部心形，两侧具圆的耳片；老时质稍厚，基出脉5～7条，较明显。叶柄长1～2 cm。花单生于叶腋，花被暗紫色喇叭状，长3～4 cm，基部急剧膨大呈球状，上端逐渐扩大成向一面偏的侧片，侧片卵状披针形，顶端渐尖；雄蕊6，贴生于粗而短的花柱体周围；柱头6。蒴果近球形，6瓣裂开。种子边缘具翅。花期7—8月，果期9—10月（图206）。

【生境与分布】 生于山坡丛林中。分布于长江流域以南各地及山东、河南等地，广东、广西常有栽培；日本也有分布。

【药用部位及应用】 干燥成熟果实入药，名"马兜铃"。秋季果实由绿变黄时采

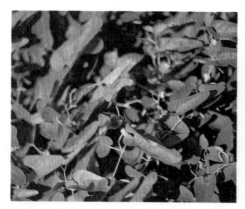

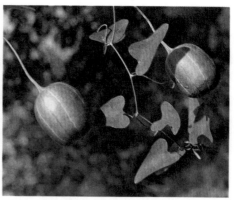

图 206　马兜铃　　　　　　　　　图 207　北马兜铃

收，干燥。功能清肺降气，止咳平喘，清肠消痔。用于肺热咳喘，痰中带血，肠热痔血，痔疮肿痛。干燥地上部分入药，称"天仙藤"。秋季采割。功能疏风活血，行气活血，通络止痛。用于脘腹刺痛，风湿痹痛。根入药，名"青木香"，有小毒。10—12月采收，切片晒干。功能行气，解毒，消肿。用于脘腹胀痛，疝气，痢疾，咳喘，高血压病，痈肿疔疮，皮肤瘙痒等症。

　　本植物含有马兜铃酸，可引起肾脏损害等不良反应，儿童及老年人慎用；孕妇、婴幼儿及肾功能不全者禁用。

北 马 兜 铃

Aristolochia contorta Bge.

【科属】　马兜铃科（Aristolochiaceae）马兜铃属（*Aristolochia*）

【形态】　多年生草质藤本，茎可长达2 m以上。叶片三角状阔卵形，长3～13 cm，宽3～10 cm，顶端短锐尖或钝，基部心形，全缘，下面略带灰白色，叶柄长1～7 cm。花3～10朵簇生于叶腋间；花被呈喇叭状，长2～3 cm，基部膨大成球形，上端逐渐扩大成向一面偏的侧片，侧片卵状披针形，带暗紫色，顶端渐尖而延长成长约1 cm的线形尾尖；雄蕊6，几无花丝，贴生于肉质花柱体上；柱头6。蒴果宽倒卵形至椭圆状倒卵形，沿室间开裂为6瓣。花期5—7月，果期8—10月（图207）。

【生境与分布】　生于海拔500～1 200 m的山坡灌丛、溪流两岸、沟谷两旁及山野林缘。分布于东北、内蒙古、河北、山东、山西、河南、陕西和甘肃等地；朝鲜、日本、俄罗斯也有分布。

【药用部位及应用】 同"马兜铃"。

广 防 己

Aristolochia fangchi Y. C. Wu ex L. D. Chou et S. M. Hwang

【科属】 马兜铃科（Aristolochiaceae）马兜铃属（*Aristolochia*）

【形态】 木质藤本,根粗壮。茎叶密被深棕色丝状毛,渐老则毛渐疏短。叶薄革质或纸质,长圆形或卵状长圆形,顶端急尖或钝,基部近圆形,叶脉整齐清晰。花生于老茎近基部,花梗密被长柔毛;花被管状,有纵脉10～12条,在2～3 cm处反曲呈稍细筒状,然后平展成3浅裂的近三角圆形片部,外面密被茸毛。蒴果圆柱形,6棱。花期3—5月,果期7—9月（图208）。

【生境与分布】 生于海拔500～1 000 m山坡密林或灌木丛中。产于广东（封开、高要）、广西（容县、玉林、大瑶山）、贵州（独山、长顺）和云南（富宁、西双版纳）。

【药用部位及应用】 干燥根曾药用,名"广防己"。功能祛风止痛,清热利水。因所含马兜铃酸的安全问题目前已停用。

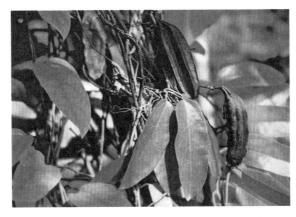

图208 广防己

冬葵与苘麻

冬葵（又名冬苋草、冬寒菜）是2010年版《中华人民共和国药典》所载冬葵果的基原植物,苘麻（又名青麻、野棉花、野芝麻）是2010年版《中华人民共和国药典》所载苘麻子的基原植物。冬葵与苘麻同为锦葵科植物,形态比较接近相似,但两者入药部位不同,采收时应注意鉴别。冬葵叶肾形至圆形,掌状5～7浅裂;苘麻叶圆心形;是两者的鉴别特征之一。

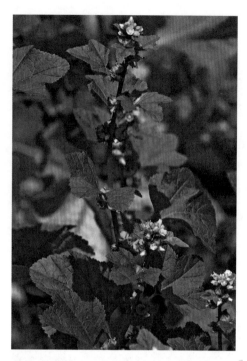

图209 冬葵

冬 葵
Malva verticillata L.

【科属】 锦葵科（Malvaceae）锦葵属（*Malva*）

【形态】 二年生草本。茎直立，有星状长柔毛。叶互生，肾形至圆形，掌状5～7浅裂，两面被极疏伏状毛，或几无毛，托叶有星状柔毛。花小，淡红色，常丛生在叶腋间；小苞片3，萼杯状，5齿裂；花瓣5，顶端凹入，子房10～11室。果扁圆形，由10～11心皮组成，熟时心皮彼此分离并与中轴脱离。种子肾形，径约1 mm，暗黑色。花期4—5月，果期7月（图209）。

【生境与分布】 生于平原旷野，村落附近。全国广有分布。

【药用部位及应用】 干燥成熟果实入药。夏、秋二季采收，阴干。功能清热利尿，消肿。用于尿路感染，尿闭，水肿，口渴。本植物的嫩苗和根亦可入药。

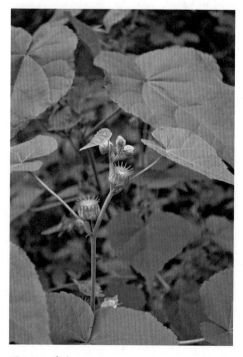

图210 苘麻

苘 麻
Abutilon theophrasti Medicus

【科属】 锦葵科（Malvaceae）苘麻属（*Abutilon*）

【形态】 一年生草本。茎有柔毛。叶互生，圆心形，两面密生星状柔毛；花单生叶腋，花萼杯状，五裂，花黄色，花瓣倒卵形，心皮15～20，排成轮状，蒴果半球形,分果片15～20,有粗毛,顶端有2个长芒。种子黑色。花期7—9月,果期10—11月(图210)。

【生境与分布】 常见于路旁、田野、荒地、堤岸上,或栽培。全国广有分布。

【药用部位及应用】 以种子入药。秋季采收成熟果实,晒干,打下种子,除去杂质。功能清热解毒,利湿,散结退翳。用于赤白痢疾,淋症涩痛,痈肿疮毒,目生翳膜。本植物的全草和根亦可入药。

宁夏枸杞与枸杞

宁夏枸杞(又名中宁枸杞、津枸杞、山枸杞)为2010年版《中华人民共和国药典》所载枸杞子和地骨皮的基原植物,枸杞(又名枸忌、地仙、枸棘)也是2010年版《中华人民共和国药典》所载地骨皮的基原植物。宁夏枸杞和枸杞均为茄科枸杞属植物,形态相似,但入药部位有所差异,应注意区别,分别采收。宁夏枸杞花萼钟状,通常2中裂;枸杞花萼通常3中裂,或4～5齿裂;是两者的鉴别特征之一。

宁 夏 枸 杞
Lycium barbarum L.

【科属】 茄科(Solanaceae)枸杞属(*Lycium*)

【形态】 灌木,高0.8～2 m。叶互生或簇生,披针形或长椭圆状披针形,顶端短渐尖或急尖,基部楔形,略带肉质,叶脉不明显。花在长枝上1或2朵生于叶腋,在短枝上2～6朵同叶簇生;花梗向顶端渐增粗。花萼钟状,通常2中裂,裂片有小尖头或顶端又2或3齿裂。浆果红色或橙色,果皮肉质,多汁液。种子常20余粒,略成肾脏形,扁压,棕黄色。花果期较长,一般从5月到10月边开花边结果,采摘果实时成熟一批采摘一批(图211)。

【生境与分布】 生于土层深厚的沟岸、山坡、田埂和宅旁,耐盐碱、沙荒和干旱地。主产于河北、内蒙古、山西、陕西、甘肃、宁夏、青海、新疆。

【药用部位及应用】 干燥成熟果实入药,名"枸杞子"。夏、秋二季果实呈红色时

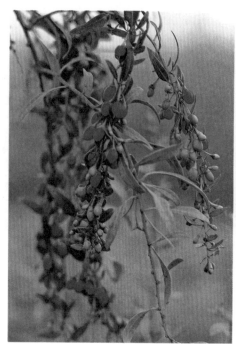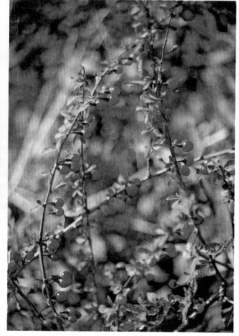

图211　宁夏枸杞　　　　　　　图212　枸杞

采收，晒干，除去果梗。功能滋补肝肾，益精明目。用于虚劳精亏，腰膝酸痛，眩晕耳鸣，内热消渴，血虚萎黄，目昏不明。其根（地骨皮）和叶（枸杞叶）亦可入药。

枸　杞

Lycium chinensis Mill.

【科属】　茄科（Solanaceae）枸杞属（*Lycium*）

【形态】　多分枝灌木，高0.5～2 m；枝条细弱。叶纸质或栽培者质稍厚，单叶互生或2～4枚簇生，卵形、卵状菱形、长椭圆形、卵状披针形，顶端急尖，基部楔形。花在长枝上单生或双生于叶腋，在短枝上则同叶簇生。花萼通常3中裂或4齿裂，5齿裂，裂片多少有缘毛。浆果红色，卵状。种子扁肾脏形，黄色。花果期6—11月（图212）。

【生境与分布】　生于山坡、荒地、丘陵地、盐碱地、路旁及村边宅旁。分布于东北、河北、山西、陕西、甘肃南部及西南、华中、华南和华东各地；朝鲜、日本、欧洲也有栽培或逸为野生。

【**药用部位及应用**】 根皮入药,名"地骨皮"。春初或秋后采挖根部,洗净,剥取根皮,晒干。功能凉血除蒸,清肺降火。用于阴虚潮热,骨蒸盗汗,肺热咳嗽,咯血,衄血,内热消渴。叶入药,名"枸杞叶"。3—6月采摘,鲜用。功能补虚益精,清热明目。用于虚劳发热,烦渴,目赤昏痛,障翳夜盲,崩漏带下,热毒疮肿。

地肤与扫帚菜

地肤(又名地麦草、落帚、野扫帚)是2010年版《中华人民共和国药典》所载地肤子的基原植物。扫帚菜为地肤的园艺变型种,不入药。两者外形十分相似,采集时当认真鉴别,避免误采。

地 肤
Kochia scoparia（L.）Schrad

【**科属**】 藜科(Chenopodiaceae)地肤属(*Kochia*)

【**形态**】 一年生草本,高50～150 cm;茎直立,多分枝,绿色,秋季常变为红色,幼枝有白柔毛;叶互生,无柄;狭披针形至线状披针形,长1～7 cm,宽1～7 mm,先端渐尖,基部楔形,全缘,上面绿色,无毛,下面淡绿色,无毛或有短柔毛;幼叶边缘有白色长柔毛,其后逐渐脱落。花1朵或数朵生于叶腋,成穗状花序;花小,黄绿色;花被筒状,先端5齿裂,裂片三角形,向内弯曲,包裹子房,中肋突起似龙骨状,裂片背部有一绿色突起物;雄蕊5,伸出于花被之外;子房上位,扁圆

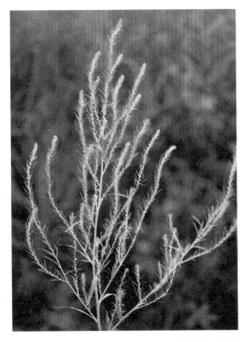

图213 地肤

形,花柱极短,柱头2。胞果扁圆形,基部有宿存花被,展开成5枚横生的翅。种子1枚,扁球形,黑色。花期7—9月,果期8—10月(图213)。

【生境与分布】 生长于山野荒地、田野、路旁,栽培于庭园。分布于黑龙江、吉林、辽宁、河北、山东、山西、陕西、河南、安徽、江苏、甘肃等地。

【药用部位及应用】 干燥成熟果实入药。秋季果实成熟时采收植株,晒干,打下果实,除去杂质。功能清热利湿,祛风止痒。用于小便涩痛,阴痒带下,风疹,湿疹,皮肤瘙痒。

扫 帚 菜

Kochia scoparia f. *trichophylla*(Hort.)Schinz. et Thell.

【科属】 藜科(Chenopodiaceae)地肤属(*Kochia*)

【形态】 本种为地肤的变型,分枝繁多,植株呈卵形或倒卵形。叶较狭。多为栽培。晚秋枝叶变红,可供观赏(图214)。

【生境与分布】 扫帚菜适应性强,分布广泛,对气候、温湿度要求不严,在原野、山林、荒地、田边、路旁、果园、庭院均能生长。各地有栽培。

【药用部位及应用】 幼苗可作蔬菜。成熟植株可制作扫帚用。

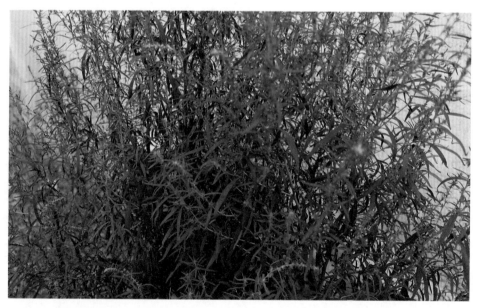

图214 扫帚菜

华东覆盆子、山莓与茅莓

华东覆盆子（又名掌叶覆盆子、对头莓、牛奶果）为2010年版《中华人民共和国药典》所载覆盆子的基原植物，以干燥果实、叶、根入药。同属药用植物山莓（又名树莓、山莓悬钩子）与茅莓（又名小叶悬钩子、茅莓悬钩子）果实可食用，山莓以果实、茎叶、根入药，茅莓以地上部分、根入药。三者形态相似，容易混淆，采集时须加以区别。华东覆盆子的叶为掌状5深裂；山莓的叶为卵形至卵状披针形；茅莓为单数羽状复叶，小叶3枚；是三者的鉴别特征之一。

华东覆盆子
Rubus chingii Hu

【科属】　蔷薇科（Rosaceae）悬钩子属（*Rubus*）

【形态】　藤状灌木，高1.5～3 m。枝细，具皮刺，无毛。单叶互生，叶片掌状5深裂，中裂片菱形，边缘有锯齿；托叶条形。花单生于短枝的顶端；萼片卵形或卵状长圆形；花瓣椭圆形或卵状长圆形，白色；雄蕊多数，花丝宽扁；雌蕊多数，具柔毛。果实近球形，红色，密被灰白色柔毛。核有皱纹。花期3—4月，果期5—6月（图215a、图215b）。

【生境与分布】　生低海拔至中海拔地区，在山坡、路边阳处或阴处灌木丛中常见。主产于江苏、安徽、浙江、江西、福建、广西等地；日本也有分布。

【药用部位及应用】　干燥果实入药，名"覆盆子"。夏初果实由绿变绿黄时采收，除去梗、叶，干燥。功能益肾，

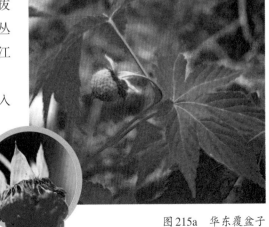

图215b　华东覆盆子果实　　　　　　图215a　华东覆盆子

固精，缩尿。用于肾虚遗尿，小便频数，阳痿早泄，遗精滑精。叶入药，功能清热解毒，明目，敛疮。根入药，功能祛风止痛，明目退翳，和胃止呕。

山 莓

Rubus corchorifolius L. f.

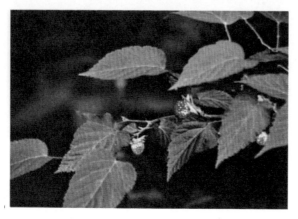

图216 山莓

【科属】 蔷薇科（Rosaceae）悬钩子属（*Rubus*）

【形态】 直立灌木，高1～3 m；枝具皮刺。单叶，卵形至卵状披针形。花单生或少数生于短枝上；花萼外密被细柔毛，无刺；萼片卵形或三角状卵形；花瓣长圆形或椭圆形，白色；雄蕊多数，花丝宽扁；雌蕊多数。果实由很多小核果组成，近球形或卵球形，红色，密被细柔毛。核具皱纹。花期2—3月，果期4—6月（图216）。

【生境与分布】 生于向阳山坡、溪边、山谷、荒地和疏密灌丛中潮湿处。除东北、甘肃、青海、新疆、西藏外，全国均有分布；朝鲜、日本、缅甸、越南也有分布。

【药用部位及应用】 果实入药，名"悬钩子"。果实饱满、外表呈绿色时采摘，开水浸烫后晒干。功能益肾涩精、醒酒止渴、化痰解毒。用于肾虚、遗精、醉酒、丹毒等症。茎、叶入药，名"山莓叶"。5—10月间采收，鲜用或晒干。功能清热利咽、解毒敛疮。用于咽喉肿痛、多发性脓肿、乳腺炎等症。根性味微苦、辛、平，具有祛风除湿、活血化瘀、解毒敛疮的功效，主治风湿腰痛、痢疾、遗精、毒蛇咬伤、闭经痛经、湿疹、小儿疳积等症，是一种苗族民间的常用药。

茅 莓

Rubus parvifolius L.

【科属】 蔷薇科（Rosaceae）悬钩子属（*Rubus*）

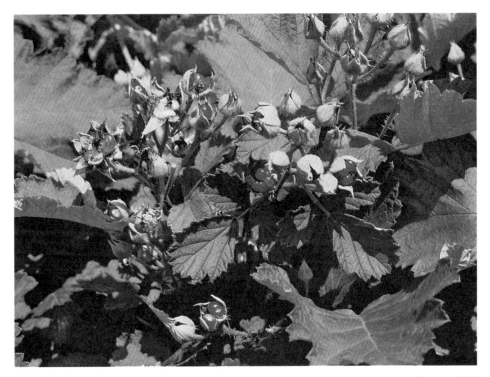

图 217　茅莓

【形态】　灌木，高 1～2 m；枝呈弓形弯曲，被柔毛和稀疏钩状皮刺；小叶 3 枚，为单数羽状复叶，上面具短柔毛和倒生皮刺，下面密生白色短柔毛。伞房花序顶生或腋生；花萼外面密被柔毛和疏密不等的针刺；萼片卵状披针形或披针形；花瓣卵圆形或长圆形，粉红至紫红色，基部具爪；雄蕊花丝白色。果实卵球形，红色，无毛或具稀疏柔毛。核有浅皱纹。花期 5—6 月，果期 7—8 月（图 217）。

【生境与分布】　生山坡杂木林下、向阳山谷、路旁或荒野。分布于黑龙江、吉林、辽宁、河北、河南、山西、陕西、甘肃、湖北、湖南、江西、安徽、山东、江苏、浙江、福建、台湾、广东、广西、四川、贵州等地；日本、朝鲜也有分布。

【药用部位及应用】　干燥地上部分入药，名“薅田藨”。7—8 月割取地上部分，扎成小把，晒干。功能散瘀，止痛，解毒，杀虫。用于吐血，跌打刀伤，产后瘀滞腹痛，痢疾，痔疮，疥疮。根入药，名“薅田藨根”。秋、冬季采挖，鲜用或切片晒干。功能清热解毒，祛风利湿，化瘀止血。用于感冒发热，咽喉肿痛，风湿痹痛，肠炎痢疾，肾炎水肿，跌打损伤，咯血，吐血，崩漏等症。

花椒与野花椒

　　花椒（又名川椒、红椒、大红袍）是2010年版《中华人民共和国药典》所载花椒的基原植物之一，以果皮入药。野花椒（又名岩椒、青花椒、土花椒）也是民间常用的药用植物。花椒与野花椒同为芸香科花椒属植物，形态相似，容易混淆。主要区别在于野花椒的叶片厚纸质，两面均有透明腺点。

花　椒
Zanthoxylum bungeanum Maxim.

【科属】　芸香科（Rutaceae）花椒属（*Zanthoxylum*）

【形态】　落叶小乔木，高3～7 m。枝有短刺。奇数羽状复叶互生，小叶无柄，5～13片。花序顶生或生于侧枝之顶；花被片6～8片，黄绿色，形状及大小大致相同；雄蕊5枚或多至8枚；退化雌蕊顶端叉状浅裂。果紫红色，单个分果瓣径4～5 mm，有散生微凸起的油点，顶端有甚短的芒尖或无。花期4—5月，果期8至9月或10月（图218）。

【生境与分布】　分布平原至海拔较高的山地，耐旱，喜阳光。全国各地均有栽种。

【药用部位及应用】　干燥成熟果皮入药。秋季采收成熟果实，晒干，除去种子及杂质。功能温中止痛，杀虫止痒。用于脘腹冷痛，呕吐泄泻，虫积腹痛，蛔虫症；外治湿疹瘙痒。本植物的叶（花椒叶）、种子（椒目）、茎（花椒茎）、根（花椒根）亦可入药。

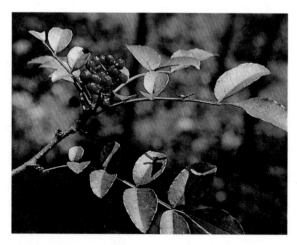

图218　花椒

野 花 椒
Zanthoxylum simullans Hance

【科属】 芸香科（Rutaceae）花椒属（*Zanthoxylum*）

【形态】 灌木或小乔木,高1～2 m。枝干散生基部宽而扁的锐刺及白色皮孔。奇数羽状复叶互生,厚纸质,小叶5～15片。花序顶生;花被片5～8片,淡黄绿色,大小及形状有时不相同;雄蕊5～8(～10)枚;雌花的花被片为狭长披针形。果红褐色,单个分果瓣径约5 mm,油点多,微凸起。花期3—5月,果期7—9月(图219)。

【生境与分布】 生长于平地、低丘陵或略高的山地疏或密林下,喜阳光,耐干旱。分布于青海、甘肃、山东、河南、安徽、江苏、浙江、湖北、江西、台湾、福建、湖南及贵州东北部。

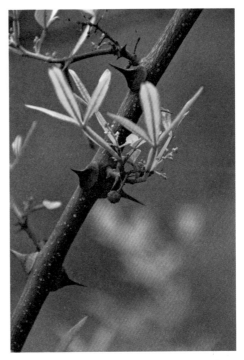

图219　野花椒

【药用部位及应用】 干燥成熟果实入药。功能温中止痛,杀虫止痒。用于脘腹冷痛,寒湿泄泻,虫积腹痛,风寒湿痹,皮肤瘙痒,龋齿疼痛。本植物的叶(野花椒叶)、根或茎皮(野花椒皮)亦可入药。

豆蔻基原植物与易混淆品种

　　白豆蔻(又名壳蔻、白蔻)与爪哇白豆蔻是2010年版《中华人民共和国药典》所载豆蔻的基原植物。大高良姜(又名大良姜、山姜)是2010年版《中华人民共和国药典》所载红豆蔻的基原植物。肉豆蔻(又名肉果、玉果、麻醉果)是2010年版《中华人民共和国药典》所载肉豆蔻的基原植物。因四者均有"豆蔻"

之名,形态有些相似,都生于热带与亚热带地区,在引种和采集时易发生混淆,应注意鉴别。

白 豆 蔻

Amomum kravanh Pierre ex Gagnep.

【科属】 姜科(Zingiberaceae)豆蔻属(*Amomum*)

【形态】 多年生草本,茎丛生,粗壮,株高3 m,茎基叶鞘绿色。叶片卵状披针形,两面光滑无毛。穗状花序,圆柱形;苞片三角形,麦秆黄色,具明显的方格状网纹;花萼管状,外被长柔毛,顶端具三齿,花冠管与花萼管近等长,裂片白色,

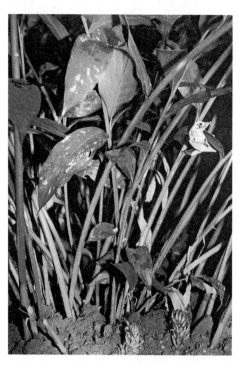

图220 白豆蔻

长椭圆形;唇瓣椭圆形,中央黄色;雄蕊下弯,药隔附属体三裂。蒴果近球形,白色或淡黄色,有7～9条浅槽及若干略隆起的纵线条;种子为不规则的多面体,暗棕色,种沟浅,有芳香味。花期5月,果期6—8月(图220)。

【生境与分布】 原产于柬埔寨、泰国;我国云南、广东有引种栽培。

【药用部位及应用】 干燥成熟果实入药。按产地不同分为"原豆蔻"和"印尼白蔻"。功能化湿,行气温中止呕,开胃消食。用于湿浊中阻,不思饮食,湿温初起,胸闷不饥,寒湿呕逆,胸腹胀痛,食积不消。本植物的花(豆蔻花)、果壳(白豆蔻壳)亦可入药。

爪哇白豆蔻

Amomum compactum Soland ex Maton

【科属】 姜科(Zingiberaceae)豆蔻属(*Amomum*)

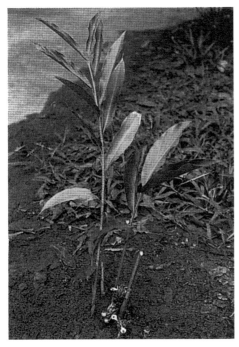

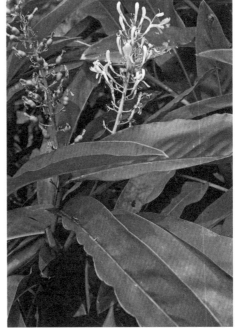

图221　爪哇白豆蔻　　　　　　　　图222　大高良姜

【形态】　多年生草本,植株高1～1.5 m。叶片披针形,两面无毛,揉之有松节油味。穗状花序圆柱形;苞片卵状长圆形,麦秆色,具纵条纹及缘毛;花萼管与花冠管等长,被毛;花冠白色,裂片长圆形;唇瓣椭圆形,淡黄色,被毛,无侧生退化雄蕊;花药椭圆形;药隔附属体三裂。果扁球形,鲜时淡黄色;种子为不规则多面体;种沟明显。花期2—5月,果期6—8月(图221)。

【生境与分布】　原产于印度尼西亚(爪哇);我国海南、云南有引种。宜栽种于排水及保肥性能良好的林下环境。

【药用部位及应用】　同"白豆蔻"。

大 高 良 姜

Aipinia galanga Willd.

【科属】　姜科(Zingiberaceae)姜属(*Aipinia*)

【形态】　多年生草本,植株高达2 m;根茎块状,稍有香气。叶片长圆形或披针形,两面均无毛或于叶背被长柔毛。圆锥花序密生多花,花序轴被毛;花萼筒状，果时宿存；花冠裂片长圆形；侧生退化雄蕊细齿状至线形，紫色；唇瓣倒卵状匙形，白色而有红线条，深2裂。果长圆形，熟时棕色或枣红色，内有种子3～6颗。花期5—8月，果期9—11月（图222）。

【生境与分布】　生于山野沟谷荫湿林下或灌木丛中和草丛中。分布于台湾、广东、广西和云南等地；亚洲热带地区分布广泛。

【药用部位及应用】　干燥果实入药，名"红豆蔻"。秋季果实变红时采收，除去杂质，阴干。功能散寒燥湿，醒脾消食。用于脘腹冷痛，食积胀满，呕吐泄泻，饮酒过量。本植物的根（大高良姜）亦入药。功能温胃，散寒，行气止痛。

肉 豆 蔻

Myristica fragrans Houtt.

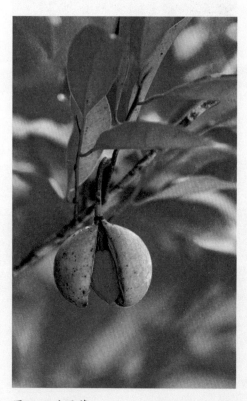

图223　肉豆蔻

【科属】　肉豆蔻科（Myristicaceae）肉豆蔻属（*Myristica*）

【形态】　小乔木，高可达15 m。幼枝细长。叶近革质，椭圆形或椭圆状披针形，两面无毛。花被裂片3或4，三角状卵形，外面密被灰褐色绒毛；花药9～12枚，线形；花被裂片3，外面密被微绒毛；花柱极短，柱头先端2裂。果通常单生；种子卵珠形（图223）。

【生境与分布】　原产于马鲁古群岛，热带地区广泛栽培；我国台湾、广东、云南等地已引种试种。

【药用部位及应用】　干燥种仁入药。功能温中行气，涩肠止泻。用于脾胃虚寒，久泻不止，脘腹胀痛，食少呕吐。本植物的假种皮（肉豆蔻衣）亦可入药。

连翘、秦连翘与金钟花

连翘（又名黄花条、黄链条华、大翘）是2010年版《中华人民共和国药典》所载连翘的基原植物，以干燥果实入药。秦连翘不入药，市场上有以其果实冒充连翘者。金钟花（又名黄金条、单叶连翘、迎春条）为民间用中草药。连翘、秦连翘与金钟花同为木樨科连翘属植物，形态较为相似，又都有连翘之名，容易混淆，应注意鉴别。

连　　翘

Forsythia suspensa（Thunb.）Vahl.

【科属】　木樨科（Oleaceae）连翘属（*Forsythia*）

【形态】　落叶灌木，高2～3 m。枝条细长开展或下垂，中空。叶对生，单叶，有时三深裂或为三出复叶，叶片卵形或宽卵形，边缘有不整齐锯齿。花先叶开放，1～4朵生于叶腋；花萼四深裂；花冠浅黄色，四深裂，裂片卵状矩圆形；雄蕊2，着生于花冠基部，短于花柱；花柱细长，柱头2裂。蒴果木质，鸟嘴状，有多数疣状突起。种子多数，有薄翅。花期3—4月，果期7—9月（图224）。

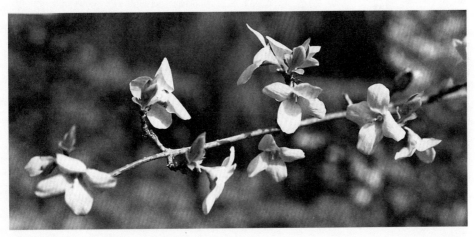

图224　连翘

【生境与分布】 生于海拔250～2 200 m的山坡灌丛、林下或草丛中,或山谷、山沟疏林中。主产于河北、山西、陕西、甘肃等地。

【药用部位及应用】 干燥果实入药。秋季果实初熟尚带绿色时采收,除去杂质,蒸熟,晒干,习称"青翘";果实熟透时采摘,晒干,除去杂质,习称"老翘"。功能清热解毒,消肿散结。用于痈疽,瘰疬,乳痈,丹毒,风热感冒,温病初起,温热入营,高热烦渴,神昏发斑,热淋尿闭。本植物的根(连翘根)、茎叶(连翘茎叶)亦可入药。

秦 连 翘
Forsythia giraldiana Lingelsh.

【科属】 木樨科(Oleaceae)连翘属(*Forsythia*)

【形态】 落叶灌木,高1～3 m。枝条直立,圆柱形,灰褐色或灰色,疏生圆形皮

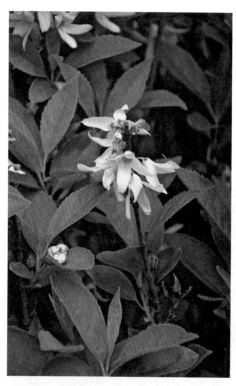

孔;小枝略呈四棱形,棕色或淡褐色,无毛,髓呈薄片状。叶片革质或近革质,长5～12 cm,宽2～5 cm,椭圆形、倒卵状椭圆形、宽卵形或卵状矩圆形,两面有疏柔毛,边缘全缘或疏生小锯齿。花通常单生或2～3朵着生于叶腋;花冠黄色。蒴果卵形或披针状卵形,顶端喙状,成熟时外曲,表面常有瘤点。花期3—5月,果期6—10月(图225)。

【生境与分布】 生于海拔800～3 200 m的山坡灌丛、疏林、河滩、草丛或山沟石缝中。分布于甘肃、陕西、四川、河南等地。

【药用部位及应用】 不入药,在市场上为连翘的伪品;西北地区混充连翘。

图225 秦连翘

金 钟 花

Forsythia viridissima Lindl.

【科属】　木樨科（Oleaceae）连翘属（*Forsythia*）

【形态】　落叶灌木，高可达3 m。枝条棕褐色或红棕色，直立，小枝绿色或黄绿色，呈四棱形，髓呈薄片状。叶片长椭圆形至披针形，或倒卵状长椭圆形，长3.5～11 cm，宽1～3 cm，上半部有粗锯齿，两面均无毛。花1～3（～4）朵着生于叶腋，先于叶开放；花冠深黄色。蒴果卵球形或宽卵形，木质较薄，表面稍有瘤点。花期3—4月，果期8—11月（图226）。

【生境与分布】　生于海拔300～2 600 m的山坡路旁灌丛中、溪沟边或林缘。分布于浙江、安徽、福建、江西、江苏、湖北、四川等地。

【药用部位及应用】　果壳、根或茎叶入药。8—11月采收果实，晒干；根全年可挖，切段，鲜用或晒干；4—11月采收茎叶，鲜用或晒干。功能清热，解毒，祛湿，泻火。用于流行性感冒，目赤肿痛，筋骨酸痛，肠痈，丹毒，疥疮。

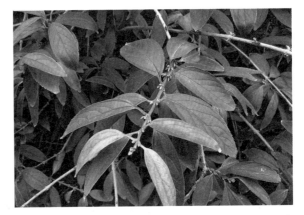

图226　金钟花

吴茱萸基原植物与臭辣树

　　吴茱萸（又名茶辣、漆辣子、臭辣子树）、石虎与疏毛吴茱萸（又名毛脉吴茱萸、波氏吴萸）均是2010年版《中华人民共和国药典》所载吴茱萸的基原植物，以果入药，功效相同。虽均作吴茱萸入药，但所含成分略有差异。臭辣树（又名野米辣、臭桐子树）是一味民间草药，也以果实入药，但不可混为吴茱萸。吴茱萸、石虎、疏毛吴茱萸、臭辣树同为芸香科吴茱萸属植物，形态比较相似，容易相混，采收时当注意鉴别。

吴 茱 萸

Evodia rutaecarpa（Juss.）Benth.

【科属】　芸香科（Rutaceae）吴茱萸属（*Evodia*）

【形态】　常绿灌木或小乔木，高3～10 m。树皮青灰褐色，幼枝紫褐色，有细小圆形的皮孔；幼叶、叶轴及花轴均被锈色绒毛。奇数羽状复叶对生，连叶柄长20～40 cm，叶柄长4～8 cm，小叶柄长2～5 mm；小叶5～9，椭圆形至卵圆形，长5.5～15 cm，宽3～7 cm，先端骤狭成短尖，基部楔形至广楔形或圆形，全缘或有不明显的钝锯齿，侧脉不明显，两面均被淡黄褐色长柔毛，脉上尤多，有明显的油点，厚纸质或纸质。雌雄异株，聚伞圆锥花序，顶生；花轴粗壮，密被黄褐色柔毛，花轴基部有小叶片状的狭小对生苞片2枚；萼片5，广卵形，长1～2 mm，被短柔毛；花瓣5，白色，长圆形，长4～6 mm；雄花具5雌蕊，插在极小的花盘上，花药基着，椭圆形，花丝粗短，被毛，退化子房先端4～5裂；雌花的花瓣较雄花瓣大，退化雄蕊鳞片状，子房上位，长圆形，心皮5，花后增宽成扁圆形，有粗大的腺点，花柱粗短，柱头先端4～5浅裂。果实扁球形，成熟时裂开成5个果瓣，呈蓇葖果状，紫红色，表面有粗大油腺点，每分果有种子1个，黑色，有光泽。花期6—8月，果期9—10月（图227）。

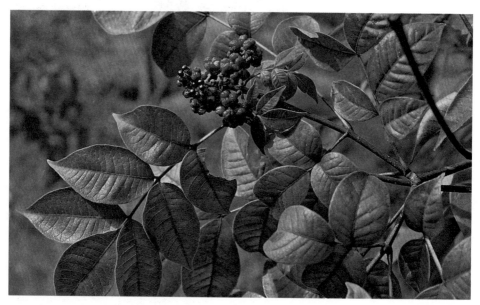

图227　吴茱萸

【生境与分布】　生于平地至海拔 1 500 m 山地疏林或灌木丛中，多见于向阳坡地。主产于陕西、甘肃、安徽、浙江、福建、台湾、湖北、湖南、广东、广西、四川、贵州、云南。

【药用部位及应用】　8—11 月果实尚未裂开时，剪下果枝，晒干或低温干燥，除去枝、叶、果梗等杂质。功能散寒之痛，降逆止呕，助阳止泻。用于厥阴头痛，寒疝腹痛，寒湿脚气，经行腹痛，脘腹胀痛，呕吐吞酸，五更泄泻。

石　　虎

Evodia rutaecarpa（Juss.）Benth. var. *officinalis*（Dode）Huang

【科属】　芸香科（Rutaceae）吴茱萸属（*Evodia*）

【形态】　本变种具有特殊的刺激性气味。小叶 3～11，叶片较狭，长圆形至狭披针形，先端渐尖或长渐尖，各小叶片相距较疏远，侧脉较明显，全缘，两面密被长柔毛，脉上最密，油腺粗大。花序轴常被淡黄色或无色的长柔毛。成熟果序不及正种密集。种子带蓝黑色。花期 7—8 月，果期 9—10 月（图 228）。

【生境与分布】　生于山坡草丛中。分布于浙江、江西、湖北、湖南、广西、四川、贵州。

【药用部位及应用】　同"吴茱萸"。

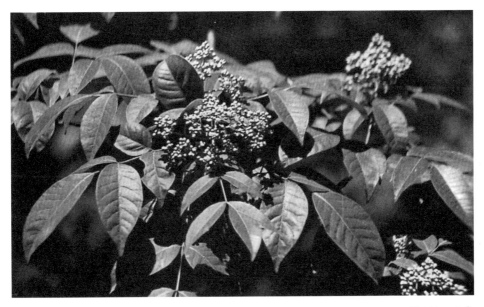

图 228　石虎

疏毛吴茱萸
Evodia rutaecarpa（Juss.）Benth. var. *bodinieri*（Dode）Huang

【科属】 芸香科（Rutaceae）吴茱萸属（*Evodia*）

【形态】 本变种小枝被黄锈色或丝光质的疏长毛。叶轴被长柔毛；小叶5～11，叶形变化较大，长圆形、披针形、卵状披针形，上表面中脉略被疏短毛，下面叶脉上被短柔毛，侧脉清晰，油腺点小。花期7—8月，果期9—10月（图229）。

【生境与分布】 生于村边路旁、山坡草丛中。分布于江西、湖南、广东、广西及贵州。

【药用部位及应用】 同"吴茱萸"。

臭 辣 树
Evodia fargesii Dode

【科属】 芸香科（Rutaceae）吴茱萸属（*Evodia*）

【形态】 落叶乔木，高达100 m。枝暗紫色，幼时有柔毛。羽状复叶；顶端渐尖或长渐尖，基部楔形，两侧常不等齐，表面深绿色近于无毛，背面灰白色，沿中脉疏生柔毛，基部及叶柄上较密，全缘或有不明显的圆锯齿。聚伞圆锥花序顶生；花白色或淡绿色，5基数。蒴果分裂成4或5果瓣，成熟时紫红色或淡红色，背面布网纹和油点，侧面有细毛，每一分果瓣有1种子。花期7—8月，果期9—10月（图230）。

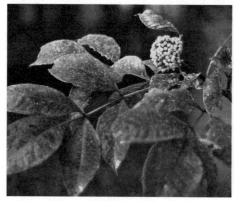

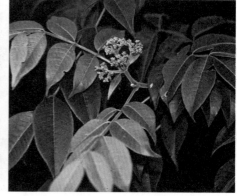

图229　疏毛吴茱萸　　　　　　图230　臭辣树

【生境与分布】 生于山坡林中或沟边。分布于长江流域各省,南至广东、广西。主产于安徽、浙江、江西等地。

【药用部位及应用】 以果入药。8—9月采摘未成熟果实,鲜用或晒干,为地产自用药材。功能止咳,散寒。用于麻疹后咳嗽。

牡荆与黄荆

牡荆(又名土柴胡、午时草)是2010年版《中华人民共和国药典》所载牡荆叶的基原植物,以新鲜叶入药,其果实、茎、液汁、根亦供药用。黄荆(又名五指柑、山黄荆)是一味民间中草药,也以叶、果实、茎、液汁、根入药。牡荆与黄荆同为马鞭草科牡荆属植物,皆为掌状复叶,形态相似,为两种不同的药用植物,采收时应注意鉴别。牡荆的小叶片边缘有多数锯齿;黄荆的小叶全缘或浅波状,或每侧具2～5浅锯齿。

牡 荆

Vitex negundo L. var. *cannabifolia*(Sieb. et Zuce.)Hand.-Mazz.

【科属】 马鞭草科(Verbenaceae)牡荆属(*Vitex*)

【形态】 落叶灌木或小乔木;小枝四棱形,密生灰白色绒毛。叶对生,掌状五出复叶;小叶片披针形或椭圆状披针形,边缘有粗锯齿,表面绿色,背面淡绿色,通常被柔毛。圆锥花序顶生;花萼钟形,顶端有5齿裂;花冠淡紫色。果实近球形,黑色。花期6—7月,果期8—11月(图231)。

【生境与分布】 生于山坡路边灌丛中。分布于华东各省

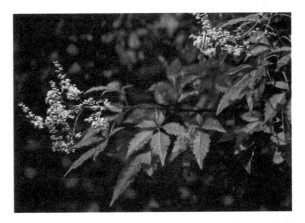

图231 牡荆

及河北、湖南、湖北、广东、广西、四川、贵州、云南；日本也有分布。

【药用部位及应用】　干燥果实入药，名"牡荆子"。果实成熟时用手搓下，扬净，晒干。功能化湿祛痰，止咳平喘，理气止痛。用于咳嗽气喘，胃痛，泄泻，疝气痛，白带等症。新鲜叶入药，名"牡荆叶"。夏、秋二季枝叶茂盛时采收，可提取牡荆油。功能祛痰，止咳，平喘。用于咳嗽痰多。茎用火烤流出的液汁名"牡荆沥"。功能除风热，化痰涎，通经络。用于中风口噤，痰热惊厥，头晕目眩，喉痹，火眼。根和茎枝亦入药。功能祛风解表，除湿止痛。用于感冒，风湿痹痛，喉痹，疮肿，牙痛，脚气等。

黄　　荆

Vitex negundo L.

【科属】　马鞭草科（Verbenaceae）牡荆属（*Vitex*）

【形态】　落叶灌木，罕为小乔木，高1.5～5 m，有香味。小枝四棱形，密生灰白色绒毛。通常五出复叶，也有三出复叶；小叶片卵形、倒卵形或倒卵状长圆形，全缘，表面绿色，无毛或被微柔毛，背面密被灰白色绒毛。圆锥花序顶生，花序梗密被灰白色绒毛；花萼钟状，顶端有5裂齿，外有灰白色绒毛；花冠淡紫色，外有微柔毛，顶端5裂，二唇形。核果近圆形，成熟时黑色；果萼宿存，外被灰白色绒毛。花期7月，果期9—11月（图232a、图232b）。

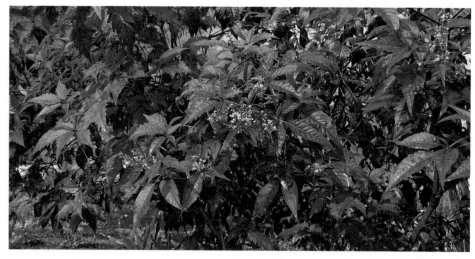

图232a　黄荆

【生境与分布】 生于平原、河滩、疏林及村寨附近。分布于福建、台湾、广东、广西、云南等地；印度、越南、菲律宾、澳大利亚也有分布。

【药用部位及应用】 果实入药，名"黄荆子"。8—9月采摘，晾晒干燥。功能理气消食，化痰止咳，祛风止痛。用于肝胃气痛，食积便秘，咳嗽

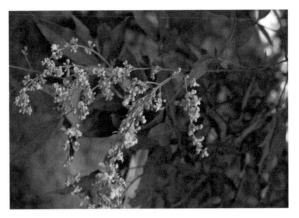

图232b　黄荆花枝

气喘，感冒发热，风湿痹痛。叶入药，名"黄荆叶"。开花时采叶，鲜用或堆至发汗后晒干。功能散热解表，化湿和中，杀虫止痒。用于感冒散热，伤暑吐泻，痧气腹痛，肠炎，痢疾，湿疹，癣疥等。茎用火烤流出的液汁名"黄荆沥"，为地方用药。功能除痰涎，去烦热。用于小儿惊风，痰壅气促。根和茎枝亦可入药。功能祛风解表，消肿止痛。用于感冒、咳嗽、风痹、痢疾、胃痛、腹痛等。

皂荚与山皂荚

皂荚（又名皂角、皂荚树、猪牙皂）是2010年版《中华人民共和国药典》所载皂角刺的基原植物，以果实、种子、棘刺入药。山皂荚（又名日本皂荚），民间将其棘刺代替皂荚刺入药。皂荚与山皂荚同为豆科皂荚属植物，形态相似，但山皂荚不是药典法定的入药品种，采集时应注意鉴别。皂荚棘刺圆柱形，山皂荚棘刺略扁，是两者的鉴别特征之一。

皂　　荚

Gleditsia sinensis Lam.

【科属】 豆科（Leguminosae）皂荚属（*Gleditsia*）

【形态】 落叶乔木或小乔木，高可达30 m。枝灰色至深褐色；荆刺圆柱形，常分

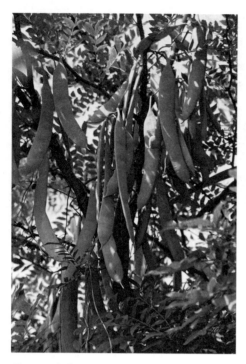

图233 皂荚

枝,多呈圆锥状,长达16 cm。叶为一回羽状复叶,长10～18(～26)cm;小叶(2)3～9对,纸质,卵状披针形至长圆形,长2～8.5(～12.5)cm,宽1～4(～6)cm;小叶柄长1～2(～5)mm,被短柔毛。小叶上面网脉明显凸起,边缘具细密锯齿。花杂性,黄白色,组成总状花序;花序腋生或顶生;萼片4,三角状披针形;花瓣4,长圆形;雄蕊8(6);两性花:雄蕊8;子房缝线上及基部被毛,柱头浅2裂;胚珠多数。荚果肥厚,不扭转,带状,少呈柱形,弯曲作新月形,内无种子;果瓣革质,褐棕色或红褐色,常被白色粉霜;种子多颗,长圆形或椭圆形,棕色,光亮。花期3—5月,果期5—12月(图233)。

【生境与分布】 生于海拔自平地至2 500 m的山坡林中或谷地、路旁。分布于河北、山东、河南、山西、陕西、甘肃、江苏、安徽、浙江、江西、湖南、湖北、福建、广东、广西、四川、贵州、云南等地。

【药用部位及应用】 果实或不育果实入药,前者名"皂荚",后者名"猪牙皂"。秋季果实成熟变黑时采摘,晒干。功能祛痰止咳,开窍通闭,杀虫散结。用于痰咳喘满,痰涎壅盛,中风口噤,神昏不语,二便不通,痈肿疥癣。种子入药,名"皂荚子"。秋季采收,晒干。功能润肠通便,祛风散热,化痰散结。用于大便燥结,肠风下血,痰喘肿满,疝气疼痛,肿毒疮癣。棘刺入药,名"皂角刺"。全年均可采收,切片晒干。功能消肿排脓、杀虫治癣。用于痈疽初起或脓成不溃;外治疥癣麻风。

山 皂 荚

Gleditsia japonica Miq. var. *japonicia* C. Li

【科属】 豆科(Leguminosae)皂荚属(*Gleditsia*)

【形态】 落叶乔木或小乔木,高达25 m。小枝紫褐色或脱皮后呈灰绿色,微有棱,具分散的白色皮孔,光滑无毛;荆刺略扁,紫褐色至棕黑色。叶为一回或二回羽状复叶,小叶上面网脉不明显,全缘。花黄绿色,组成穗状花序;花托深棕色;萼片3或4,三角状披针形;花瓣4;雄蕊6~8(~9);子房无毛,花柱短,2裂;胚珠多数。荚果带形,扁平,不规则扭转或弯曲作镰刀状。果瓣棕色或棕黑色;种子多数,椭圆形,深棕色,光滑。花期4—6月,果期6—11月(图234a、图234b、图234c)。

【生境与分布】 生于海拔100~1 000 m的向阳山坡或谷地、溪边路旁;常见栽培。分布于辽宁、河北、山东、河南、江苏、安徽、浙江、江西、湖南;日本、朝鲜也有分布。

【药用部位及应用】 果实煎汁可代肥皂,最宜洗涤丝绸、毛织品。棘刺入药,功用同"皂角刺"。

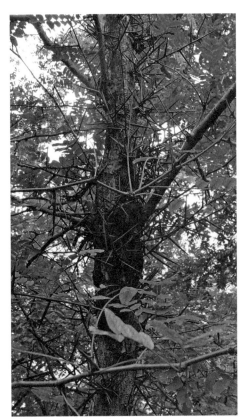

图234a 山皂荚

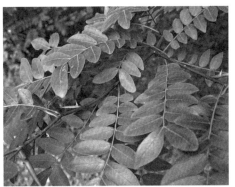

图234h 山皂荚枝叶

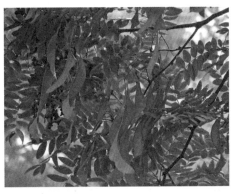

图234c 山皂荚荚果

草果、草豆蔻与艳山姜

　　草果（又名红草果、桂西草果）是2010年版《中华人民共和国药典》所载草果的基原植物，以果实入药。同科植物艳山姜（又名艳山红、大良姜、大草蔻）的果实亦入药。草豆蔻（又名草蔻、漏蔻）是2010年版《中华人民共和国药典》所载草豆蔻的基原植物，以种子入药。三种植物的形态近似，但功效不同，须注意鉴别。

草　　果

Amomum tsaoko Crevost et Lemaire

【科属】　姜科（Zingberaceae）豆蔻属（*Amomum*）

【形态】　多年生草本，植株高达3 m，全株有辛香气，地下部分略似生姜。叶片

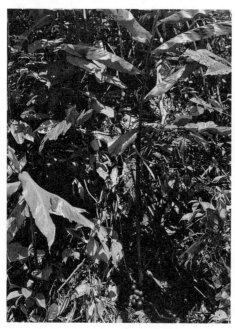

图235a　草果植株

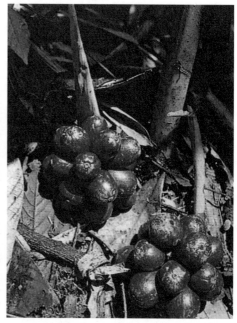

图235b　草果果实

长椭圆形或长圆形,边缘干膜质,两面光滑无毛。穗状花序不分枝;苞片披针形,顶端渐尖;花冠红色,裂片长圆形;唇瓣椭圆形,顶端微齿裂;花药隔附属体3裂。蒴果密生,熟时红色,长圆形或长椭圆形,无毛,种子多角形,有浓郁香味。花期4—6月,果期9—12月(图235a、图235b)。

【生境与分布】 野生于热带、亚热带湿热荫蔽的阔叶林中。多栽培于沟边或疏林下。分布于云南、广西、贵州等地。

【药用部位及应用】 果实供药用。秋季果实成熟时采收,除去杂质,晒干或低温干燥。功能燥湿温中,截疟除痰。用于寒湿内阻,脘腹胀痛,痞满呕吐,疟疾寒热,瘟疫发热。

草 豆 蔻

Alpinia katsumadai Hayata

【科属】 姜科(Zingberaceae)山姜属(*Alpinia*)

【形态】 多年生草本,植株高1.5～3 m。叶片狭椭圆形或线状披针形,长50～65 cm,宽6～9 cm,边缘被毛,两面均无毛或稀可见叶背被极疏的粗毛。总状花序顶生,直立,花序轴淡绿色,被粗毛;花萼钟状,白色,顶端不规则齿裂,复又一侧开裂,外被毛;花冠白色,花冠管长约8 mm,裂片3,裂片边缘稍内卷,具缘毛;侧生退化雄蕊披针形,长4 mm,或有时不存;唇瓣三角状卵形,顶端微2裂,具自中央向边缘放射的彩色条纹。蒴果球形,外被粗毛,熟时黄色。花期4—6月,果期5—8月(图236)。

【生境与分布】 生长于山地疏或密林中。主产于广东、广西。

【药用部位及应用】 成熟种子入药。夏、秋二季采收,取出种子团,晒干。功能燥湿健脾,温胃止呕。用于寒湿内阻,脘腹胀满冷痛,嗳气呕逆,

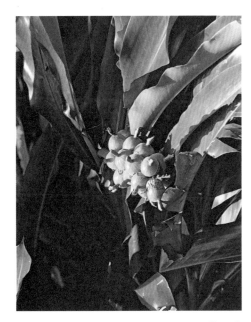

图236 草豆蔻

不思饮食。

艳 山 姜
Alpinia zerumbet（Pers.）Burtt. et Smith

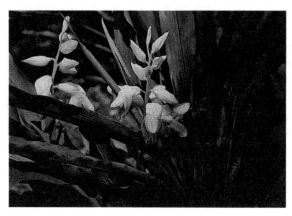

图237　艳山姜

【科属】 姜科（Zingberaceae）
山姜属（*Alpinia*）
【形态】 多年生草本，植株
高2～3 m。叶片披针形，
顶端渐尖而有一旋卷的小尖
头，边缘具短柔毛，两面均无
毛。圆锥花序呈总状花序
式，下垂，花序轴紫红色，被
绒毛；花萼近钟形，白色；花
冠裂片长圆形，侧生退化雄
蕊钻状，唇瓣匙状宽卵形，有紫红色纹彩。蒴果卵圆形，被稀疏的粗毛，具显露的
条纹，熟时朱红色。种子有棱角。花期4—6月，果期7—10月（图237）。
【生境与分布】 主产于我国东南部至西南部各地；广泛分布于热带亚洲。
【药用部位及应用】 果实供药用，为芳香性健胃药。7—10月采收即将成熟的
果实，烘干。功能温中燥湿，行气，截疟。用于消化不良，心腹冷痛，呕吐，噫气，
慢性下痢。本植物的根茎亦可入药，功效同果实。

栀子与大花栀子

　　栀子（又名山栀、水栀子、枝子、山黄栀）为2010年版《中华人民共和国
药典》所载栀子的基原植物，以果实入药。大花栀子（又名水栀、水鸡花、栀子
花）亦可入药，为民间常用中草药。栀子与大花栀子为同属常见植物，两者形
态相似，又同有"水栀"之别名，容易混淆。但大花栀子花大，且重瓣，是其鉴
别特征。

栀　子

Gardenia jasminoides Ellis

【科属】　茜草科（Rubiaceae）栀子属（*Gardenia*）

【形态】　灌木，高达3 m。叶对生或3枚轮生，长圆状披形、倒卵状长圆形、倒卵形或椭圆形，长3～25 cm，宽1.5～8 cm，先端渐尖或短尖，基部楔形，两面无毛，侧脉8～15对；叶柄长0.2～1 cm；托叶膜质，基部合成一鞘。花芳香，单朵生于枝顶；花梗长3～5 mm；萼筒倒圆锥形或卵形，长0.8～2.5 cm，有纵棱，萼裂片5～8，披针形或线状披针形，长1～3 cm，宿存；花冠白或乳黄色，喉部有疏柔毛，裂片5～8，倒卵形或倒卵状长圆形，长1.5～4 cm，花药伸出；柱头纺锤形，伸出。果卵形、近球形、椭圆形或长圆形，黄或橙红，长1.5～7 cm，径1.2～2 cm，有翅状纵棱5～9，宿存萼裂片长达4 cm，宽6 mm。种子多数，近圆形。花期3—7月，果期5月至翌年2月（图238）。

【生境与分布】　生长于海拔1 500 m以下的旷野、丘陵、山谷、山坡。产于河南南部、安徽南部及西部、江苏、浙江、福建、台湾、江西、湖北、湖南、广东、香港、海南、广西、云南、贵州及四川；国外巴基斯坦、太平洋岛屿及美洲北部也有分布。

【药用部位及应用】　干燥成熟果实入药。9—11月果实呈红黄色时采收，除去果梗和杂质，蒸至上气或置沸水中略烫，取出，干燥。功能泻火除烦，清热利湿，凉血解毒；外用消肿止痛。用于热病心烦，湿热黄疸，淋证涩痛，血热吐衄，目赤肿痛，火毒疮疡；外治扭挫伤痛。本植物的叶（栀子叶）、花（栀子花）、根（栀子根）亦可入药。

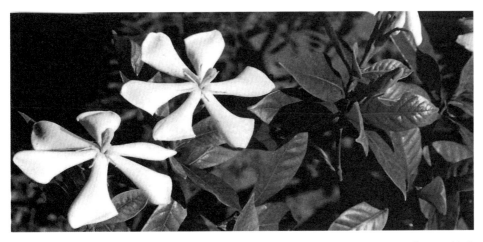

图238　栀子

大 花 栀 子
Gardenia jasminioides Ellis var. *grandiflora* Nakai

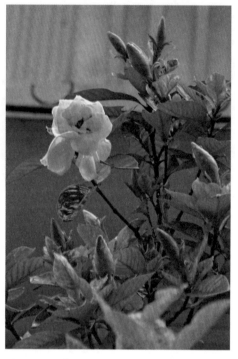

图 239　大花栀子

【科属】　茜草科（Rubiaceae）栀子属（*Gardenia*）

【形态】　常绿灌木。枝绿色，幼枝具垢状毛。叶对生或3叶轮生；长圆状披针形或卵状披针形，长7～14 cm，宽2～5 cm，先端渐尖或短尖，全缘，边缘白色，两面光滑，革质；具短柄；托叶膜质，基部合成一鞘。花大，单生于枝端或叶腋，径约7 cm，白色，极香；萼裂片6，线状；花冠裂片广倒披针形；雄蕊6，花药线形；子房下位，1室，花柱厚，柱头棒状。果实倒卵形或长椭圆形，长3～7 cm，径1～1.5 cm，黄色，纵棱较高，果皮厚，花萼宿存。花期5—7月（图239）。

【生境与分布】　喜湿润、温暖、光照充足且通风良好的环境。我国中部及南部广有栽培。

【药用部位及应用】　果实（水栀）入药。8—11月果实成熟时采收，晒干或烘干。功能清热解毒，消肿止痛。用于黄疸，鼻衄，肾炎水肿，挫伤扭伤。本植物的叶（水栀叶）、根（水栀根）亦可入药。

贴梗海棠、光皮木瓜与日本木瓜

　　贴梗海棠（又名贴梗木瓜、皱皮木瓜）是2010年版《中华人民共和国药典》所载木瓜的基原植物。同属植物光皮木瓜（又名榠楂、木李、海棠）与日本木瓜（又名日本贴梗海棠、倭海棠、和木瓜）的果实也可入药。三者皆为木本植物，形态相似，但不可同等入药，宜分别采收。贴梗海棠和日本木瓜枝都有刺，日本木瓜二年生枝有疣状突起，光皮木瓜枝无刺，是三者鉴别特征之一。

贴 梗 海 棠
Chaenomeles speciosa（Sweet）Nakai

【科属】　蔷薇科（Rosaceae）木瓜属（*Chaenomeles*）

【形态】　落叶灌木，高达 2 m。枝条直立，开展，有刺；小枝平滑无毛，二年生枝无疣状突起。冬芽三角卵圆形。叶卵形至椭圆形，稀长椭圆形，长 3 ～ 9 cm，具尖锐锯齿，齿尖开展，两面无毛或幼时下面沿脉有柔毛；叶柄长约 1 cm，托叶草质，肾形或半圆形，稀卵形，长 0.5 ～ 1 cm，有尖锐重锯齿，无毛。花先叶开放，3 ～ 5 簇生于二年生老枝。花梗粗，长约 3 mm 或近无柄；花径 3 ～ 5 cm，被丝托钟状，外面无毛，萼片直立，半圆形，稀卵形，全缘或有波状齿和黄褐色睫毛；花

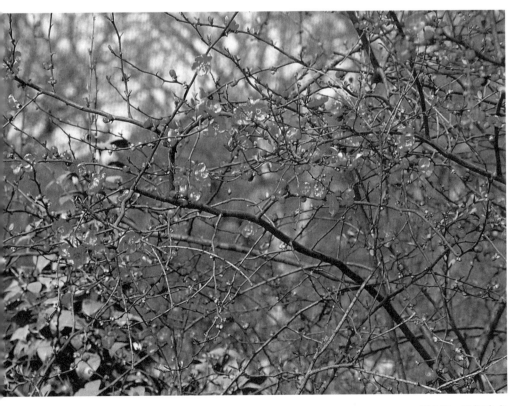

图 240　贴梗海棠

瓣猩红色,稀淡红或白色,倒卵形或近圆形,基部下延成短爪;雄蕊45～50;花柱5,基部合生,无毛或稍有毛。果球形或卵球形,径4～6 cm,黄或带红色。味芳香,萼片脱落。花期3—5月,果期9—10月(图240)。

【生境与分布】　产于甘肃、陕西、四川、贵州、云南及广东。

【药用部位及应用】　干燥近成熟果实入药。夏、秋二季果实绿黄时采收,置沸水中烫至外皮灰白色,对半剖,晒干。功能舒筋活络,和胃化湿。用于湿痹拘挛,腰膝关节酸重疼痛,暑湿吐泻,转筋挛痛,脚气水肿。本植物的种子、花、枝叶、根和树皮亦可供药用。

日 本 木 瓜
Chaenomeles japonica（Thunb.）Lindl. ex Spach

【科属】　蔷薇科（Rosaceae）木瓜属（*Chaenomeles*）

【形态】　矮灌木,高约1 m。枝条广开,有细刺;小枝粗糙,二年生枝有疣状突起;冬芽三角卵形,先端急尖。叶倒卵形或匙形,长3～5 cm,宽2～3 cm,先端圆钝,稀微有急尖,边缘有圆钝锯齿。叶柄长约5 mm,托叶肾形,有圆齿,长1 cm,宽1.5～2 cm。花3～5朵簇生,花梗短或近于无梗,无毛;花直径2.5～4 cm;萼筒钟状,外面无毛;萼片卵形,稀半圆形,长4～5 mm,比萼筒约短一半,外面无毛,内面基部有褐色短柔毛和睫毛;花瓣倒卵形或近圆形,基部延伸成短爪,长约2 cm,宽约1.5 cm,砖红色;雄蕊40～60,长约花瓣之半;花柱5,基部合生,无毛。果实近球形,直径3～4 cm,黄色;萼片脱落。花期3—6月,　果期8—10月（图241）。

【生境与分布】　原产于日本;江苏、浙江庭园有栽培,有白花、斑叶和平卧等变种。

【药用部位及应用】　果实入药。功能化湿和胃,舒筋活络。用于呕吐、腹泻、风湿痹痛、筋脉拘挛、脚气病、霍乱、中暑、风湿病。

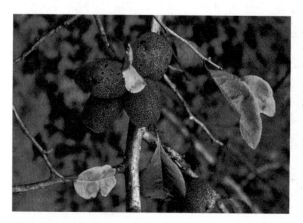

图241　日本木瓜

光 皮 木 瓜
Chaenomeles sinensis（Thouin）Koehne

【科属】 蔷薇科（Rosaceae）
木瓜属（*Chaenomeles*）

【形态】 灌木或小乔木, 高
达5～10 m。枝无刺, 圆柱
形, 幼时被柔毛, 不久即脱落,
紫红色, 二年生枝无毛, 紫褐
色; 冬芽半圆形, 先端圆钝,
无毛, 紫褐色。叶片椭圆卵形
或椭圆长圆形, 稀倒卵形, 长
5～8 cm, 宽3.5～5.5 cm,

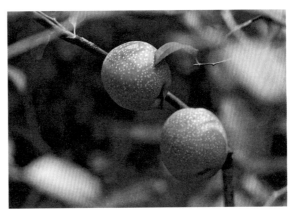

图242 光皮木瓜

先端急尖, 基部宽楔形或圆形, 边缘有刺芒状锯齿, 齿尖、叶柄均有腺; 托叶膜
质, 卵状披针形, 边缘有腺齿。花单生于叶腋, 后叶开放, 花直径2.5～3 cm;
萼筒钟状外面无毛; 萼片三角披针形, 边缘有腺齿, 外面无毛, 内面密被浅褐色
绒毛, 反折; 花瓣倒卵形, 淡粉红色; 雄蕊多数, 长不及花瓣之半; 花柱3～5,
基部合生, 被柔毛, 柱头头状, 有不显明分裂, 约与雄蕊等长或稍长。果实长椭
圆形, 长10～15 cm, 暗黄色, 木质, 味芳香, 果梗短。花期4月, 果期9—10月
（图242）。

【生境与分布】 多为栽培, 分布于山东、安徽、江苏、江西、广东、广西、湖北及陕
西等地。

【药用部位与应用】 以果实入药。10—11月采摘成熟果实, 纵剖为4, 晒干。功
能和胃舒筋, 消痰止咳。用于肌肤麻木, 关节肿痛, 脚气水肿, 咳嗽痰多。

栝楼、双边栝楼与王瓜

栝楼（又名地楼、天瓜、药瓜）与双边栝楼是2010年版《中华人民共和国药
典》所载瓜蒌和天花粉等的基原植物, 皆以干燥成熟果实入药。栝楼、双边栝楼

与王瓜皆为葫芦科栝楼属植物，形态较为近似。虽然栝楼与双边栝楼均作为瓜蒌和天花粉等入药，但其所含化学成分不完全相同，采收时宜注意区别。王瓜是地区用药，不可冒充栝楼入药。栝楼卷须2～3歧，叶片3～5浅裂；双边栝楼卷须先端2歧，叶片常3～9深裂；王瓜卷须不分歧，叶边缘有不等大小齿；是其鉴别要点之一。

栝　楼

Trichosanthes kirilowii Maxim.

【科属】　葫芦科（Cucurbitaceae）栝楼属（*Trichosanthes*）

【形态】　多年生草质藤本。块根横生，肥厚。茎无毛，有棱线，卷须2～3歧。叶互生，叶片宽卵状心形或扁心形，3～5浅裂，两面稍被毛。雄花3～8朵成总状花序，花生于上端1/3处；萼片线形，全缘。花冠白色，花冠萼片扁状倒三角形，先端有流苏，雌花单生，子房椭圆形，果实卵状椭圆形至球形，种子扁平，卵状椭圆形，浅棕色，光滑，近边缘处有一圈棱线。花期7—8月，果期9—10月（图243）。

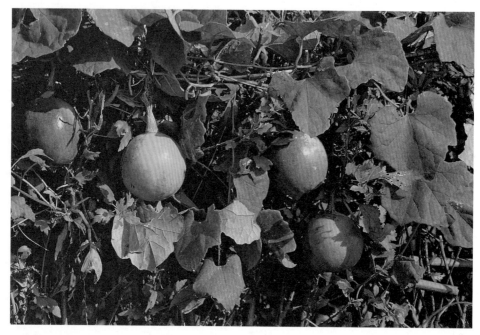

图243　栝楼

【生境与分布】　生于山坡草丛、林缘溪旁及路边,各地均有栽培。分布于华北、西北、华东和辽宁、河南等地。

【药用部位及应用】　干燥成熟果实入药,称"瓜蒌"。功能清热涤痰,宽胸散结,润燥滑肠。用治肺热咳嗽,痰浊黄稠,胸痹心痛,结胸痞满,乳痈、肺痈、肠痈肿痛,大便秘结。干燥成熟种子入药,称"瓜蒌子"。功能润肺化痰,滑肠通便。用治燥咳痰黏,肠燥便秘。干燥根入药称"天花粉"。功能清热泻火,生津止渴,消肿排脓。用于热病烦渴,肺热燥咳,内热消渴,疮疡肿毒。

双 边 栝 楼

Trichosanthes rosthornii Harms

【科属】　葫芦科(Cucurbitaceae)栝楼属(*Trichosanthes*)

【形态】　多年生草质藤本。根粗壮,茎细长,卷须腋生,先端2歧。叶互生,宽卵状浅心形,宽近于长,通长3～9深裂,两面无毛。花单性,雌雄异株,雄花3～4朵成总状花序,萼筒状,5裂,裂片线形反卷;花冠白色,5裂,裂片细裂成流苏状,雌花单生,果实宽椭圆形或球形,种子卵形,压扁状(图244)。

【生境与分布】　生于海拔400～1 850 m的山谷密林中、山坡灌丛中及草丛中。产于甘肃东南部、陕西南部、湖北西南部、四川东部、贵州、云南东北部、江西。

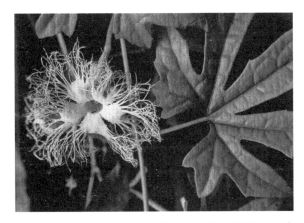

图244　双边栝楼的叶和花

【药用部位及应用】同"栝楼"。

王 瓜

Trichosanthes cucumeroides(Ser.)Maxim.

【科属】　葫芦科(Cucurbitaceae)栝楼属(*Trichosanthes*)

【形态】　草质藤本,根块状。卷须不分歧,叶宽卵状心形,边缘有不等大小

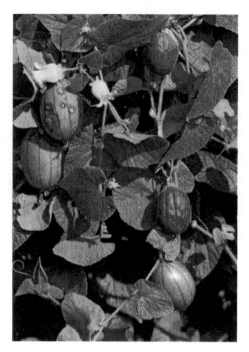

图245 王瓜

齿。雌雄异株，雄花单生，花萼披针形，有长柔毛，向外反折，花冠黄色。果实卵状长圆形，基部稍狭，有不明显10纵纹。种子卵形黑色（图245）。

【生境与分布】 生于海拔（250～）600～1 700 m的山谷密林或山坡疏林或灌丛中。分布于华东、华中、华南及西南等地。

【药用部位及应用】 果实入药。10月果熟后连果柄采收，用线将果柄扎起，挂在日光下或通风处干燥。功能清热，生津，消瘀，通乳。用于消渴，黄疸，噎膈反胃，经闭，乳汁不通，痈肿，慢性咽喉炎。

桃儿七、八角莲与六角莲

桃儿七（又名桃耳七）为2010年版《中华人民共和国药典》所载小叶莲的基原植物，其果实入药。同科药用植物八角莲（又名金魁莲、旱八角）与六角莲（又名八角金盘、山荷叶、独脚莲）与其形态相似，但入药部位与功效不同，应注意区分。

桃 儿 七
Sinopodophyllum hexandrum（Royle）Ying

【科属】 小檗科（Berberidaceae）桃儿七属（*Sinopodophyllum*）

【形态】 多年生草本，植株高20～50 cm。茎生叶2枚，薄纸质，非盾状，3～5深裂，边缘具粗锯齿，上面无毛，背面被柔毛。花单生，两性，粉红色；萼片6，早萎；花瓣6，倒卵形或倒卵状长圆形；雄蕊6，花药线形；雌蕊1，子房椭圆形，

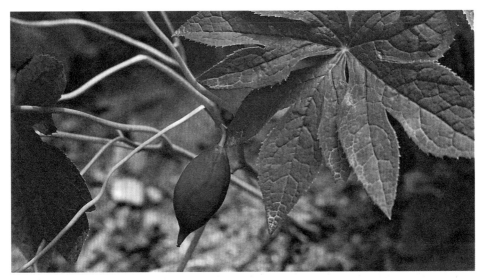

图246 桃儿七

1室,侧膜胎座,胚珠多数,柱头头状。浆果卵圆形,熟时橘红色;种子卵状三角形,红褐色。花期5—6月,果期7—9月(图246)。

【生境与分布】 生于林下、林缘湿地、灌丛中或草丛中。主产于云南、四川、西藏、甘肃、青海和陕西等地;尼泊尔、印度北部、巴基斯坦和阿富汗等地也有分布。

【药用部位及应用】 干燥成熟果实入药,名"小叶莲"。秋季果实成熟时采摘,除去杂质,干燥。功能调经活血,止咳平喘,健脾利湿。用于血瘀经闭,难产,死胎、胎盘不下,咳嗽气喘,痢疾,白带。本植物的根与根茎亦可入药,功能祛风除湿,活血止痛,祛痰止咳。

八 角 莲
Dysosma versipellis(Hance)M. Cheng ex Ying

【科属】 小檗科(Berberidaceae)鬼臼属(*Dysosma*)

【形态】 多年生草本,植株高40 ～ 150 cm。茎生叶2枚,薄纸质,互生,盾状,近圆形,4 ～ 9掌状浅裂,边缘具细齿,上面无毛,背面被柔毛。花深红色,5 ～ 8朵簇生于离叶基部不远处,下垂;萼片6,外面被短柔毛,内面无毛;花瓣6,勺状倒卵形,无毛;雄蕊6,药隔先端急尖,无毛;子房椭圆形,无毛,柱头盾状。浆果椭

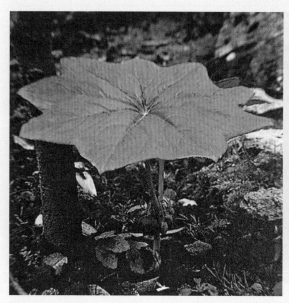
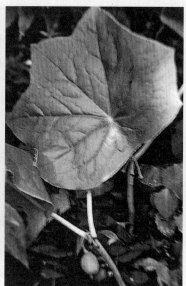

图247 八角莲   图248 六角莲

圆形。种子多数。花期3—6月,果期5—9月(图247)。

【生境与分布】 生于山坡林下、灌丛中、溪旁阴湿处、竹林下或石灰山常绿林下。分布于湖南、湖北、浙江、江西、安徽、广东、广西、云南、贵州、四川、河南、陕西。

【药用部位及应用】 根茎及根入药。9—11月采挖,鲜用或晒干。功能清热解毒,化痰散结,祛瘀消肿。用于痈肿,疔疮,瘰疬,喉蛾,跌打损伤,蛇咬伤。本植物的叶亦可入药,功能解毒平喘。

六 角 莲

Dysosma pleiantha(Hance)Woodson

【科属】 小檗科(Berberidaceae)鬼臼属(*Dysosma*)

【形态】 多年生草本,植株高20～80 cm。叶近纸质,对生,盾状,轮廓近圆形,5～9浅裂,两面无毛,边缘具细刺齿。花紫红色,下垂;萼片6,早落;花瓣6～9,紫红色,倒卵状长圆形;雄蕊6,镰状弯曲,药隔先端延伸;子房长圆形,胚珠多数,柱头头状。浆果倒卵状长圆形或椭圆形,熟时紫黑色。花期3—6月,果期7—9月(图248)。

【生境与分布】 生于林下、山谷溪旁或阴湿溪谷草丛中。分布于台湾、浙江、福建、安徽、江西、湖北、湖南、广东、广西、四川、河南。

【药用部位及应用】 同"八角莲"。

梅 与 杏

梅(又名春梅、干枝梅、酸梅)为2010年版《中华人民共和国药典》所载乌梅的基原植物。杏为2010年版《中华人民共和国药典》所载苦杏仁的基原植物之一。梅和杏为同科植物,果实均可食用,且植物形态相似,容易混淆。但两者的入药部位和功效各不相同,应注意鉴别。梅的当年生小枝绿色,果肉与核粘贴,肉较薄;杏小枝向阳面为红色,果肉与核易分离,肉较厚;是两者的鉴别特征之一。

梅

Prunus mume(Sieb.)Sieb. et Zucc.

【科属】 蔷薇科(Rosaceae)李属(*Prunus*)

【形态】 小乔木,稀灌木,高4～10 m。叶片卵形或椭圆形,叶边常具小锐锯齿,灰绿色,幼嫩时两面被短柔毛,成长时逐渐脱落;叶柄幼时具毛,老时脱落,常有腺体。花萼通常红褐色;萼筒宽钟形;花瓣倒卵形,白色至粉红色;雄蕊短或稍长于花瓣;子房密被柔毛。果实近球形,黄色或绿白色,被柔毛,味酸;果肉与核粘贴;核椭圆形,腹面和背棱上均有明显纵沟,表面具蜂窝状孔穴。花期冬春季,果期5—6月(在华北果期延至7—8月)(图249)。

【生境与分布】 全国各地均有栽培,以长江流域以南最

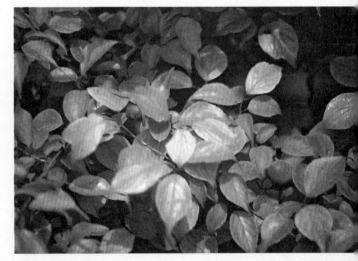

图249 梅

多；日本和朝鲜也有分布。

【药用部位及应用】 干燥近成熟果实入药。夏季果实近成熟时采收，低温烘干后闷至色变黑，名"乌梅"。功能敛肺，涩肠，生津，安蛔。用于肺虚久咳，久痢滑肠，虚热消渴，蛔厥呕吐腹痛。本植物的根（梅根）、叶（梅叶）、带叶枝条（梅梗）、花蕾（梅花）、未成熟果实（青梅）、种仁（梅核仁）亦可入药。

杏

Armeniaca vulgaris Lam.

【科属】 蔷薇科（Rosaceae）杏属（*Armeniaca*）

【形态】 落叶乔木，高 5～8（～12）m，树皮暗红棕色。单叶互生；叶片宽卵形或圆卵形，叶边有圆钝锯齿，两面无毛或下面脉腋间具柔毛；叶柄无毛，基部常具 1～6 腺体。花单生枝端，几无柄；花萼紫绿色；萼筒圆筒形；花瓣圆形至倒卵形，白色或带红色；子房被短柔毛。果实球形，白色、黄色至黄红色，微被短柔毛；果肉多汁，成熟时不开裂，果肉与核易分离；核卵形或椭圆形，基部对称，腹面具龙骨状棱；种仁味苦或甜。花期 3—4 月，果期 6—7 月（图 250）。

【生境与分布】 分布全国各地，多数为栽培，尤以华北、西北和华东地区种植较多，少数地区逸为野生，在新疆伊犁一带野生成纯林或与新疆野苹果林混生；世界各地也均有栽培。

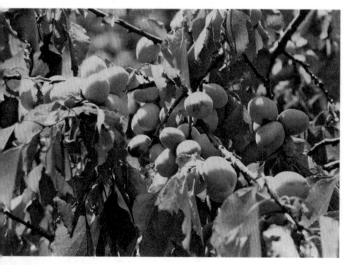

图 250 杏

【药用部位及应用】 成熟果实入药，名"杏子"。6—7 月果实成熟时采摘，鲜用或晒干。功能止渴生津，润肺定喘。用于肺燥咳嗽，津伤口渴。种子入药，名"苦杏仁"。果实采摘后，挖出种子，晒干。功能止咳平喘，润肠通便。用于咳嗽气喘，胸满痰多，肠燥便秘。本植物的叶（杏叶）、花（杏花）、枝条（杏枝）、树皮（杏树皮）、根（杏树根）亦可入药。

蛇床与易混淆植物

　　蛇床（又名蛇栗、马床、野芫荽）为2010年版《中华人民共和国药典》所载蛇床子的基原植物。野胡萝卜为2010年版《中华人民共和国药典》所载南鹤虱的基原植物。茴香（又名蘹香、小茴香、香丝菜）为2010年版《中华人民共和国药典》所载小茴香的基原植物。重齿毛当归（又名重齿当归、香独活、独活）为2010年版《中华人民共和国药典》所载独活的基原植物。旱芹（又名香芹、药芹）既是蔬菜，也是一种药用植物。蛇床、野胡萝卜、茴香、重齿毛当归、旱芹皆为伞形科植物，形态比较相似，容易混淆，但入药部位和功效各不相同，采收时须注意鉴别。

蛇　床
Cnidium monnieri（L.）Cuss.

【科属】　伞形科（Umbelliferae）蛇床属（*Cnidium*）

【形态】　一年生草本，高30～80 cm。茎直立，有分枝，表面有纵沟纹，疏生细柔毛。叶互生，二或三回羽状细裂，最终裂片线状披针形，先端尖锐；基生叶有长柄，柄基部扩大成鞘状。复伞形花序顶生或腋生；总苞片8～10，线形；花白色，花柱基短圆锥形，花柱细长，反折。双悬果宽椭圆形，果棱具翅。花期4—7月，果期6—8月（图251）。

【生境与分布】　生于田边、路旁、草地及河边湿地。产于华东、中南、西南、西北、华北、东北。

【药用部位及应用】　干燥成熟果实入药，名"蛇床子"。夏、秋二季果实成熟时采收，除去杂

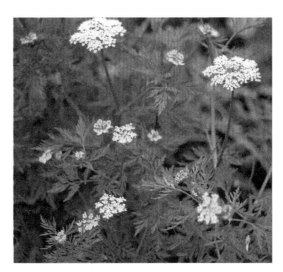

图251　蛇床

质,晒干。功能燥湿祛风,杀虫止痒,温肾壮阳。用于阴痒带下,湿疹瘙痒,湿痹腰痛,肾虚阳痿,宫冷不孕。

野 胡 萝 卜

Daucus carota L.

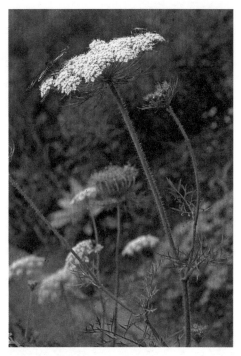

图 252　野胡萝卜

【科属】　伞形科（Umbelliferae）胡萝卜属（*Daucus*）

【形态】　二年生草本,高20～120 cm。茎直立,分枝少,表面有纵直槽纹和白色粗硬毛。基生叶二或三回羽状分裂,末回裂片线形或披针形。小伞形花序有花15～25朵,花小,白色、黄色或淡紫红色;萼片5,窄三角形,花瓣5,大小不等,倒卵形,先端凹陷,成狭窄内折的小舌片。双悬果卵圆形;分果的主棱不显著,次棱4条,具窄翅,翅上有短钩刺（图252）。

【生境与分布】　生长于山坡路旁、旷野或田间。中国各地均有分布;欧洲也有分布。

【药用部位及应用】　干燥成熟果实入药,名"南鹤虱"。秋季果实成熟时割取果枝,晒干,打下果实,除去杂质。功能杀虫消积。用于蛔虫病,蛲虫病,绦虫病,虫积腹痛,小儿疳积。又可提取芳香油。本植物的根（野胡萝卜根）、地上部分（鹤虱风）亦可入药。

茴　香

Foeniculum vulgare Mill.

【科属】　伞形科（Umbelliferae）茴香属（*Foeniculum*）

【形态】　多年生草本,高60～150 cm,全株表面有粉霜,无毛,具强烈香气。

茎直立，有分枝。三至四回羽状复叶。复伞形花序顶生；总花梗长4～25 cm，总苞和小苞片均缺；花小，黄色；无萼齿；双悬果长圆形，有5条隆起的棱。花期6—7月，果期9—10月（图253a、图253b）。

【生境与分布】 我国各地均有栽培；国外分布于欧洲、地中海沿岸。

【药用部位及应用】 嫩叶可作蔬菜食用或作调味用。干燥成熟果实入药，名"小茴香"。秋季果实成熟时割取果枝，晒干，打下果实，除去杂质。功能散寒止痛，理气和胃。用于寒疝腹痛，睾丸偏坠，经寒腹痛，少腹冷痛，脘腹胀痛，食少吐泻。

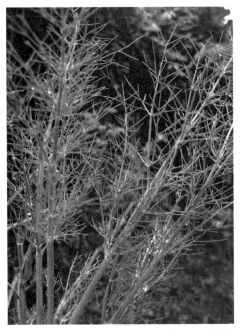

图253a 茴香

重齿毛当归
Angelica pubescens Maxim. f. *biserrata* Shan et Yuan.

【科属】 伞形科（Umbelliferae）当归属（*Angelica*）

【形态】 多年生高大草本。根类圆柱形，棕褐色，长至15 cm，径1～

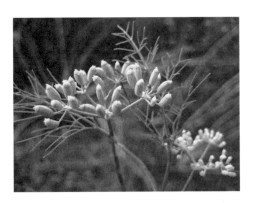

图253b 茴香花枝

2.5 cm，有特殊香气。茎高1～2 m，中空，常带紫色。叶二回三出式羽状全裂，宽卵形，长20～30（～40）cm，宽15～25 cm。复伞形花序顶生和侧生，花序梗长5～16（～20）cm，密被短糙毛；总苞片1，长钻形，有缘毛，早落；伞辐10～25，长1.5～5 cm，密被短糙毛；伞形花序有花17～28（～36）朵；小总苞片5～10。花白色，无萼齿。果实椭圆形，侧翅与果体等宽或略狭，背棱线形，隆起，棱槽间有油管1～3，合生面有油管2～6。花期8—9月，果期9—10月（图254）。

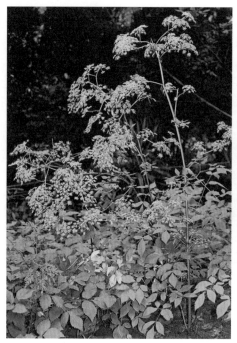 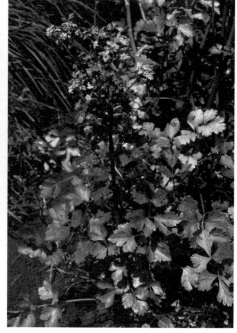

图254　重齿毛当归　　　　　　　　图255　旱芹

【生境与分布】　生于阴湿山坡、山谷沟边或稀疏灌丛中。分布于浙江、安徽、湖北、四川、陕西、江西等地。湖北、四川、陕西的高山地区已有栽培。

【药用部位及应用】　干燥根入药，名"独活"。春初苗刚发芽或秋末茎叶枯萎时采挖，除去须根及泥沙，烘至半干，堆置发软后再烘至全干。功能祛风去湿，通痹止痛。用于风寒湿痹，腰膝酸痛，头痛齿痛。

旱　芹

Apium graveolens L. var. *dulce* DC.

【科属】　伞形科（Umbelliferae）芹属（*Apium*）

【形态】　一年或二年生草本，全体无毛。基生叶矩圆形至倒卵形，一或二回羽状全裂，裂片卵形或近圆形，常三浅裂或深裂，小裂片近菱形，边缘有圆锯齿或锯齿；茎生叶楔形，三全裂。复伞形花序顶生或与叶对生；总花梗缺或甚短；无总苞和小总苞；伞辐3～16；花白色或黄绿色。双悬果近圆形至椭圆形，果棱尖锐。花期4—7月（图255）。

【生境与分布】 原产于亚洲西南部、非洲北部和欧洲；我国各地作蔬菜栽培。

【药用部位及应用】 嫩茎叶可作蔬菜食用。带根全株入药。4—7月采收，多鲜用。功能清热平肝，祛风利水，解毒，止血，降血压，降血脂，防治动脉粥样硬化。用于肝阳眩晕，风热头痛，黄疸，小便淋痛，尿血，崩漏，带下。

酸橙、枸橼与柚

酸橙（又名酸柑子、臭柑子、苦橙）为2010年版《中华人民共和国药典》所载枳实与枳壳的基原植物，以果实入药。枸橼（又名香泡树、香橼柑、枸橼李）为2010年版《中华人民共和国药典》所载香橼的基原植物之一，以果实入药。柚（又名文旦树、胡柑、香栾）为2010年版《中华人民共和国药典》所载化橘红的基原植物之一，以外层果皮入药。酸橙、枸橼和柚均为芸香科柑橘属植物，形态比较相似，但入药部位与功效各不相同，采集时应注意区分。

酸　橙
Citrus aurantium L.

【科属】 芸香科（Rutaceae）柑橘属（*Citrus*）

【形态】 小乔木，高达6 m。长枝刺长达8 cm。叶卵状长圆形或椭圆形，长5～10 cm，全缘或具浅齿；叶柄翅倒卵形，长1～3 cm，宽0.6～1.5 cm，稀叶柄无翅。总状花序少花，有时兼有腋生单花。花径2～3.5 cm；花萼4或5浅裂，无毛；雄蕊20～25，基部合生成多束。果球形或扁球形，果径10 cm以下，果皮较厚，表面粗

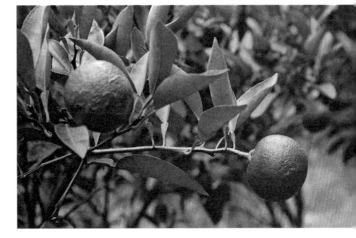

图256　酸橙

糙,色淡黄或橙黄,含油较多,香气较浓,难剥离,果肉甚酸,常有苦味或特异气味。花期4—5月,果期9—12月(图256)。

【生境与分布】 秦岭南坡以南各地有栽种。主产于湖北西部、湖南、贵州东部。

【药用部位及应用】 干燥未成熟果实入药。7月果皮尚绿时采收,自中部横切为两半,晒干或低温干燥,名"枳壳"。功能理气宽中,行滞消胀。用于胸胁气滞,胀满疼痛,食积不化,痰饮内停,脏器下垂。若5—6月收集自落的果实,除去杂质,自中部横切为两半,晒干或低温干燥,名"枳实"。

枸　橼
Citrus medica L.

【科属】 芸香科(Rutaceae)柑橘属(*Citrus*)

【形态】 不规则分枝的灌木或小乔木。新生嫩枝、芽及花蕾均暗紫红色,茎枝多刺,刺长达4 cm。单叶,稀兼有单身复叶,则有关节,但无翼叶;叶柄短,叶片椭圆形或卵状椭圆形,长6～12 cm,宽3～6 cm,或有更大,顶部圆或钝,稀短尖,叶缘有浅钝裂齿。总状花序有花达12朵,有时兼有腋生单花;花两性,有单性花趋向,则雌蕊退化;花瓣5片,长1.5～2 cm;雄蕊30～50枚;子房圆筒状,花柱粗长,柱头头状。果椭圆形、近圆形或两端狭的纺锤形,重可达2 000 g,果皮淡黄色,粗糙,甚厚或颇薄,难剥离,内皮白色或略淡黄色,棉质,松软,瓤瓣10～15瓣,果肉无色,近于透明或淡乳黄色,爽脆,味酸或略甜,有香气;种子小,平滑,子叶乳白色,多或单胚。花期4—5月,果期10—11月(图257)。

【生境与分布】 多为栽培。主产于海南、广西、四川、贵州西南部、云南及西藏东部。

【药用部位及应用】 干燥成熟果实入药,名"香橼"。秋季果实成熟时采

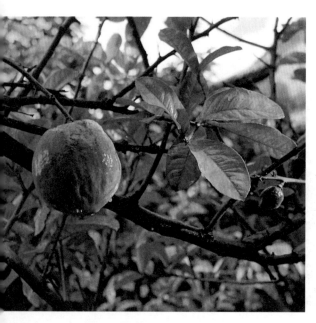

图257　枸橼

收,趁鲜切片,晒干或低温干燥。功能疏肝理气,宽中,化痰。用于肝胃气滞,胸胁胀痛,脘腹痞满,呕吐噫气,痰多咳嗽。本植物的叶(香橼叶)、根(香橼根)、果实的蒸馏液(香橼露)亦入药。功能破气消积,化痰散痞。用于积滞内停,痞满胀痛,泻痢后重,大便不通,痰滞气阻,胸痹,结胸,脏器下垂。

柚

Citrus grandis(L.)Osbeck

【科属】 芸香科(Rutaceae)柑橘属(*Citrus*)

【形态】 乔木,高达8 m,幼枝、叶下面、花梗、花萼及子房均被柔毛。嫩枝扁且有棱。单身复叶,互生;叶柄具倒心形宽叶翼;叶质颇厚,色浓绿,叶宽卵形或椭圆形,连叶柄翅长9～16 cm,宽4～8 cm。花单生或为总状花序,有时兼有腋生单花;花蕾淡紫红色,稀乳白色;花柱粗长,柱头略较子房大。果圆球形、扁圆形、梨形或阔圆锥状,果径10 cm以上;果肉较果皮厚,果皮海绵质,油胞大。花期4—5月,果期9—11月(图258)。

【生境与分布】 长江以南各地,最北限见于河南省信阳及南阳一带,全为栽培。

【药用部位及应用】 外果皮入药,名"化橘红"。夏季果实未成熟时采收,置沸水中略烫后,除去内瓤和中果皮,干燥。功能理气宽中,燥湿化痰。用于咳嗽痰多,食积伤酒,呕恶痞闷。果肉含维生素C较高,有消食、解酒毒功效。本植物的根(柚根)、花(柚花)、果皮(柚皮)、种子(柚核)亦可入药。

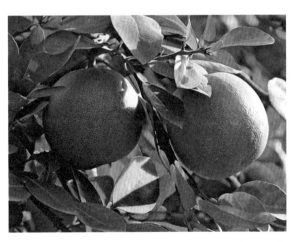

图258 柚

药用种子类植物

决明、小决明与望江南

　　决明（又名钝叶决明、草决明、马蹄决明）与小决明（又名决明）是2010年版《中华人民共和国药典》所载决明子的基原植物，以干燥成熟种子入药。望江南（又名羊角豆、山绿豆、假决明）也是药用植物，以茎叶与种子入药。决明、小决明与望江南皆为豆科决明属植物，形态较为相像，容易混淆，采集时应注意鉴别。

决　　明
Cassia obtusifolia L.

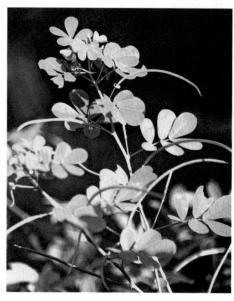

图259　决明

【科属】　豆科（Leguminosae）决明属（*Cassia*）

【形态】　一年生半灌木样草本，茎直立，上部多分枝，全体被短柔毛。叶互生，偶数羽状复叶；叶柄上面有沟，叶轴上2小叶间有腺体；托叶线形，早落；小叶片3对，倒卵形，长2～3 cm，宽1.5～3 cm，先端圆形，基部广楔形或近圆形，一边倾斜，全缘，上面近无毛，下面被柔毛。花成对腋生；总花梗长约1 cm，被柔毛；萼片5，卵圆形，外面被柔毛；花瓣5，倒卵形或椭圆形，具短爪，黄色；雄蕊

10,上面3枚退化,下面7枚发育完全;子房细长,弯曲,被毛,具柄,花柱极短,柱头头状。荚果线形,略扁,弓形弯曲,长15～24 cm,直径4～6 mm,被疏柔毛。种子多数,棱柱形,灰绿色,有光亮。花期6—8月,果期8—10月(图259)。

【生境与分布】 野生于山坡、河边,全国各地多有栽培。主产于安徽、广西、四川、浙江、广东等地。

【药用部位及应用】 干燥成熟种子入药,名"决明子"。秋季采收成熟果实,晒干,打下种子,除去杂质。功能清热明目,润肠通便。用于目赤涩痛,羞明多泪,头痛眩晕,目暗不明,大便秘结。

小 决 明
Cassia tora L.

【科属】 豆科(Leguminosae)决明属(*Cassia*)

【形态】 一年生半灌木状草本,高1～2 m。羽状复叶,具小叶3对;叶柄无腺体,在叶轴上两小叶之间有1个腺体;小叶倒卵形至倒卵状长圆形,顶端圆钝并有小尖头,幼时两面疏生长柔毛。花通常2朵生于叶腋;总花梗极短;萼片5,分离;花冠黄色,花瓣倒卵形,最下面的两个花瓣稍长;发育雄蕊7枚。荚果条形,长达15 cm,直径3～4 mm;种子多数,淡褐色,有光泽。花期6—8月,果期9—10月(图260)。

【生境与分布】 生于山坡、旷野及河滩沙地上。分布于长江以南各地,河北等地有栽培;全世界热带及亚热带地区广泛分布。

【药用部位及应用】 同"决明"。

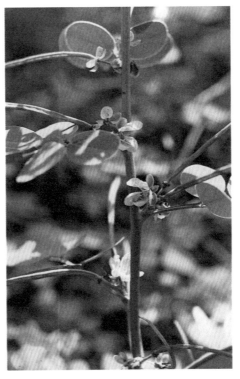

图260 小决明

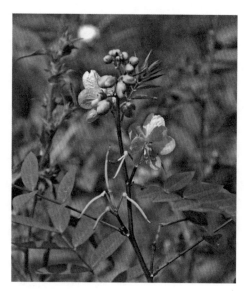

图261a 望江南

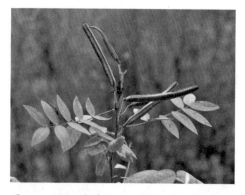

图261b 望江南荚果

望 江 南
Cassia occidentalis L.

【科属】 豆科（Leguminosae）决明属（*Cassia*）

【形态】 灌木或半灌木, 高1～2 m。叶互生, 偶数羽状复叶; 叶柄上面近基部有一个腺体; 小叶6～10, 对生, 卵形或卵状披针形, 边缘有细毛。伞房状总状花序顶生或腋生, 萼筒短, 裂片5; 雄蕊10, 上面3个不育, 最下面的2雄蕊花药较大。荚果条形, 扁平, 近无毛, 沿缝线边缘增厚, 中间棕色, 边缘淡黄棕色。种子卵形, 稍扁, 淡褐色, 有光泽。花期4—8月, 果期6—10月（图261a、图261b）。

【生境与分布】 常生于河边滩地、旷野、丘陵的灌木林或疏林中, 也是村边荒地习见植物。分布于福建、台湾、广东、广西、云南等地; 印度、斯里兰卡及热带其他地区也有分布。

【药用部位及应用】 种子入药, 名"望江南子"。10月果实成熟变黄时, 割取全草, 晒干脱粒, 收集种子, 晒干; 8月间采收茎叶, 晒干。功能健胃通便, 解毒止痛。用于目赤肿痛, 头晕头痛, 消化不良, 胃痛, 便秘, 痈肿疔毒。茎叶外敷治蛇伤。

桃 与 山 桃

桃为2010年版《中华人民共和国药典》所载桃仁与桃枝的基原植物, 以种子与枝条入药。山桃（又名花桃、榹桃）为2010年版《中华人民共和国药典》所载桃仁的基原植物，以种子入药。桃与山桃同为蔷薇科李属植物，形态相近，功效基本相同。但入药部位略有差异，采集时仍须注意区别。桃果肉肥厚，多汁，山桃果肉薄而干，不可食，是其鉴别特征之一。

桃

Prunus persica（L.）Batsch

【科属】 蔷薇科（Rosaceae）李属（*Prunus*）

【形态】 落叶小乔木，高4～8 m。树皮暗红褐色，皮孔横裂。单叶互生，在短枝上密集而呈簇生状，卵状披针形或长圆状披针形；叶柄有腺点。花单生，先叶开放；托叶线形，宿存；花瓣5，粉红色，倒卵形或长圆状卵形。核果卵球形，果肉肥厚，多汁；核坚木质，具网状凹纹。种子扁卵状心形，浅棕色。花期4—5月，果期6—8月（图262a、图262b）。

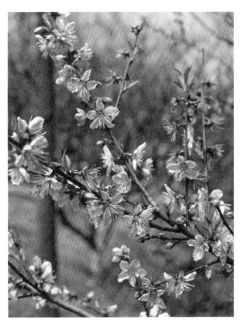

图262a　桃的花枝

【生境与分布】 原产于我国，各地广泛栽培；世界各地均有栽植。

【药用部位及应用】 干燥成熟种子入药，名"桃仁"。果实成熟后采收，除去果肉与核壳，取出种子，晒干。功能活血祛瘀，润肠通便，止咳平喘。用于经闭痛经、癥瘕痞块、肺痈肠痈、跌扑损伤、肠燥便秘、咳嗽气喘。干燥枝条入药，名"桃枝"。夏季采收，切段，晒干。功能活血通络，解毒杀虫。用于心腹刺痛、风湿痹痛、跌打损伤、疮癣。

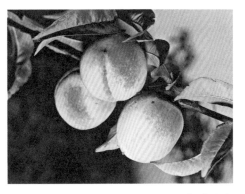

图262b　桃的果实

本植物的果实（桃子）、幼果（碧桃干）、叶（桃叶）、花（桃花）、树脂（桃胶）、根皮（桃根）亦可入药。

山　桃

Prunus davidiana Franch.

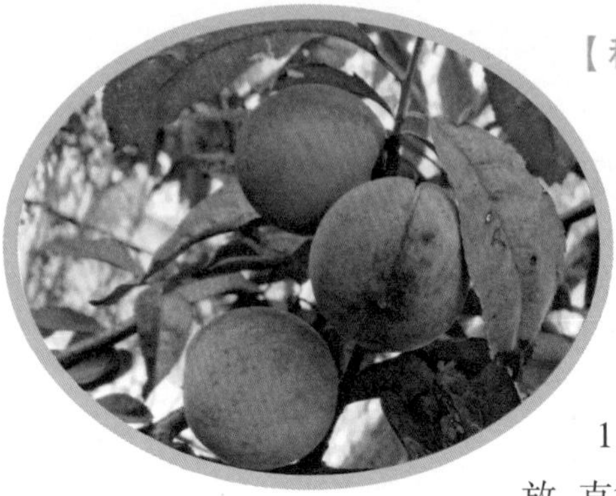

【科属】　蔷薇科（Rosaceae）李属（*Prunus*）

【形态】　乔木，高可达10 m；树冠开展，树皮暗紫色，光滑；小枝细长，直立，幼时无毛，老时褐色。叶片卵状披针形，长5 ～ 13 cm，宽1.5 ～ 4 cm，先端渐尖，基部楔形，两面无毛，叶边具细锐锯齿；叶柄长1 ～ 2 cm，无毛，常具腺体。花单生，先于叶开放，直径2 ～ 3 cm；花梗极短或几无梗；花萼无毛；

图263　山桃（示果实）

萼筒钟形；萼片卵形至卵状长圆形，紫色，先端圆钝；花瓣倒卵形或近圆形，长10 ～ 15 mm，宽8 ～ 12 mm，粉红色，先端圆钝，稀微凹；雄蕊多数，几与花瓣等长或稍短；子房被柔毛，花柱长于雄蕊或近等长。果实近球形，直径2.5 ～ 3.5 cm，淡黄色，外面密被短柔毛，果梗短而深入果注；果肉薄而干，不可食，成熟时不开裂；核球形或近球形，两侧不压扁，顶端圆钝，基部截形，表面具纵、横沟纹和孔穴，与果肉分离。种子棕红色。花期3—4月，果期7—8月（图263）。

【生境与分布】　生于海拔800 ～ 3 200 m的山坡、山谷沟底或荒野疏林及灌丛内。分布于山东、河北、河南、山西、陕西、甘肃、四川、云南等地。

【药用部位及应用】　干燥成熟种子入药，同"桃"。桃枝一般不作药用。

菟丝子与南方菟丝子

菟丝子（又名金丝藤、豆寄生、无根藤）与南方菟丝子为2010年版《中华人民共和国药典》所载菟丝子的基原植物，以种子和全草入药。菟丝子与南方菟丝子都为旋花科菟丝子属植物,形态相似,容易混淆。虽然两者作同一药材使用,功效主治亦相同,但两者所含成分仍有差别,宜分别采集。

菟 丝 子
Cuscuta chinensis Lam.

【科属】 旋花科(Convolvulaceae)菟丝子属(*Cuscuta*)

【形态】 一年生寄生草本。茎缠绕,黄色,纤细,直径约1 mm,无叶。花序侧生,少花或多花簇生成小伞形或小团伞花序,近于无总花序梗;苞片及小苞片小,鳞片状;花萼杯状,中部以下连合,裂片三角状;花冠白色,壶形,长约3 mm,裂片三角状卵形,宿存;雄蕊着生花冠裂片弯缺微下处;鳞片长圆形,边缘长流苏状;子房近球形,花柱2,等长或不等长,柱头球形。蒴果球形,几乎全为宿存的花冠所包围,成熟时整齐地周裂。种子2～49,淡褐色,卵形,长约1 mm,表面粗糙。花期7—9月,果期9—10月(图264)。

【生境与分布】 生于海拔200～3 000 m的田边、山坡阳处、路边灌丛或海边沙丘,通常寄生于豆科、菊科、藜科等多种植物上。分布于黑龙江、吉林、辽宁、河北、山西、陕西、宁夏、甘肃、内蒙古、新疆、山东、江苏、安徽、河南、浙江、福建、四川、云南等地;国外分布于伊朗、阿富汗向东至日本、朝鲜,南至斯里兰卡、马达加斯加、澳大利亚等地。

【药用部位及应用】 干燥成熟种子入药。秋季果实成熟时采收植株,晒干,打下种子,除去杂质,习称"菟丝子"。功能滋补肝肾,固精缩尿,安胎,明目,止泻。用于阳痿遗精,尿有余沥,遗尿、尿频,腰膝酸软,目昏耳鸣,肾虚胎漏,胎动不安,脾肾虚泻;外治白癜风。全草亦可入药。秋季采收,晒干或鲜用。功能清热解毒,凉血止血,健脾利湿。

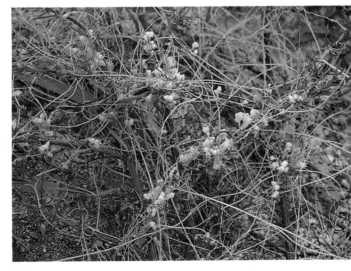

图264 菟丝子

南方菟丝子

Cuscuta australis R. Br.

【科属】　旋花科（Convolvulaceae）菟丝子属（*Cuscuta*）

【形态】　一年生寄生草本。茎缠绕，金黄色，纤细，无叶。花序侧生，少花或多花簇生成小伞形或小团伞花序，总花序梗近无；苞片及小苞片均小，鳞片状；花萼杯状，基部连合，裂片4或5；花冠乳白色或淡黄色，杯状，宿存；雄蕊着生于花冠裂片弯缺处，比花冠裂片稍短；子房扁球形，花柱2，柱头球形。蒴果扁球形，下半部为宿存花冠所包，成熟时不规则开裂，不为周裂，通常有4种子，淡褐色，卵形，表面粗糙。花期6—8月，果期7—10月（图265）。

【生境与分布】　生于海拔50～2 000 m的田边、路旁，寄生于豆科、菊科蒿属、马鞭草科牡荆属等草本或小灌木上。分布于吉林、辽宁、河北、山东、甘肃、宁夏、新疆、陕西、安徽、江苏、浙江、福建、江西、湖南、湖北、四川、云南、广东、台湾等地；自亚洲的中、南、东部，向南经马来西亚、印度尼西亚以至大洋洲均有分布。

【药用部位及应用】　同"菟丝子"。

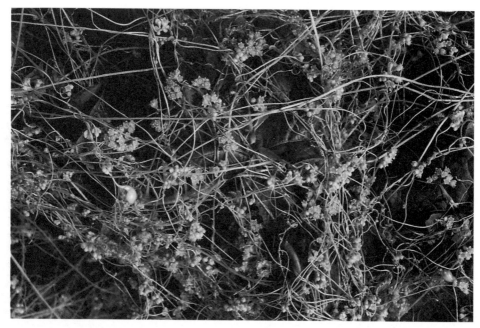

图265　南方菟丝子

续随子与大戟

　　续随子（又名拒冬、半枝莲、降龙草）为2010年版《中华人民共和国药典》所载千金子的基原植物，以种子入药。大戟（又名龙虎草、千层塔、膨胀草、乳浆草）为2010年版《中华人民共和国药典》所载京大戟的基原植物，以根入药。两者均为大戟科大戟属植物，形态较为相似，但入药部位与功效主治均不相同，采收时须注意鉴别。

续 随 子
Euphorbia larhyria L.

【科属】　大戟科（Euphorbiaceaec）大戟属（*Euphorbia*）

【形态】　二年生草本。秆直立，基部膝曲或倾斜，高30～90 cm，平滑无毛。叶鞘无毛，大多短于节间；叶舌膜质，长1～2 mm，常撕裂具小纤毛；叶片扁平或多少卷折，先端渐尖，两面微粗糙或下面平滑，长5～25 cm，宽2～6 mm。圆锥花序长10～30 cm，分枝及主轴均微粗糙；小穗多带紫色，长2～4 mm，含3～7小花；颖具1脉，脊上粗糙，第一颖较短而狭窄，长1～1.5 mm，第二颖长1.2～1.8 mm；外稃顶端钝，无毛或下部被微毛，第一外稃长约1.5 mm；花药长约0.5 mm。颖果长圆球形，长约1 mm。花果期8—11月（图266）。

【生境与分布】　生于海拔200～1 020 m的潮湿之地。分布于陕西、山东、江苏、安徽、浙江、台湾、福建、江

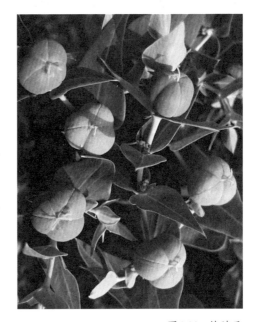

图266　续随子

西、湖北、湖南、四川、云南、广西、广东等地；亚洲东南部也有分布。

【药用部位及应用】 干燥成熟种子入药，名"千金子"。夏、秋二季果实成熟时采收，除去杂质，干燥。功能逐水消肿，破血消癥。用于水肿，痰饮，积滞胀满，二便不通，血瘀经闭；外治顽癣，疣赘。本植物的叶、茎中的白汁、种子炮制加工成的"千金子霜"亦可入药。

大　戟
Euphorbia pekinensis Rupr.

【科属】 大戟科（Euphorbiaceaec）大戟属（*Euphorbia*）

【形态】 多年生草本，全株含乳汁。茎直立，被白色短柔毛，上部分枝。叶互生，长圆状披针形至披针形，长3～8 cm，宽5～13 mm，全缘。伞形聚伞花序顶生，通常有5伞梗，每伞梗再分3～4小枝，伞梗顶生1杯状聚伞花序，其基部轮生卵形或卵状披针形苞片5，杯状聚伞花序总苞坛形，顶端4裂，腺体椭圆形；雄花多数，雄蕊1；雌花1，子房球形，3室，花柱3，顶端2浅裂。蒴果三棱状球形，表面有疣状突起。花期4—5月，果期6—7月（图267）。

【生境与分布】 生于山坡林下或路旁、荒坡或草丛中。广布于全国（除台湾、云南、西藏和新疆），北方尤为普遍；主产于江苏，有栽培；朝鲜和日本也有分布。

【药用部位及应用】 干燥根入药。秋、冬二季采挖，洗净，晒干。泻水逐饮，消肿散结。用于水肿胀满，胸腹积水，痰饮积聚，气逆喘咳，二便不利，痈肿疮毒，瘰疬痰核。

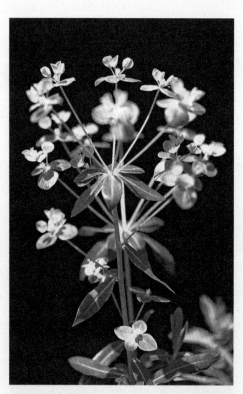

图267　京大戟

葶苈、播娘蒿与北美独行菜

　　葶苈（又名宽叶葶苈、光果葶苈）以种子入药，因有葶苈之名，民间有将其混为葶苈子者。播娘蒿（又名眉毛蒿、婆婆蒿、野芥菜）为2010年版《中华人民共和国药典》所载葶苈子的基原植物，以种子入药，习称"南葶苈子"。北美独行菜（又名琴叶葶苈、独行菜）亦以种子入药，民间常将其当葶苈子使用。葶苈、播娘蒿与北美独行菜皆为十字花科植物，形态有些相似，但只有播娘蒿的种子为正品药材，采集时当注意鉴别。葶苈果实为短角果，长椭圆形；播娘蒿为长角果，窄条形；北美独行菜为短角果，近圆形，先端微凹；是三者的鉴别特征之一。

葶　苈

Draba nemorosa L.

【科属】　十字花科（Brassicaceae）葶苈属（*Draba*）

【形态】　一年或二年生草本，高4～25 cm，全体具星状毛。茎不分枝或下部分枝。基生叶成莲座状，长倒卵形，边缘具疏齿或几全缘；茎生叶卵形至卵状披针形，边缘具不整齐齿状浅裂，两面密生灰白色柔毛和星状毛。总状花序顶生；小花梗细，长5～10 mm；萼片椭圆形，背面略有毛；花瓣黄色，花期后成白色，倒楔形，顶端凹。短角果近水平展出，长椭圆形，花柱不存。种子椭圆形，褐色，种皮有小疣。花期3—4月，果期5—6

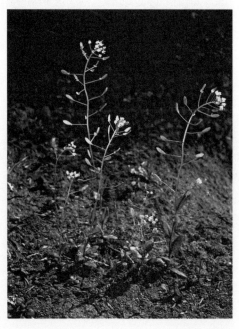

图268　葶苈

月（图268）。

【生境与分布】 生于田野、荒地、路旁。分布于东北、华北、西北、江苏、四川等地；北温带其他地区也有分布。

【药用部位及应用】 干燥成熟种子入药，名"丁苈子"。夏季果实成熟时采割植株，晒干，搓出种子，除去杂质。功能泻肺平喘，下气行水。用于肺壅喘急，痰饮咳嗽，水肿胀满。

播 娘 蒿
Descurainia sophia（L.）Webb. ex Prantl.

【科属】 十字花科（Brassicaceae）播娘蒿属（*Descurainia*）

【形态】 一年生草本，高30～70 cm，全体灰白色，被叉状毛。茎直立，上部多分枝。叶互生，二或三回羽状分裂，末回裂片狭线形；茎下部的叶有柄，渐向上则渐近于无柄。总状花序顶生，花小；萼片4，易早脱；花瓣4，黄色，较花萼稍长，先端微凹，基部渐狭而呈线状；雄蕊6枚，4强，均伸出于花瓣外。长角果，窄条形。花期4—6月，果期5—7月（图269）。

【生境与分布】 生于山坡，田野间。分布于华北、西北、华东、四川等地；亚洲、欧洲、非洲及北美洲也有分布。

【药用部位及应用】 干燥成熟种子入药，习称"南葶苈子"。夏季果实成熟时采割植株，晒干，搓出种子，除去杂质。功能泻肺平喘，行水消肿。用于痰涎壅肺，喘咳痰多，胸胁胀满，不得平卧，胸腹水肿，小便不利。

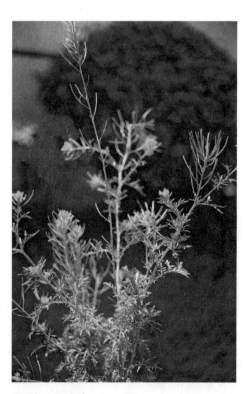

图269 播娘蒿

北美独行菜

Lepidium virginicum L.

【科属】 十字花科（Brassicaceae）独行菜属（*Lepidium*）

【形态】 一年或二年生草本，高30～50 cm。茎直立，上部分枝，具柱状腺毛。叶互生，基生叶有长柄，狭披针形，羽状浅裂；茎生叶具短柄，线形至线状披针形，较小。顶生总状花序，花瓣4，白色，广卵形，先端微凹，基部呈爪状，雄蕊2～4。短角果，近圆形，先端微凹，略有翅。种子小，扁卵圆形，边缘有透明窄翅，湿后成一黏滑胶膜。（图270a、图270b）。

【生境与分布】 生于山坡、路旁等杂草丛中，为田间杂草。分布于吉林、辽宁、河北、安徽、浙江、江苏、河南、福建、江西等地；原产于北美洲，欧洲也有分布。

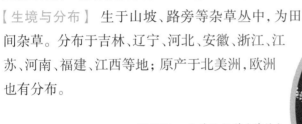

图270b 北美独行菜（花枝）

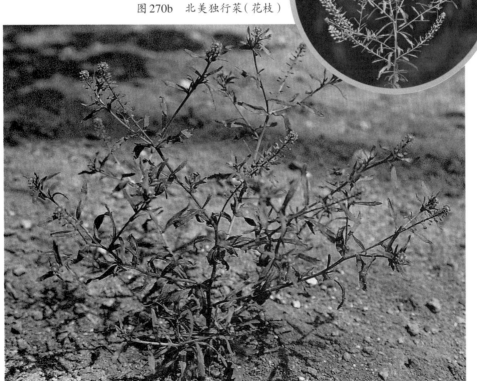

图270a 北美独行菜

【药用部位及应用】 干燥成熟种子入药,也作"葶苈子"用。果实呈黄绿色时及时收割,晒干,打下种子。功能泻肺平喘,利水消肿。用于痰涎壅肺之喘咳痰多,肺痈,胸腹积水,水肿,痈疽恶疮,瘰疬结核。全草可作饲料。

裂叶牵牛与圆叶牵牛

裂叶牵牛(又名喇叭花、牵牛花、勤娘子)与圆叶牵牛(又名圆叶旋花、紫花牵牛、小花牵牛)均为2010年版《中华人民共和国药典》所载牵牛子的基原植物,以种子入药。裂叶牵牛与圆叶牵牛同为旋花科牵牛属植物,形态比较接近,功效基本相同,容易混淆。但两者的化学成分略有差异,还需注意鉴别,分别采集。两者叶形相差较大,裂叶牵牛叶常3～5裂,圆叶牵牛叶常全缘,可资区别。

裂 叶 牵 牛
Pharbitis nil(L.)Choisy

【科属】 旋花科(Convolvulaceae)牵牛属(*Pharbitis*)

【形态】 一年生草本,长2～5 m。各部被开展微硬毛或硬毛。茎缠绕。叶宽卵形或近圆形,长4～15 cm,3～5裂,先端较尖,基部心形;叶柄长2～15 cm。

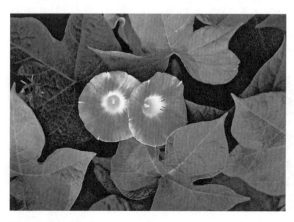

花序腋生,具1至少花,花序梗长1.5～18.5 cm;苞片线形或丝状,小苞片线形。花梗长2～7 mm,萼片披针状线形,长2～2.5 cm,内两片较窄,密被开展的刚毛;花冠蓝紫或紫红色,筒部色淡,长5～10 cm,无毛;雌蕊及花柱内藏;子房3室。蒴果近球形,径0.8～1.3 cm。种

图271 裂叶牵牛

子卵状三棱形,黑褐色或米黄色,长5～6 mm,被微柔毛,花期7—9月,果期8—10月(图271)。

【生境与分布】 生于海拔100～1 600 m的山坡灌丛、干燥河谷、园边宅旁、山地路边,或为栽培。我国除西北、东北地区外,大部分地区都有分布;原产于南美洲。

【药用部位及应用】 干燥成熟种子入药,名"牵牛子"。秋末果实成熟、果壳未开裂时采割植株,晒干,打下种子,除去杂质。功能泻下通便,消痰涤饮,杀虫攻积。用于水肿胀满,二便不通,痰饮积聚,气逆喘咳,虫积腹痛。

圆叶牵牛
Pharbitis purpurea(L.) Voigt

【科属】 旋花科(Convolvulaceae)牵牛属(*Pharbitis*)

【形态】 一年生缠绕草本,茎上被倒向的短柔毛杂有倒向或开展的长硬毛。叶圆心形或宽卵状心形,基部圆,心形,顶端锐尖、骤尖或渐尖,通常全缘,偶有3裂,两面疏或密被刚伏毛;毛被与茎同。花腋生,单一或2～5朵着生于花序梗顶端成伞形聚伞花序,苞片线形,被开展的长硬毛;花梗长1.2～1.5 cm,被倒向短柔毛及长硬毛;萼片近等长,长1.1～1.6 cm,外面3片长椭圆形,渐尖,内面2片线状披针形,外面均被开展的硬毛,基部更密;花冠漏斗状,紫红色、红色或白色,花冠管通常白色,瓣中带于内面色深,外面色淡;雄蕊与花柱内藏;雄蕊不等长,花丝基部被柔毛;花盘环状。蒴果近球形,3瓣裂。种子卵状三棱形,黑褐色或米黄色,被极短的糠秕状毛。花期5—10月,果期8—11月(图272)。

【生境与分布】 生于平地至海拔2 800 m的田边、路边、宅旁或山谷林内,栽培或沦为野生。我国大部分地区有分布。

【药用部位及应用】 同"裂叶牵牛"。

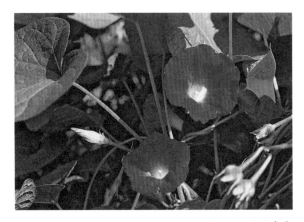

图272 圆叶牵牛

药用全草类植物

老鹳草、牻牛儿苗与野老鹳草

老鹳草（又名老鹳嘴、老鸦嘴、鸭脚老鹳草）、牻牛儿苗（又名太阳花、长嘴老鹳草）与野老鹳草（又名鹭嘴草）同为2010年版《中华人民共和国药典》所载老鹳草的基原植物，以干燥地上部分入药，功效相同。但三者的化学成分、药理作用有些差别，采收时应注意鉴别，分别采收。

老 鹳 草
Geranium wilfordii Maxim.

【科属】 牻牛儿苗科（Geraniaceae）老鹳草属（*Geranium*）

【形态】 多年生草本，高达50 cm。植株有时被腺毛。根茎粗壮，具簇生纤维状细长须根。茎直立。叶对生，圆肾形，长3～5 cm，宽4～9 cm，基生叶5深裂达2/3，裂片倒卵状楔形，下部全缘，上部不规则齿裂，上面被伏毛，下面沿脉和边缘被柔毛；茎生叶3裂。花序稍长于叶，花序梗短，被柔毛，有时混生腺毛，每梗具2花。萼片长卵形，长5～6 mm，背面被柔毛，有时混生开展腺毛；花瓣白或淡红色，倒卵形，与萼片近等长；雄蕊稍短于萼片，花丝淡褐色，被缘毛；花柱与分枝紫红色。蒴果长约2 cm，被柔

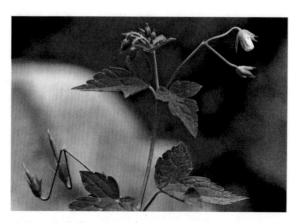

图273 老鹳草

毛和糙毛。花期6—8月,果期8—9月（图273）。

【生境与分布】 生长于海拔1 800 m以下山地林下、草甸上。分布于黑龙江、吉林、辽宁、内蒙古、河北等地；俄罗斯远东地区、朝鲜及日本也有分布。

【药用部位及应用】 干燥地上部分入药,习称"短嘴老鹳草"。夏、秋二季果实近成熟时采割,捆成把,晒干。功能祛风湿,通经络,止泻痢。用于风湿痹痛,麻木拘挛,筋骨酸痛,泄泻痢疾。

牻 牛 儿 苗
Erodium stephanianum Willd.

【科属】 牻牛儿苗科（Geraniaceae）牻牛儿苗属（*Erodium*）

【形态】 多年生草本,高达50 cm。茎多数,仰卧或蔓生,被柔毛。叶对生,二回羽状深裂,小裂片卵状条形,全缘或疏生齿,上面疏被伏毛,下面被柔毛,沿脉毛被较密。伞形花序具2 ～ 5花,腋生,花序梗被开展长柔毛和倒向短柔毛。萼片长圆状卵形,长6 ～ 8 mm,先端具长芒,被长糙毛；花瓣紫红色,倒卵

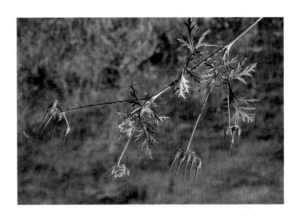

图274 牻牛儿苗

形,先端圆或微凹。蒴果长约4 cm,密被糙毛。花期6—8月,果期8—9月（图274）。

【生境与分布】 生长于山坡、田边、沙质河滩地及草原凹地。分布于黑龙江、吉林、辽宁、内蒙古、河北、河南等地；俄罗斯西伯利亚及远东、日本、蒙古、哈萨克斯坦等也有分布。

【药用部位及应用】 同"老鹳草",药材习称"长嘴老鹳草"。

野 老 鹳 草
Geranium carolinianum L.

【科属】 牻牛儿苗科（Geraniaceae）牻牛儿苗属（*Erodium*）

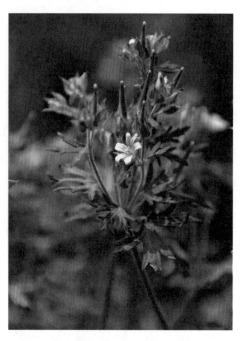

图275 野老鹳草

【形态】 一年生草本,高达60 cm。茎直立或仰卧。叶互生或最上部对生,叶圆肾形,长2～3 cm,基部心形,掌状5～7裂近基部,裂片楔状倒卵形或菱形,上部羽状深裂,小裂片条状长圆形,上面被伏毛,下面沿脉被伏毛。花序腋生和顶生,长于叶,被倒生短毛和开展的长腺毛,每花序梗具2花,花序梗常数个簇生茎端,花序呈伞形。萼片长卵形或近椭圆形,长5～7 mm,被柔毛或沿脉被开展糙毛和腺毛;花瓣淡紫红色,倒卵形,稍长于萼,先端圆,雄蕊稍短于萼片。蒴果长约2 cm,被糙毛。花期4—7月,果期5—9月(图275)。

【生境与分布】 生长于平原、低山、荒坡草丛中。原产于美洲;在山东、安徽、江苏、江西、湖南、湖北、四川等地已野化。

【药用部位及应用】 同"老鹳草"。

苦荬菜与山苦荬

苦荬菜(又名苦荬、老鹳菜、秋苦荬菜)与山苦荬(又名苦菜、小苦荬、光叶苦买菜)同为菊科苦荬菜属植物,植物形态相似,都以干燥全草入药,容易混淆。但两者的功效主治有所不同,不可混同。

苦 荬 菜
Ixeris polycephala Cass.

【科属】 菊科(Compositae)苦荬菜属(*Ixeris*)

【形态】 一年生草本。茎直立,高10～80 cm,上部伞房花序状分枝。基生叶

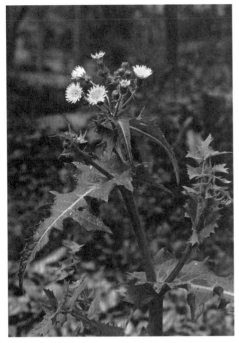

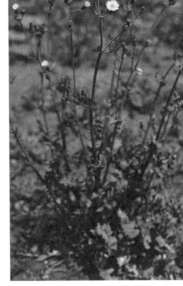

图276a　苦荬菜顶部　　　　　　　　图276b　苦荬菜全株

线形或线状披针形；中下部茎叶披针形或线形；叶两面无毛，边缘全缘。头状花
序多数，在茎枝顶端排成伞房状花序，舌状小花黄色；总苞圆柱状，果期扩大成
卵球形；总苞片3层，外层及最外层极小，卵形，内层卵状披针形。瘦果压扁，长
椭圆形，有10条高起的尖翅肋，顶端急尖，喙细，细丝状。冠毛白色，纤细，微糙，
不等长，长达4 mm。花果期3—6月（图276a、图276b）。

【生境与分布】　生于山坡林缘、灌丛、草地、田野路旁。分布于陕西、江苏、浙江、
福建、安徽、台湾、江西、湖南、广东、广西、贵州、四川、云南等地；中南半岛、尼泊
尔、印度、克什米尔地区、孟加拉、日本也广有分布。

【药用部位及应用】　干燥全草入药。春季采收，鲜用或阴干。功能清热解毒，消
肿止痛。用于痈疖肿毒，乳痈，咽喉肿痛，黄疸，痢疾，淋证，带下，跌打损伤。

山　苦　荬
Ixeris chinense（Thunb.）Nakai

【科属】　菊科（Compositae）苦荬菜属（*Ixeris*）

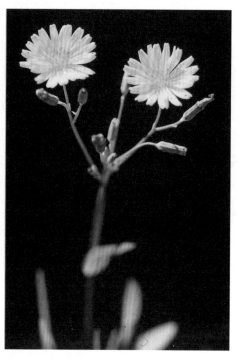

图277 山苦荬

【形态】 多年生草本，高5～40 cm。茎直立单生或少数茎成簇生，上部呈伞房花序状分枝。基生叶莲座状，长椭圆形、倒披针形、线形或舌形；茎生叶2～4枚，长披针形或长椭圆状披针形，无叶柄，稍抱茎；叶两面无毛。头状花序在茎枝顶端排成伞房花序，舌状小花黄色或白色；总苞圆柱状；总苞片3或4层，外层及最外层宽卵形，内层长椭圆状倒披针形。瘦果，长椭圆形，有10条高起的钝肋，顶端急尖成细喙，细丝状。冠毛白色，微糙。花果期1—10月（图277）。

【生境与分布】 生于山坡路旁、田野、河边灌丛或岩石缝隙中。分布于黑龙江、河北、山西、陕西、山东、江苏、安徽、浙江、江西、福建、台湾、河南、四川、贵州、云南、西藏；俄罗斯远东地区、日本、朝鲜也有分布。

【药用部位及应用】 全草或根入药。3—4月采收全草，6—7月挖根，鲜用或晒干。功能清热利湿，解毒排脓。用于阑尾炎，肠炎，痢疾，肝炎，胆囊炎，盆腔炎，咽喉肿痛，痈肿疔疮等症。

金钱草基原植物与易混淆品种

过路黄（又名金钱草、铜钱草、大连钱草）为2010年版《中华人民共和国药典》所载金钱草的基原植物。广金钱草（又名金钱草、马蹄草、铜钱草）为2010年版《中华人民共和国药典》所载广金钱草的基原植物。活血丹（又名钹儿草、大叶金钱草、铜钱草）为2010年版《中华人民共和国药典》所载连钱草的基原植物。聚花过路黄（又名风寒草、过路黄、小过路黄）是中草药风寒草的基原植物。

点腺过路黄（又名露天过路黄、露天金钱草）也是一味中草药。过路黄、聚花过路黄、点腺过路黄均为报春花科珍珠菜属植物，形态较为相似，又都有金钱草或过路黄之别名，容易混淆；广金钱草为豆科植物，活血丹为唇形科植物，形态虽然与过路黄有差异，但因由于有与过路黄相同的别名，常被互相混用。在采收时须注意鉴别。

过 路 黄

Lysimachia christinae Hance

【科属】　报春花科（Primulaceae）珍珠菜属（*Lysimachia*）

【形态】　多年生蔓生草本。茎柔弱，平卧延长，长 20～60 cm，表面灰绿色或带红紫色，全株无毛或被疏毛，幼嫩部分密被褐色无柄腺体，下部节间较短，常发出不定根，中部节间长 1.5～5（～10）cm。叶对生，卵圆形、近圆形以至肾圆形，长（1.5～）2～6（～8）cm，宽 1～4（～6）cm，先端锐尖或圆钝以至圆形，基部截形至浅心形，鲜时稍厚，透光可见密布的透明腺条，干时腺条变黑色，两面无毛或密被糙伏毛；叶柄比叶片短或与之近等长，无毛以至密被毛。花单生叶腋；花梗长 1～5 cm，通常不超过叶长，毛被如茎，多少具褐色无柄腺体；花萼长（4～）5～7（～10）mm，分裂近达基部，裂片披针形、椭圆状披针形以至线

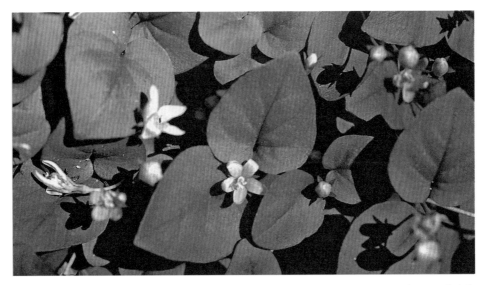

图 278　过路黄

形或上部稍扩大而近匙形，先端锐尖或稍钝，无毛、被柔毛或仅边缘具缘毛；花冠黄色，长7～15 mm，基部合生部分长2～4 mm，裂片狭卵形以至近披针形，先端锐尖或钝，质地稍厚，具黑色长腺条；花丝长6～8 mm，下半部合生成筒；花药卵圆形，长1～1.5 mm；花粉粒具3孔沟，近球形，表面具网状纹饰；子房卵珠形，花柱长6～8 mm。蒴果球形，直径4～5 mm，无毛，有稀疏黑色腺条。花期5—7月，果期7—10月（图278）。

【生境与分布】 生于沟边、路旁阴湿处和山坡林下，垂直分布上限可达海拔2 300 m。以西南山区为多，西北、华北平原及沿海地区较少。

【药用部位及应用】 全草入药，名"金钱草"。夏、秋二季采收，除去杂质，晒干。功能利水通淋，清热解毒，散瘀消肿。用于风热喉痛，咳嗽，大便带血，坠胀，肚子硬痛，热毒疮。

广 金 钱 草

Desmodium styracifolium (Osb.) Merr.

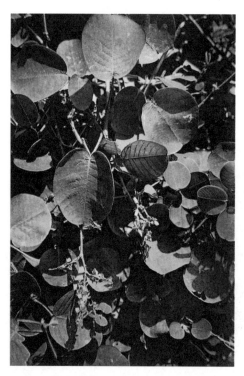

图279　广金钱草

【科属】 豆科（Leguminosae）山绿豆属（*Desmodium*）

【形态】 灌木状草本，高30～90 cm。茎直立，枝圆柱形，密被伸展的黄色短柔毛。通常有小叶1片，有时3小叶；顶端小叶圆形，革质，先端微凹，基部心形，长1.8～3.4 cm，宽2.1～3.5 cm，上面无毛，下面密被贴伏的茸毛，脉上最密；侧生小叶如存在时，远较顶生小叶为小，圆形或椭圆形，长1～1.5 cm；叶柄长1～1.8 cm；托叶小披针状钻形，具条纹。总状花序顶生或腋生，极稠密，长约2.5 cm；苞片卵形，被毛；花梗长2～3 mm；花小，紫色，有香气；花萼被粗毛，萼齿披针形，长为萼筒的2倍；花冠蝶形，长约4 mm，旗瓣圆形或长圆形,基部渐狭成爪,翼瓣贴生于龙骨瓣上;雄蕊10,2体;子房线形;荚果线状长圆形,被短毛,腹缝线直,背缝线浅波状,4～5个节,每节近方形。花期6—9月(图279)。

【生境与分布】 生荒地草丛中,或经冲刷过的山坡上。分布于福建、广东、广西、湖南等地。主产于广东,福建、广西、湖南等地亦产。

【药用部位及应用】 干燥地上部分入药。夏、秋二季采割,除去杂质,晒干。功能利湿退黄,利尿通淋。用于黄疸尿赤,热淋,石淋,小便涩病,水肿尿少。

活 血 丹
Elechoma longituba(Nakai)Kupr.

【科属】 唇形科(Lamiaceae)活血丹属(*Elechoma*)

【形态】 多年生匍匐状草本。茎细,茎高10～20(～30)cm,四棱形,基部通常呈淡紫红色,几无毛,幼嫩部分被疏长柔毛。叶草质,叶片肾形至圆心形,长1.5～3 cm,宽1.5～5.5 cm,两面有毛或近无毛,背面有腺点。轮伞花序通常2花;苞片近等长或长于花柄,刺芒状;花萼长管状,7～10 mm,萼齿狭三角状披针形,顶端芒状,外面有毛和腺点;花冠淡蓝色至紫色,下唇具深色斑点,冠筒直立,上部渐膨大成钟形,有长筒与短筒两型,长筒者长1.7～2.2 cm,短筒者通常藏于花萼内,长1～1.4 cm。小坚果长圆形,长约2 mm,棕褐色,果脐不明显。花期4—5月,果期5—6月(图280)。

【生境与分布】 生于海拔50～2 000 m的林缘、疏林下、草地上或溪边等阴湿处。除青海、甘肃、新疆及西藏外,全国各地均有分布。

【药用部位及应用】 干燥地上部分入药,名"连钱草"。春至秋二季采收,除去杂质,晒干。功能利湿通淋,清热解毒,散瘀消肿。用于热淋,石淋,湿热黄疸,疮痈肿痛,跌打损伤。

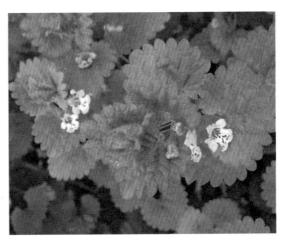

图280 活血丹

聚花过路黄
Lysimachia congestiflora Hemsl.

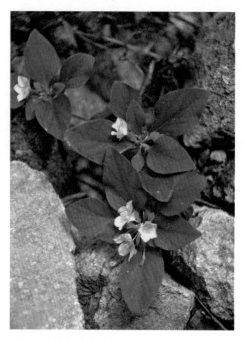

图281　聚花过路黄

【科属】　报春花科（Primulaceae）珍珠菜属（*Lysimachia*）

【形态】　多年生草本。茎下部匍匐，节上生根，上部及分枝上升，圆柱形，密被多细胞卷曲柔毛；分枝纤细，有时仅顶端具叶。单叶交互对生，枝端密集，略被短柔毛；叶片广心形，长达25 mm，宽达19 mm，先端钝尖，全缘基部楔形，上面淡绿色，下面色更淡，边缘有绿红色小点；柄长约5 mm。花黄色，单生于枝端叶腋，成密集状；苞片卵形或亚圆形；淡绿色，下部边缘紫红色；花梗极短；花径约8 mm；花萼5深裂，裂片披针形，长6 mm，宽1.5 ～ 2 mm，被极短柔毛；花冠轮状，下部合生，裂片5，卵形，先端锐尖，成覆瓦状排列；雄蕊5，长短不一，长6.5 ～ 8 mm；子房上位，卵形，被长白柔毛，1室。蒴果球形，种子多数，萼宿存。花期4—6月，果期7—10月（图281）。

【生境与分布】　生于海拔1 450 ～ 2 500 m的草地、河边、路旁湿润处。分布于长江南部各地、台湾，以及陕西、甘肃南部。

【药用部位及应用】　全草入药，名"风寒草"。9—11月割取地上部分，择去杂草，晒干。功能解毒利湿，祛风散寒，消积排石，化痰止咳。用于风寒头痛，咳嗽痰多，咽喉肿痛，胆道结石，尿路结石，黄疸，痈疽疔疮。

点腺过路黄
Lysimaehia hemsleyana Maxim.

【科属】　报春花科（Primulaceae）珍珠菜属（*Lysimachia*）

【形态】　多年生草本。茎簇生,平铺地面,先端伸长成鞭状,长可达90 cm,圆柱形,密被多细胞柔毛。叶对生,叶柄长5～18 mm;叶片卵形或阔卵形,长1.5～4 cm,宽1.2～3 cm,先端锐尖,基部近圆形或截形,全缘,上面绿色,密被小糙伏毛,下面淡绿色,毛被较疏,两面均有褐色或黑色粒状小点,极少为透明腺点,侧脉3或4对。花单生于茎中部叶腋,极少生于短枝上叶腋;花梗长7～15 mm,果时下弯,可增长至2.5 cm;花萼分裂近达基部,裂片狭披针形,被稀疏小柔毛,散生褐色腺点;花冠黄色,钟状辐形,裂片椭圆形,先端锐尖或稍钝,散生暗红色或褐色腺点;花丝下部合生成

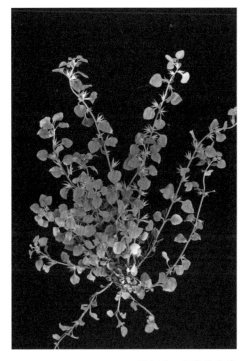

图282　点腺过路黄

筒,花药长圆形;子房卵珠形,花柱长67 mm。蒴果近球形。花期4—6月,果期5—7月(图282)。

【生境与分布】　生于山谷林缘、溪旁和路边草丛中。分布于陕西、江苏、安徽、浙江、江西、福建、河南、湖北、湖南、四川等地。

【药用部位及应用】　全株入药。5—7月采收,鲜用或晒干。功能清热解毒,活血通经。用于肝炎,肾盂肾炎,膀胱炎,闭经干瘦。

积雪草、天胡荽与马蹄金

积雪草(又名地钱草、马蹄草、破铜钱草)为2010年版《中华人民共和国药典》所载积雪草的基原植物。天胡荽(又名破钱草、破铜钱、地钱草)、马蹄金(又名小金钱草、小铜钱草、小马蹄草)也是药用植物,以全草入药。天胡荽和积雪草为伞形科植物,马蹄金为旋花科植物,三者形态较为相似,且别名相重或相

近, 很容易混淆。天胡荽叶圆伞形, 叶缘有钝圆锯齿; 积雪草叶基部深心形, 边缘有宽钝齿; 马蹄金叶基部心形, 全缘; 是三者的鉴别特征之一。

天 胡 荽
Hydrocotyle sibthorpoioides Lam.

【科属】　伞形科 (Apiaceae) 天胡荽属 (*Hydrocotyle*)

【形态】　多年生草本。茎纤弱细长, 匍匐, 平铺地上成片, 秃净或近秃净; 茎节上生根。单叶互生, 圆形或近肾形, 直径0.5 ～ 1.6 cm, 基部心形, 5 ～ 7浅裂, 裂片短, 有2或3个钝齿, 上面深绿色, 光滑, 下面绿色或有柔毛, 或两面均自光滑以至微有柔毛; 叶柄纤弱, 长0.5 ～ 9 cm。伞形花序与叶对生, 单生于节上; 伞梗长0.5 ～ 3 cm; 总苞片4 ～ 10枚, 倒披针形, 长约2 mm; 每伞形花序具花10 ～ 15朵, 花无柄或有柄; 萼齿缺乏; 花瓣卵形, 呈镊合状排列, 绿白色。双悬果略呈心脏形, 长1 ～ 1.25 mm, 宽1.5 ～ 2 mm; 分果侧面扁平, 光滑或有斑点, 背棱略锐。花果期4—9月 (图283)。

【生境与分布】　生于路旁草地较湿润之处。分布于辽宁、河南、江苏、浙江、安徽、湖南、江西、四川、湖北、福建、台湾、广东、广西、云南、贵州等地。

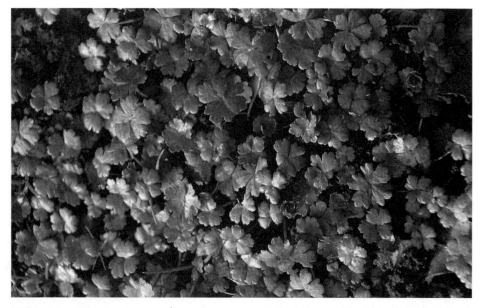

图283　天胡荽

【药用部位及应用】 以全草入药。7—10月采收,洗净,鲜用或晒干。功能清热,利尿,消肿,解毒。用于黄疸,赤白痢疾,淋病,小便不利,目翳,喉肿,痈疽疔疮,跌打瘀肿。

积 雪 草
Centella asiatica(Linn.)Urban

【科属】 伞形科(Apiaceae)积雪草属(*Centella*)

【形态】 多年生草本。茎匍匐,无毛或稍有毛。单叶互生,肾形或近圆形,直径1～5 cm,基部深心形,边缘有宽钝齿,无毛或疏生柔毛,具掌状脉;叶柄长5～15 cm,基部鞘状;无托叶。伞形花序头状,2或3个生于叶腋,每花序上有3～6朵

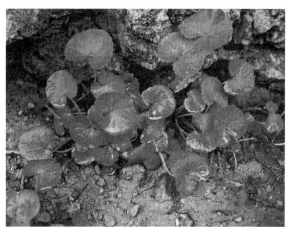

图284 积雪草

无柄小花;花红紫色。果小,扁圆形。花果期4—10月(图284)。

【生境与分布】 喜生于海拔200～1 900 m阴湿的草地或水沟边。全国各地除甘肃、青海、新疆及西藏外,均有分布。

【药用部位及应用】 以全草入药。夏、秋二季采收,除去泥沙,晒干。功能清热利湿,解毒消肿。用于湿热黄疸,中暑腹泻,石淋血淋,痈肿疮毒,跌扑损伤。

马 蹄 金
Dichondra erpens Forst.

【科属】 旋花科(Convolvulaceae)马蹄金属(*Dichondra*)

【形态】 多年生草本植物,是双子叶类型的新草种。植株低矮,株高仅5～15 cm。茎细长,匍匐地面,被灰色短柔毛,节上生不定根。叶互生,圆形或肾形,基部心形,具细长叶柄,叶面无毛,大小不等,一般直径1～3 cm。夏秋开花,花

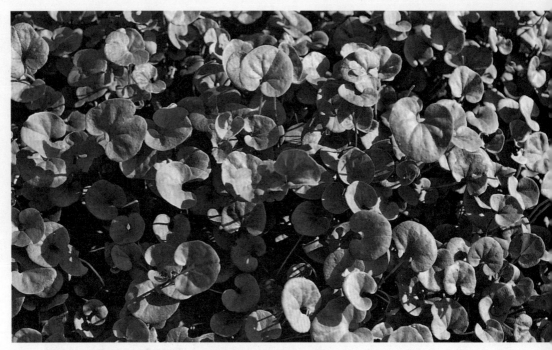

图285　马蹄金

小,单生于叶腋,黄色。蒴果球形,膜质。花期4月,果期7—8月(图285)。

【生境与分布】　生长于海拔1 300 ～ 1 980 m的路旁、山坡草地或沟边。我国长江以南各地及台湾均有分布。

【药用部位及应用】　以全草入药。5—7月采收,鲜用或晒干。功能清热,解毒,散瘀,利湿。用于黄疸,尿路结石,肾炎水肿,痢疾,疔疮肿毒,跌打损伤等。

益母草基原植物与易混淆品种

　　益母草(又名益母蒿、益母艾、红花艾)为2010年版《中华人民共和国药典》所载益母草的基原植物,以全草入药。细叶益母草(又名四美草、风葫芦草)在民间亦作益母草使用。白花益母草(又名白坤草、鸡母草、白益母)在有些地方作益母草使用,被认为是妇科良药。錾菜(又名白花益母草、对月草、玉蓉草)以全草入药,有活血调经作用。益母草、细叶益母草、白花益母草、錾菜都为唇形科益母草属药用植物,形态比较相似,又都有益母草之名,很容易与益母草混淆,但只有益母草为正品药材,采收时当注意鉴别。

益 母 草

Leonurus japonicus Houtt.

【科属】 唇形科(Lamiaceae)益母草属(*Leonurus*)

【形态】 一年或二年生草本。茎直立,方形,单一或分枝,高0.6～1 m,被微毛;叶对生;叶形多种,基生叶有长柄,叶片略呈圆形,直径4～8 cm,叶缘5～9浅裂,每裂片具2或3钝齿,基部心形;茎中部叶具短柄,3全裂,裂片近披针形,中央裂片常3裂,两侧裂片常再1或2裂,最终裂片近线形,先端渐尖,边缘疏生锯齿或近全缘;最上部的叶不分裂,线形,近无柄,上面绿色,下面浅绿色,两面均被短柔毛。花多数,生于叶腋,呈轮伞状;苞片针刺状;花萼钟形,先端有5长尖齿,下方2片较上方3片为长;花冠唇形,淡红色或紫红色,长9～12 mm,上唇全缘,下唇3裂,花冠外被长绒毛,尤以上唇为甚;雄蕊4,2强,着生于花冠内面近裂口的下方;子房4裂,花柱与花冠上唇几等长,柱头2裂。小坚果褐色,三棱状,长约2 mm。花期6—8月,果期7—9月(图286)。

【生境与分布】 生于山野荒地、田埂、草地、溪边等处。全国大部分地区均有分布。

【药用部位及应用】 新鲜或干燥地上部分入药。鲜品春季幼苗期至初夏花前期采割;干品夏季茎叶茂盛、花未开或初开时采割,晒干,或切段晒干。功能活血调经,利尿消肿。用于月经不调,痛经,经闭,恶露不尽,水肿尿少,急性肾炎水肿。本植物的花(益母草花)、果实(茺蔚子)亦可入药。

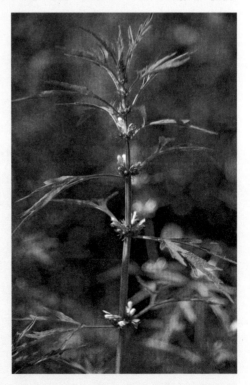

图286　益母草

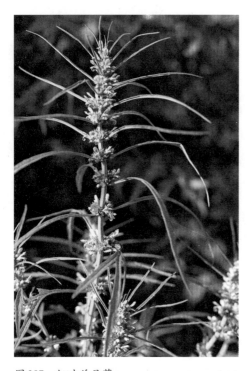

图287　细叶益母草

细叶益母草
Leonurus sibiricus L.

【科属】　唇形科（Lamiaceae）益母草属（*Leonurus*）

【形态】　与益母草的区别为：茎有糙伏毛。茎中部叶卵形，裂片再分裂成条状小裂片。花序上的苞叶明显3深裂，小裂片呈线形；花萼外面尤其是在中部密生疏柔毛；花冠下唇短于上唇1/4，上唇外密被长柔毛。花期7—9月，果期9月（图287）。

【生境与分布】　生于海拔1 500 m以下的石质、砂质草地及松林中。分布于内蒙古、河北北部、山西、陕西北部；俄罗斯西伯利亚地区、蒙古也有分布。

【药用部位及应用】　同"益母草"。

白花益母草
Leonurus artemisia（Laur.）S. Y. Hu var. *albiflorus*（Migo）S. Y. Hu

【科属】　唇形科（Lamiaceae）益母草属（*Leonurus*）

【形态】　一年生或二年生草本。茎直立，通常高30 ～ 120 cm，钝四棱形，微具槽，有倒向糙伏毛，在节及棱上尤为密集。叶轮廓变化很大，茎下部叶轮廓为卵形，基部宽楔形，掌状3裂，裂片呈长圆状菱形至卵圆形，通常长2.5 ～ 6 cm，宽1.5 ～ 4 cm，裂片上再分裂，上面绿色，有糙伏毛，叶脉稍下陷，下面淡绿色，被疏柔毛及腺点。轮伞花序腋生，具8 ～ 15花；花萼管状钟形，外面有贴生微柔毛，齿5尖；花冠粉红至淡紫红色，长1 ～ 1.2 cm，外面于伸出萼筒部分被柔毛，冠筒长约6 mm，等大，内面在离基部1/3处有近水平向的不明显鳞毛毛环，冠檐二唇形；雄蕊4，均延伸至上唇片之下，平行，前对较长，花丝丝状，扁平，疏被鳞状毛，花药卵圆形，二室；花柱丝状，略超出于雄蕊而与上唇片等长，无毛，先端相等2浅裂，裂片钻形；花盘平顶；子房褐色，无毛。小坚果长圆状三棱形，长2.5 mm，顶端截平而略宽大，基部楔形，淡褐色，光滑。花期通常在6—9月，果期9—10月（图288）。

【生境与分布】 生于海拔3 400 m以下的多种环境，尤以阳处为多。分布于全国各地；原苏联地区、朝鲜、日本，以及热带亚洲、非洲、美洲各地亦有分布。

【药用部位及应用】 全草入药，有效成分为益母草素，内服可使血管扩张而使血压下降，并有拮抗肾上腺素的作用，可治动脉硬化性和神经性的高血压，又能增加子宫运动的频度，为产

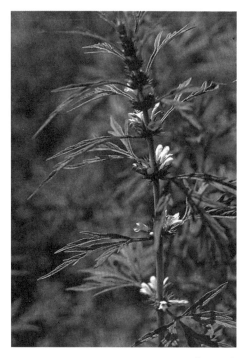

图288　白花益母草

后促进子宫收缩药，并对长期子宫出血而引起衰弱者有效，故广泛用于治妇女闭经、痛经、月经不调、产后出血过多、恶露不尽、产后子宫收缩不全、胎动不安、子宫脱垂及赤白带下等症。

錾　菜

Leonurus pseudomacranthus Kitag

【科属】 唇形科（Lamiaceae）益母草属（*Leonurus*）

【形态】 一年生草本，全体较粗糙。茎直立，高40～100 cm以上，方形，具4棱，有节，密被倒生的粗毛。叶厚，带革质，对生，两面均有灰白色

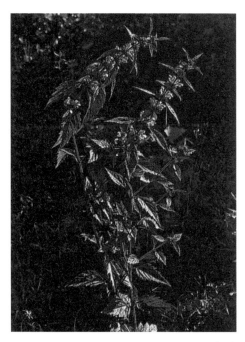

图289　錾菜

毛;下部的叶有长柄,卵圆形或羽状3深裂,先端锐尖,基部楔形,边缘有粗锯齿和缘毛;中部的叶有短柄,披针状卵圆形,有粗锯齿:枝梢的叶无柄,椭圆形至倒披针形,全缘。花多数,腋生成轮状,无柄;苞片线形至披针形,或呈刺状,有毛;萼钟状,外面密被细毛,5脉,萼齿5,先端刺尖,上3齿相似,呈三角形,下面2齿较大;花冠白色,常带紫纹,长1.3 cm,二唇,上唇匙形,先端微凹,有缘毛,下唇3浅裂,中间裂片倒心脏形;雄蕊4,二强;子房4裂,花柱丝状,柱头2裂。小坚果黑色,有3棱,表面光滑。花期7—9月,果期10—11月(图289)。

【生境与分布】 生于山坡、路边、荒地上。分布于东北、华北、华中、华东及西南等地。

【药用部位及应用】 全草入药。8—10月采收,晒干。功能活血调经,解毒消肿。用于产后瘀血腹痛,痛经,月经不调,跌打损伤,肾炎水肿。

黄花败酱与白花败酱

　　黄花败酱(又名黄花龙牙、山白菜、鸡肠子草)与白花败酱(又名攀倒甑、苦叶菜、火罐草)均为中药败酱的基原植物,因根状茎有陈败的豆酱气,故名败酱。以全草入药。败酱与白花败酱皆为败酱科败酱属植物,形态较为相似,尤其在未开花时,更容易混淆。两者虽均作败酱入药,但其化学成分和药理作用还是略有差别,采收时应注意区别,分别采收。黄花败酱的花冠黄色,白花败酱的花冠白色,是其鉴别特征之一。

黄 花 败 酱
Patrinia scabiosaefolia Fisch. ex Trev.

【科属】 败酱科(Valerianaceae)败酱属(*Patrinia*)

【形态】 多年生草本,高1～2 m。茎下部常被脱落性倒生白色粗毛或几无毛,上部常近无毛或被倒生稍弯糙毛,或疏被2列纵向短糙毛。基生叶丛生,卵形或椭圆形,有长柄,具粗锯齿;茎生叶对生,叶片羽状全裂或深裂,披针形或阔卵形,顶裂片具粗锯齿,两面被白色糙毛或几无毛。顶生大型伞房状聚伞花序,聚伞花序多分枝,花序梗仅一侧有白色硬毛;总苞片线形,萼齿不明显;花冠黄色,钟形,筒内具白色柔毛,无翅状果苞;雄蕊4。瘦果长圆形具3棱;种子1。花期

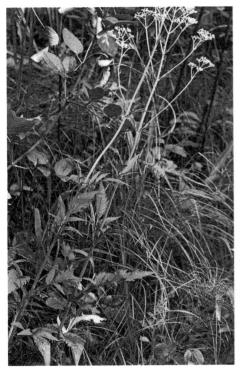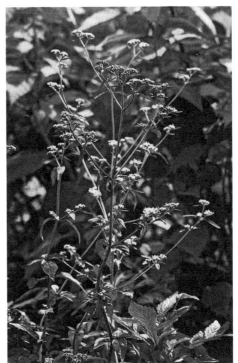

图290　黄花败酱　　　　　　　　　　　　图291　白花败酱

7—9月（图290）。

【生境与分布】　生于山坡林下、林缘、灌丛中。除宁夏、青海、新疆、西藏和海南外,全国各地均有分布;俄罗斯、蒙古、朝鲜半岛及日本也有分布。

【药用部位及应用】　全草、根茎及根入药。多在夏季采收,将全株拔起,除去泥沙后晒干。功能清热解毒,消肿排脓,活血去瘀。用于肠炎、痢疾、肝炎、阑尾炎等。

白 花 败 酱

Patrinia villosa（Thunb.）Juss.

【科属】　败酱科（Valerianaceae）败酱属（*Patrinia*）

【形态】　多年生草本,高0.5～1 m。地上茎直立,密被倒生的白色粗毛或仅两侧各有一列倒生粗毛。基生叶丛生,基部楔形下延,部裂或大头羽状深裂,常有1或2对侧生裂片;上部叶较窄小,常不裂。聚伞花序多分枝;总苞片卵状披针形、线状披针形或线形;萼齿被短糙毛;花冠白色钟形;裂片异形。瘦果倒卵形。

花期8—10月（图291）。

【生境与分布】 生于海拔（50～）400～1 500（～2 000）m的山地林下、林缘或灌丛、草丛。分布于黑龙江南部、吉林南部、辽宁东部、山东、河南、安徽、江苏、浙江等地；日本也有分布。

【药用部位及应用】 全草入药。功能散瘀消肿，活血排脓，消炎利尿。用于黄疸型肝炎，肠痈有脓，血气心腹痛，目赤障膜弩肉及敷疮疖疥癣。民间常用嫩叶苗作蔬菜食用。

瞿麦与石竹

瞿麦（又名野麦、蘧麦、竹节草）与石竹（又名绣竹、洛阳花、石柱花）同为2010年版《中华人民共和国药典》所载瞿麦的基原植物，以地上部分入药。瞿麦与石竹均为石竹科石竹属植物，形态相似，功效基本相同，但两者的化学成分有所差异，须注意鉴别，分别采收。瞿麦花瓣先端深裂呈流苏状，石竹花瓣先端浅齿裂，是两者的鉴别特征之一。

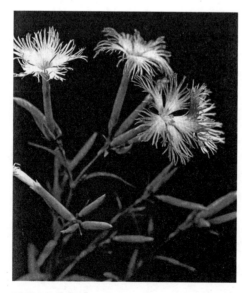

图292 瞿麦

瞿 麦

Dianthus superbus L.

【科属】 石竹科（Caryophyllaceae）石竹属（*Dianthus*）

【形态】 多年生草本，高60 cm。茎丛生，直立，绿色，无毛，上部分枝。叶线状披针形。花1或2朵顶生，有时顶下腋生。苞片2或3对，倒卵形；花萼筒形，常带红紫色，萼齿披针形；花瓣淡红或带紫色，稀白色，内藏，瓣片宽倒卵形，边缘深裂至中部或中部以上，喉部具髯毛；雄蕊及花柱微伸出。蒴果筒形,与宿萼等长或稍长,顶端4裂。种子扁卵圆形。花期6—9月,果期8—10月(图292)。

【生境与分布】 生于海拔400～3 700 m的山地疏林下、林缘、草甸、溪边。主产于黑龙江、吉林、内蒙古、河北、山东等地;东亚、欧洲也有分布。

【药用部位及应用】 干燥地上部分入药。夏、秋二季花果期采割,除去杂质,干燥。功能利尿通淋,活血通经。用于热淋,血淋,石淋,小便不通,淋沥涩痛,经闭瘀阻。

石 竹
Dianthus chinensis L.

【科属】 石竹科(Caryophyllaceae)石竹属(*Dianthus*)

【形态】 多年生草本,高达50 cm;全株无毛,带粉绿色。茎疏丛生。叶线状披针形。花单生或成聚伞花序。苞片4,卵形,长渐尖,长达花萼1/2以上;花萼筒形,具纵纹,萼齿披针形;花瓣长1.6～1.8 cm,瓣片倒卵状三角形,紫红、粉红、鲜红或白色。先端不整齐齿裂,喉部具斑纹,疏生髯毛;雄蕊筒形,包于宿萼内,顶端4裂。种子扁圆形。花期5—6月,果期7—9月(图293)。

【生境与分布】 生于草原及山坡草地。主产于黑龙江、吉林、辽宁、内蒙古、河北等地;朝鲜、俄罗斯西伯利亚也有分布。

【药用部位及应用】 同"瞿麦"。

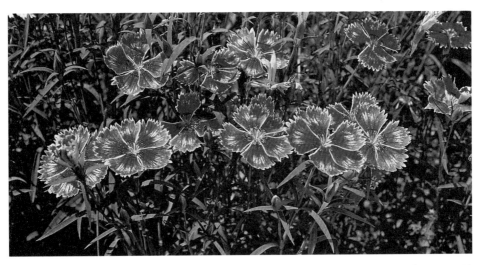

图293 石竹

药用菌藻类植物

冬虫夏草菌、亚香棒虫草菌与蛹虫草菌

　　冬虫夏草菌是2010年版《中华人民共和国药典》所载冬虫夏草的基原植物,冬虫夏草即为冬虫夏草菌寄生在鳞翅目蝙蝠科昆虫蝙蝠蛾幼虫上的干燥子座和虫体的复合物。亚香棒虫草为亚香棒虫草菌(又名霍克斯虫草菌)寄生于鳞翅目昆虫幼虫上的干燥虫体及子座的复合物,在市场上常充当冬虫夏草,为冬虫夏草的伪品。蛹虫草(又名北冬虫夏草、北虫草)为蛹虫草菌寄生于夜蛾科昆虫蛹体内而形成的干燥蛹体及子座的复合物,在吉林、河北、陕西、安徽、广西、云南等地有混充品。

冬虫夏草菌
Cordyceps sinensis (Berk.) Sacc.

【科属】　麦角菌科(Clavicipitaceae)虫草属(*Cordyceps*)

【形态】　冬虫夏草菌之子座出自寄主幼虫的头部,单生,细长呈棒球棍状,长4～14 cm,子座基部红色呈喇叭状,包住整个虫体头部。不育顶部长3～8 cm,直径1.5～4 cm;上部为子座头部,稍膨大,呈窄椭圆形,长1.5～4 cm;子座表面深棕色至棕褐色,有细纵皱纹,除先端小部外,密生多数子囊壳,顶部不育部长1.5～5.5 mm。子囊壳近表面生基部大部陷入子座中,先端凸出于子座外,卵形或椭圆形,长250～500 μm,直径80～200 μm,每一个子囊内有8个具有隔膜的子囊孢子。一般只有2个成活,呈线形。虫体似蚕,长3～6 cm,表面深棕色至棕黄色,较光滑,有20～30环节,分7～8组,每组环纹由3个环构成。虫体下部腹面有足8对,中部4对明显。虫体质脆易折断,折断面平坦,淡黄色至淡黄白色,中央有明显的"U"形纹。质柔韧,气微腥,味淡。以完整、虫体丰满

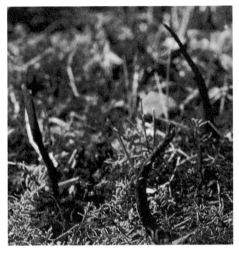
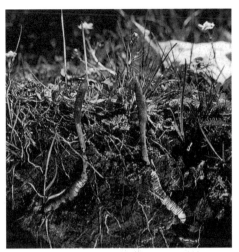

图294a　冬虫夏草菌子座　　　　　　图294b　冬虫夏草全株

肥大,外色黄亮,断面黄白色,子座短者为佳(图294a、图294b)。

【生境与分布】 冬虫夏草主产于四川、青海、西藏等省区,东至四川省的凉山州,西至西藏的普兰县,北起甘肃省的岷山,南至喜马拉雅山和云南省的玉龙雪山。甘肃、云南、贵州等省亦产。西藏和四川的产量约各占全国虫草产量的40%,云南和青海的产量各占10%左右。夏季子囊孢子从子囊内射出后,产生芽管(或从分生孢子产生芽管)穿入寄主幼虫体内生长,染病幼虫钻入土中,冬季形成菌核,菌核破坏了幼虫的内部器官,但虫体的角皮仍完整无损。次年夏季从幼虫尸体的前端生出子座。

【药用部位及应用】 干燥子座和虫体的复合物入药,为名贵中药。夏至前后,当积雪尚未溶化,子座多露于雪面,孢子未发散时挖取,晒至6～7成干,除去似纤维状附着物及杂质,晒干或低温干燥。或用黄酒喷之使软,整理平直,每7～8条用红线扎成小把,微火烘干。功能补肺益肾,止血化痰。用于肾虚精亏,阳痿遗精,腰膝酸痛,久咳虚喘,劳嗽咯血。

亚香棒虫草菌

Cordyceps hawresii Gray.

【科属】 麦角菌科(Clavicipitaceae)虫草属(*Cordyceps*)

【形态】 形状与冬虫夏草相似,但虫体较大,长3～5 cm,直径0.3～0.7 cm,具

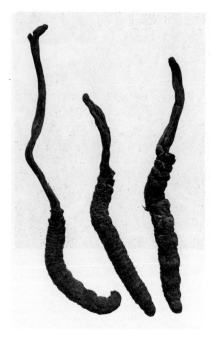

图295 亚香棒虫草全株

有多数疣状突起，可见稍明显环纹。虫体断面黄棕色或黄白色，头部棕褐色，子座柄多弯曲，有的为双子座，黑色，有纵皱或棱，上部光滑，下部有细绒毛，头部短圆柱形，长1.2 cm，茶褐色，有棕黑色光亮的硬壳，子座从头的中央长出，较粗，基部不能包住虫体的整个头部，子座顶端呈圆柱形，单生或分枝。子座无不孕顶端。下部足不明显。虫体质脆，易折断，断面略平坦，黄白色，中央有稍明显灰棕色"一"字纹，气微腥，味微苦（图295）。

【生境与分布】 生于林中落叶层下的鳞翅目幼虫上。分布于安徽、湖北、湖南、广东、广西、四川、云南等地。

【药用部位及应用】 干燥子座和虫体的复合物入药，可食用。功能补肺益肾，补精益髓，止血化痰。用于虚劳咳嗽，肾虚遗精，肺结核咯血。湖南民间用鸭或其他肉与此虫草共蒸，作滋养品。

蛹 虫 草 菌

Cordyceps militaris（L. ex Fr.）Link

【科属】 麦角菌科（Clavicipitaceae）虫草属（*Cordyceps*）

【形态】 其子座头部椭圆形，顶端钝圆，橘黄或橘红色，柄细长，圆柱形，寄主为夜蛾科幼虫，常能发育成蛹后才死亡，所以虫体呈椭圆形的蛹。现时所称谓的北虫草为人工培养的子座。呈长条形，长为3～8 cm，表面金黄色至橙黄色，具细纵皱纹，上略膨大，柔韧（图296）。

【生境与分布】 生于针、阔叶林或混交林地表土

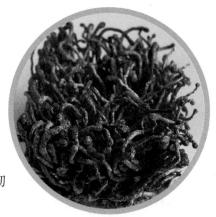

图296 蛹虫草菌子座（北虫草）

层中鳞翅目昆虫的蛹体上。分布于西南及河北、山西、吉林、安徽、湖北、湖南、福建、陕西等地,主产于吉林、河北、陕西、福建。

【药用部位及应用】 干燥子座与菌核(蛹体)入药。夏至前后采集。功能补肺益肾,抗疲劳,提高机体免疫力。用于肺痨,咯血,贫血,盗汗,久病虚赢。

羊栖菜与海蒿子

羊栖菜(又名玉海草、灯笼藻、鹿角菜)与海蒿子(又名大蒿子、海根菜、海草)为2010年版《中华人民共和国药典》所载海藻的基原植物。羊栖菜与海蒿子均为马尾藻科马尾藻属植物,前者习称"小叶海藻",后者习称"大叶海藻",形态比较相似。两者虽均作海藻入药,但其化学成分和药理作用还是有所差异,故仍需注意鉴别,分别采收。

羊 栖 菜
Sargassum fusiforme(Harv.)Setch.

【科属】 马尾藻科(Sargassaceae)马尾藻属(*Sargassum*)

【形态】 多年生褐藻,肉质,黄色,高7～40 cm;固着器纤维状似根;主轴圆柱形,直立,直径2～4 mm,从周围长出分枝和叶状突起;分枝很短;叶状突起棍棒状,长3～7 cm,先端盾形,有时膨大,中空成气泡,全缘。气囊和生殖托均腋生;气囊纺锤形,长5～10 mm;生殖托圆柱形或椭圆形,长5～15 mm,成丛腋生(图297)。

【生境与分布】 生于低潮浅海水激荡处的岩石上。分布于辽宁、山东、福建、浙江、广

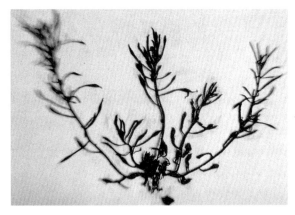

图297 羊栖菜

东等沿海地区。

【药用部位及应用】 干燥藻体入药。夏、秋二季采捞,除去杂质,洗净,晒干。功能软坚散结,消痰,利水。用于瘿瘤,瘰疬、睾丸肿痛,痰饮水肿。

海 蒿 子

Sargassum pallidum(Turn.)C. Ag.

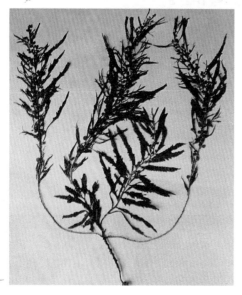

图 298　海蒿子全株

【科属】 马尾藻科(Sargassaceae)马尾藻属(*Sargassum*)

【形态】 多年生褐藻,暗褐色,高30～100 cm。固着器扁平盘状或短圆锥形,直径可达2 cm;小枝幼时其上均有许多短小的刺状突起;气囊有柄,成熟时球形或近球形,顶端圆或有细尖状凸起,表面有稀疏的毛窠斑点(图298)。

【生境与分布】 生于低潮线下海水激荡处的岩石上。分布于辽宁、山东等沿海地区。

【药用部位及应用】 同"羊栖菜"。

脱皮马勃、大马勃与紫色马勃

　　脱皮马勃(又名马疕、灰菇、马疕苗)、大马勃(又名马粪包)与紫色马勃(又名杯形马勃、紫色秃马勃)均为2010年版《中华人民共和国药典》所载马勃的基原植物,以干燥子实体入药,具有清肺利咽及止血功效。脱皮马勃、大马勃、紫色马勃均为灰包科植物,形态比较相近。但其化学成分、药材形状仍有所差别,因此采收时宜加以鉴别。

脱皮马勃

Lasiosphaera fenzii Rerch.

【科属】 灰包科（Lycoperdaceae）脱皮马勃属（*Lasiosphaera*）

【形态】 腐寄生真菌，子实体近球形或近长圆形，径15～30 cm，幼时白色，成熟时渐变深，外包被薄，成熟时成块状剥落；内包被纸状，浅烟色，成熟时完全破碎消失。内部孢体成紧密团块，灰褐色，渐变浅；孢丝长，有分枝，多数结合成紧密团块；孢子球形，直径约5 μm，褐色，有小刺（若连小刺在内，直径6～8 μm），呈扁球形或类球形，无不孕基部，直径15～20 cm。包被灰棕色至黄褐色，纸质，常破碎呈块片状，或已全部脱落。孢体灰褐色或浅褐色，紧密，有弹性，用手撕之，内有灰褐色棉絮状的丝状物。触之则孢子呈尘土样飞扬，手捻有细腻感。臭似尘土，无味。孢丝长，淡褐色，有分枝，相互交织，直径2～4.5 μm，壁厚。孢子褐色，球形，直径4.5～5 μm，有小刺，长1.5～3 μm（图299）。

【生境与分布】 生于山地腐殖质丰富的草地上。分布于内蒙古、河北、陕西、湖南等地。

【药用部位及应用】 干燥子实体入药。夏、秋二季子实体成熟时及时采收，除去泥沙，干燥。功能清肺利咽，止血。用于风热郁肺咽痛，音哑，咳嗽；外治鼻衄，创伤出血。

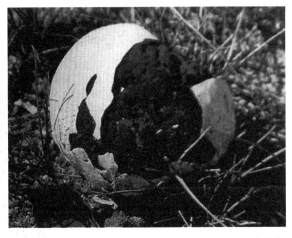

图299 脱皮马勃

大 马 勃

Calvatia gigantea (Batsch ex Pers.) Lloyd

【科属】 灰包科（Lycoperdaceae）马勃属（*Calvatia*）

【形态】 腐生菌，子实体近球形至长圆形，直径15～20 cm，几无不育柄。包被薄，易消失，外包被白色，内包被黄色，内外包被间有褐色层。初生时内部含有多量水

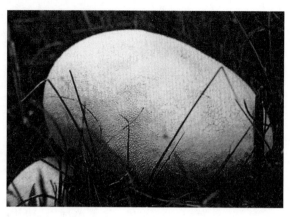

图300　大马勃

分,后水分渗出,逐渐干燥,外包被成块开裂与内包被分离,内包被青褐色,纸状,轻松而富弹力,受震动时就散出孢子。孢子球形,褐色,光滑或有时具细微小疣,淡青黄色,直径3.5 ～ 5 μm。孢丝长,与孢子同色,浅褐色,稍分枝,有稀少横隔,粗2.5 ～ 6 μm。生于草地上(图300)。

【生境与分布】　秋季生于林地和竹林间及草原阴湿草丛内。分布于内蒙古、河北、陕西、甘肃、新疆、江苏、安徽、湖北、湖南、贵州等地。

【药用部位及应用】　同"脱皮马勃"。

紫 色 马 勃

Calvatia lilacina(Mont. et Berk.) Lloyd

【科属】　灰包科(Lycoperdaceae)马勃属(*Calvatia*)

【形态】　腐生菌,子实体陀螺形,较小,直径5 ～ 12 cm,上部扁圆形产孢子,下部不育,成一个长圆柱形的柄,孢子成熟后,上部全破失,只剩杯状不育基部。孢子球形,直径4 ～ 5 μm,上有小刺,孢丝很长,分枝有横隔,互相交织,色淡,径2 ～ 5 μm(图301)。

【生境与分布】　生于草地上。分布于河北、青海、新疆、江苏、安徽、福建、湖北、广西、广东、海南、四川等地。

【药用部位及应用】　同"脱皮马勃"。

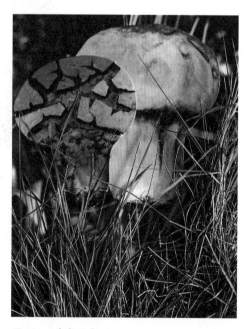

图301　紫色马勃

植物拉丁名索引（以字母为序）

中文名索引（以笔画为序）